RADIESTESIA
PRÁTICA E AVANÇADA

António Rodrigues

RADIESTESIA
PRÁTICA E AVANÇADA

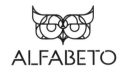

Publicado em 2014 pela Editora Alfabeto

Supervisão geral: Edmilson Duran
Diagramação: Décio Lopes
Revisão de texto: Luciana Papale

DADOS INTERNACIONAIS DE CATALOGAÇÃO NA PUBLICAÇÃO

Rodrigues, António

Radiestesia Prática e Avançada / António Rodrigues | Editora Alfabeto São Paulo | 2023.

10ª Edição Revisada e Atualizada

ISBN: 978-85-98307-07-7

1. Radiestesia 2. Medicina Alternativa 3. Radiônica I. Título.

00-3591   CDD-133.323

Todos os direitos reservados, proibida a reprodução total ou parcial por qualquer meio, inclusive internet, sem a expressa autorização por escrito da Editora.

A violação dos direitos autorais é crime estabelecido na Lei n. 9.610/98 e punido pelo artigo 184 do Código Penal.

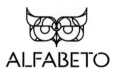

EDITORA ALFABETO
Rua Protocolo, 394 | CEP 04254-030 | São Paulo/SP
Tel: (11)2351.4168 | E-mail: editorial@editoraalfabeto.com.br
Loja Virtual: www.editoraalfabeto.com.br

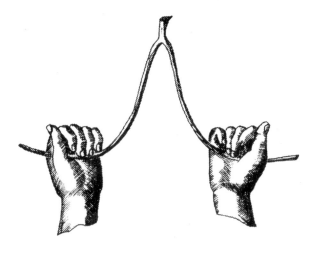

Agradecimentos

Os capítulos Radiestesia Hidromineral e Geobiologia são frutos, em sua maioria, da preciosa colaboração do geólogo Marcos Alves de Almeida.

Marcos é um exemplo notável da eficiência da radiestesia quando praticada por alguém com entusiasmo e conhecimento. Atualmente, dedica-se à pesquisa hídrica, assinalando para grandes indústrias no país, poços de água a profundidades variáveis de 100 a 200 m.

SUMÁRIO

I. As origens..9
II. A radiestesia no início do Século 20.............................23
III. A energia..29
IV. Definições..37
V. Teorias radiestésicas...43
VI. As teorias clássicas 45
VII. Instrumentos radiestésicos 51
    Pêndulos 51
    O Pêndulo Egípcio e seu ponto de suspensão................. 62
    Pêndulo de Cone Virtual – como executar os nós 64
    Varetas e Outros Instrumentos 70
VIII. A prática com vários instrumentos radiestésicos 81
    A prática com o pêndulo.. 83
IX. A atitude mental e a prática radiestésica....................87
    Escolha do pêndulo e ajuste do ponto de suspensão...... 95
    Como desenvolver a habilidade radiestésica.................. 99
    As duas maneiras de utilizar o pêndulo......................... 101
X. Os testemunhos..103
XI. Prospecção hidromineral 113
XII. A radiestesia de ondas de forma 149
XIII. Os gráficos..173
XIV. Radiestesia na área da saúde....................................193

XV. O espectro diferenciado 219
XVI. Radiestesia cabalística 233
XVII. Geobiologia 243
    Síntese radiestésica *298*
    Bibliografia 301

Capítulo I
AS ORIGENS

A radiestesia parece ser tão antiga quanto a necessidade do homem em descobrir aquilo que está oculto. Tanto é, que ele criou técnicas oraculares baseadas nos mais diferentes princípios para tornar explícitas, visíveis, tangíveis as respostas a seus diversos questionamentos.

A rabdomancia foi, até o início Século 20, considerada como mais uma forma de adivinhação.

Exploradores descobriram, grosseiramente esculpidas em cavernas dos Pireneus, provas de uma prática que permitia aos caçadores da época pré-histórica paralisar a caça para poder, em seguida, capturá-la mais facilmente. Para alcançar esse fim eles desenhavam sobre as paredes de suas habitações subterrâneas a forma do animal previamente avistado em uma de suas caçadas e uma mão estilizada, colocada normalmente sobre o flanco do animal, o que marcava a vontade e a força do homem sobre sua presa. Depois, durante seções de magia, traçavam feridas sobre estes desenhos, matando assim o animal em efígie, para se assegurarem de que, no dia da caça, o animal previamente encantado, seria capturado de fato. O homem pré-histórico já tinha percebido a possibilidade de captar e transmitir energias a distância por meio de práticas simples. Sabemos que todos os corpos vivos vibram e emitem ondas; estas radiações infinitamente pequenas estão mesmo na origem do princípio da vida. Tanto a radiestesia como algumas outras técnicas se baseiam na capacidade humana de captar ondas, vibrações e, em certas circunstâncias, sustentá-las e até emiti-las a distância.

Para sintonizar o animal, os caçadores pré-históricos usavam um instrumento conhecido como "vara de comando" (Fig. 1). Essa vara era simplesmente um pêndulo com a particularidade de ter gravadas

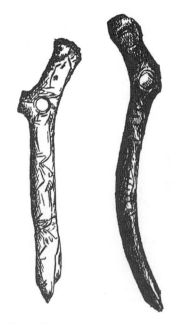

Fig. 1 – Vara de comando

sobre suas laterais desenhos de animais. Geralmente construído em madeira ou osso de rena, a vara de comando era um detector-testemunho perfeito para a caça do animal. De forma reta ou curva, furada na parte superior para passagem de um suporte cilíndrico em madeira ou osso (vareta que o homem segurava horizontalmente por cada uma das extremidades), a vara-pêndulo girava à volta desse suporte pela lei das ondas sustentadas, usando a mão do outro braço como uma antena, captando a radiação-rena, isso a qualquer distância que se encontrasse o animal.

Para sintonizar outro animal, bastava ao caçador eliminar de seu cérebro todos os animais gravados sobre a vara, para se fixar sobre aquele que seria objeto de seu desejo; é o que se chama de seleção mental. O desenvolvimento da capacidade de uma boa seleção mental conduzirá você, leitor interessado na prática da radiestesia, à condição final de "radiestesista".

Os chineses já usavam a rabdomancia 2.000 anos antes de nossa Era. Um baixo-relevo de madeira de 147 a.C. (Fig. 2) representa o imperador chinês Ta-Yu da Dinastia Hsia, em 2205 a.C., que tinha a reputação de ser um dos maiores prospectores de água da Antiguidade, segurando um instrumento parecido com um diapasão. A legenda que acompanha a figura nos diz o seguinte: "Yu, da Dinastia Hsia, foi célebre por seus conhecimentos sobre as correntes subterrâneas e fontes de água; conhecia igualmente o princípio Yin e, se necessário, construía barragens". Antigamente, os chineses acreditavam que a água corria sob a terra nas "veias do dragão". As veias de água ocultas serviam, assim como o sangue nos animais, para desembaraçar de impurezas o corpo da terra, considerado não como um amontado de rochas, mas como um ser vivo. O sistema circulatório da Terra era também servido por uma rede de correntes perpétuas na atmosfera. A noção de uma ligação maior entre a terra e as criaturas que nela vivem, devido aos campos

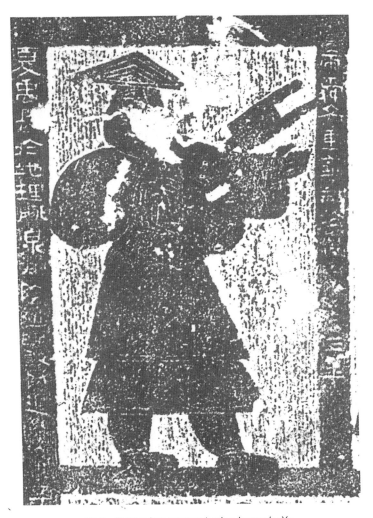

Fig. 2 – Baixo-relevo representando o Imperador Yu

de energia que lhes são comuns, era melhor aceita e compreendida na Antiguidade, tanto nas culturas ocidentais quanto nas orientais. Hoje, podemos constatar uma retomada do interesse por tais questões. Todos esses antigos conceitos foram praticamente banidos da cultura chinesa pela Revolução Cultural perpetrada por Mao Tse-Tung, mas curiosamente, a partir dos anos 1990, foram redescobertas no ocidente e imediatamente aceitas tanto por sua qualidade quanto por esquisitice esotérica. Dá-lhes Feng Shui!

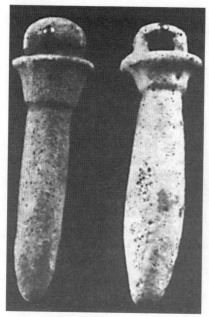

Fig. 3 – Pêndulos egípcios

No Egito foram descobertos objetos que apresentam uma notável semelhança com os pêndulos utilizados nos dias de hoje, (Fig. 3) inclusive, um deles deu origem ao que é conhecido hoje como Pêndulo Egípcio. No primeiro livro de autoria de Chaumery-Bélizal, os autores desenvolvem toda uma teoria sobre o uso da radiestesia pelos egípcios, a qual será objeto de uma explanação mais detalhada num capítulo deste livro.

Os romanos usaram uma vara em forma de cajado chamada *lituus*, como instrumento de adivinhação. Já a vareta em forma de forquilha, obtida de um galho de árvore, chamada de *vírgula divina* era comumente utilizada para a prática da rabdomancia. Durante as invasões romanas, as legiões eram precedidas por portadores de varetas, cuja missão era encontrar as águas subterrâneas necessárias para o consumo das tropas. Foi desta forma que os romanos deixaram espalhadas pela Europa fontes termais encontradas, quando da busca de água potável.

Do final do Império Romano, até o início da Idade Média, não se encontram referências quanto à prática da radiestesia. Em 1518, Lutero condena o uso da vareta radiestésica por achar que ela servia de intermediária para uma relação ilícita com o diabo. Num livro de receitas mágicas francês intitulado *O Dragão Vermelho*, de 1521, encontramos a primeira receita para preparar uma vareta radiestésica: "No momento em que o Sol se eleva no horizonte, tomai com a mão esquerda uma vareta virgem de nogueira silvestre e com a direita a cortareis com três golpes, enquanto pronunciareis a seguinte evocação: *Te recomendo, ó grande Adonai, Elohim, Ariel e Jehovah, de dar a esta vara a força e a virtude da vara de Jacob, da de Moisés e do grande Josué...*".

Hoje em dia a coisa é bem mais fácil. Basta ir numa loja e comprar uma vareta; ufa, que alívio!!

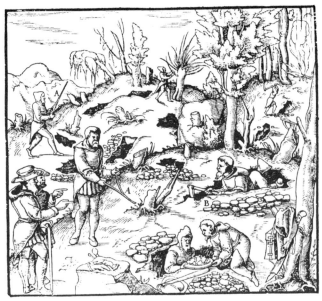
Fig. 4 – Gravura em madeira do livro De Re Metallica de Agricola

Em 1521, o suposto monge beneditino Basile Valentin, na obra *O Carro Triunfal do Antimônio*, enumera sete qualidades de varetas que os mineiros austríacos utilizavam para descobrir as jazidas de carvão ou de minerais. Segundo Valentin, a vareta era para eles um instrumento tão precioso que era mantida constantemente presa no cinto ou no chapéu. O livro *De Re Metalica*, do alemão Georgius Agricola (Fig. 4), publicado em 1556, faz o inventário do uso das varas radiestésicas para a prospecção: aveleira para a prata, freixo para o cobre, pinheiro negro para o chumbo e o estanho e, ainda, a vara de ferro para a pesquisa de ouro e prata.

A história do casal Beausoleil

Nascida com o nome de Martine de Bertereau, a futura esposa de Jean de Chastelet, Barão de Beausoleil e Auffenbach, antes dos 20 anos já falava correntemente três línguas. Após o casamento e por força dos interesses profissionais do esposo, especialista em mineralogia, torna-se uma das mais brilhantes radiestesistas que se tem notícia. No ano seguinte ao casamento, o Barão de Beausoleil foi convidado por Pierre de Beringhen, primeiro escudeiro do rei de França, Henrique IV, para o qual desempenhava também a atividade de controlador geral das minas, para conhecer as concessões de minas que Beringhen havia adquirido no sul da França graças a suas relações na corte. Uma vez este trabalho realizado, o Barão e sua jovem esposa empreendem, como conselheiros de minas, uma viagem à Alemanha, Silésia, Morávia, Polônia, Suíça, Itália, Espanha, Escócia e Inglaterra. O Barão foi também comissário geral de minas no Tirol e em Trento para o arquiduque austríaco Leopoldo, e conselheiro de minas para a Santa Sé, nos estados pontifícais. Em 1626, foi de novo chamado para a França, desta feita por Antoine de Ruzé, marquês d'Effiat, superintendente das minas e das jazidas metalíferas no reinado de Luís XIII, e encarregado de explorar o reino de norte a sul na pesquisa de minérios. Nesse empreendimento, tanto o Barão quanto sua esposa se valiam da radiestesia no levantamento das jazidas, utilizando para isso, um complicado instrumento composto de balanças, astrolábios e varetas radiestésicas.

À frente de uma equipe de sessenta mineiros recrutados na Alemanha e Hungria, o casal passou um ano nas regiões do Languedoc e Provence, onde encontraram mais de quarenta minas, ao mesmo tempo em que escreviam um estranho tratado: *Explicação da Verdadeira Filosofia Relacionada com a Matéria Prima dos Minerais*, uma mistura de alquimia, receitas astrológicas e prospecção de jazidas metalíferas. Esse tratado descreve os instrumentos então usados nas pesquisas, além de curiosidades como uma bússola de sete ângulos, astrolábio mineral, etc. Encontramos também referências a varetas rabdomantes, cada uma portadora de um símbolo astrológico relacionado com o metal pesquisado: vareta com símbolo de Marte para procurar ferro, com símbolo de Vênus para o cobre, etc.

O casal parte para o ducado da Bretagne, onde, pela primeira vez, seu trabalho encontra um forte oposição. No momento em que partem para examinar uma mina na floresta Buisson-Rochemares, seus bens pessoais são vasculhados por funcionários da província que, sob o pretexto de que o casal utilizava magia negra em seu trabalho, lhes surrupiaram 100 mil escudos de prata, pedras preciosas e uma importante coleção de amostras minerais, relatórios e mapas detalhados das minas que eles haviam prospectado. Embora tenham conseguido convencer as autoridades de que a missão era oficial, delegada pela coroa da França e que não continha, de forma alguma, um pacto com o diabo, ainda assim não conseguiram que os funcionários desonestos fossem punidos e seus bens restituídos.

Apesar do sucesso absoluto de seu trabalho e dos gastos imensos mantidos às próprias espensas, até então, a coroa não os havia recompensado de nenhuma maneira. A Baronesa enviou então um memorando ao superintendente de minas, relacionando todo o trabalho cumprido. O pedido de recompensa foi imediatamente respondido com a atribuição de uma nova missão por parte do sucessor do marquês de d'Effiat, acompanhado pelo reconhecimento do trabalho que o casal tinha efetuado com "tanto afeto e diligência". Belas palavras, infelizmente não acompanhadas pela mínima soma de dinheiro para o reembolso da astronômica quantia de 600 mil escudos dispensada pelo casal, nem sequer pela promessa de um salário. Ainda por cima, a esperança do casal Beausoleil de poder explorar suas próprias concessões de minérios se desvanece quando um conselheiro do rei, que havia redigido os documentos para validar a autorização, se demite repentinamente de suas funções.

Em desespero, a Baronesa prepara um longo relatório denominado *A Restituição de Plutão*, que relaciona em detalhe todas as descobertas feitas pelo casal entre os anos 1602 e 1640. Desta vez, a missiva era endereçada ao primeiro-ministro "O Eminentíssimo Cardeal, Duque de Richelieu", um homem impiedoso e de uma astúcia doentia. Nesse documento, Martine de Beausoleil afirma que não tinham vindo para a França para aprender a trabalhar ou por mera necessidade pecuniária, e que, durante nove longos anos, tinham viajado para fornecer à corte da França, provas irrefutáveis de seus tesouros subterrâneos, referindo-se a mais de 150 minas descoberta por toda a França. Afirmava também que elas tinham sido descobertas graças ao uso da forquilha de madeira ou de metal, e que esta já era utilizada com êxito bem antes do Século 17.

Os antigos, para encontrar fontes, poços ou nascentes, se serviam do primeiro rebento bifurcado de aveleira, o qual, por uma virtude oculta, se inclina e abaixa sobre os locais onde se encontram as fontes de água e os metais que estão na terra.

A súplica da Baronesa foi respondida por Richelieu ordenando sua prisão, assim como a de uma de suas filhas, no castelo de Vincennes, então usado como prisão. O Barão de Beausoleil, encarcerado no mesmo dia, foi transferido para a Bastilha, utilizada pela primeira vez não para condenados comuns, mas para pessoas tidas como perigosas para a segurança do Estado ou do rei. Quando um de seus filhos tentou lhe fazer uma visita, foi igualmente encarcerado. O casal, separado, passou o resto de seus dias atrás das grades.

Cerca de 150 anos após a história dos Beausoleil, uma série curiosa de fatos vieram preencher o folclore da prática radiestésica. Um negociante e sua esposa foram assassinados a golpes de facão de açougueiro em sua cave de vinhos, na cidade de Lyon. As autoridades se deparam com um cofre forte arrombado, no qual faltavam 130 escudos e 8 luíses de ouro e um cinto de prata; eles compreendem que o roubo foi a origem do crime, mas não conseguem encontrar o menor traço dos ladrões. A população, temerosa de que os assassinos em liberdade pudessem agir de novo, pressiona as autoridades, que não sabendo o que fazer, aceitam a sugestão de pedir ajuda a um rico camponês que poderia encontrar os culpados graças a um poder misterioso. O procurador do rei faz então vir Jacques Aymar Vernay de sua aldeia natal até Lyon. Uma sessão tem início no local da chacina; para surpresa geral, o homem extrai do bolso da jaqueta uma forquilha de madeira, a empunha e começa a caminhar pela cave transpirando e tremendo bastante; a forquilha se movimenta em suas mãos sobre dois locais; aqueles onde jaziam as vítimas mortas. Sempre de vareta em riste, Jacques Aymar parte pelas ruas de Lyon levando atrás de si um grupo de curiosos, quase trotando; ele pára finalmente frente a uma das portas da cidade que dava acesso a uma ponte sobre o Rhône, fechada em virtude da hora tardia.

Na manhã seguinte, acompanhado de três oficiais de polícia, Aymar atravessa a ponte e caminha ao longo do rio, sempre guiado pelas indicações da forquilha. Passando em frente à casa de um horticultor, Aymar hesita um instante para logo em seguida entrar pela porta; vendo uma garrafa de vinho vazia sobre a mesa, ele a pega e a coloca sob o pé direito. A vareta radiestésica mergulha subitamente em direção à garrafa e tem a mesma reação quando ele a passa sobre a mesa e as três cadeiras que a rodeiam. Aymar conclui que os fugitivos eram três e que tinham parado ali para tomar uma garrafa de vinho.

Uma vez interrogados, os dois filhos do horticultor confessaram que três homens surgiram no dia anterior, beberam uma garrafa de vinho e que logo em seguida desapareceram rapidamente na direção do rio.

Retomando a pista, Aymar e acompanhantes são levados até à pequena cidade de Beaucaire; sempre guiados pela vareta, chegam até a porta da prisão local. São então apresentados a eles treze homens recentemente presos; a vareta se manifesta na frente de um corcunda preso uma hora antes por um pequeno roubo. Aymar declara que o suspeito participou do crime, se bem que não tenha sido um dos principais implicados. O corcunda é levado para Lyon, onde afirma nunca ter estado. Mas, reconstituindo o trajeto até a casa do crime, foi sendo reconhecido pelas pessoas e, finalmente, confessa ter sido pago pelos assassinos para os ajudar a transportar os bens roubados. Essa confissão estimula o procurador a dar ordem a Aymar para continuar suas buscas, desta feita assistido por um grupo de arqueiros. O grupo armado chega então até Toulon, onde Aymar descobre que os fugitivos jantaram num albergue para, no dia seguinte, embarcarem para Gênova na Itália. Como o grupo não tinha autorização para passar a fronteira, a perseguição acabou aí.

Em Lyon, o corcunda foi condenado por um júri composto de trinta e dois juízes ao suplício da roda e a sentença foi lida publicamente na cave onde as vítimas tinham sido assassinadas.

Aymar repetiu suas habilidades em outros locais e vários criminosos foram feitos prisioneiros. O clero francês começou, então, a expressar sua inquietação, temeroso de que a rabdomancia praticada em grande escala para decidir a culpabilidade ou a inocência poderia dar lugar a injustiças.

Uma certa celeuma, entretanto, se levantou entre os meios intelectuais a respeito das razões que faziam a vareta divinatória se manifestar. Quando se tratava da pesquisa de água ou metais, acreditavam que o movimento da vareta se devia à influência dos misteriosos corpúsculos invisíveis emitidos por essas substâncias, segundo a teoria de René Descartes. Mas, quando a questão era definir os limites de um terreno ou procurar um criminoso, não se tratava mais de casos imutáveis ou desinteressantes e, se a vareta era eficiente em tais casos, era porque as causas deveriam ser então inteligentes, morais e sobrenaturais. E, como não seria de esperar que Deus se preocupasse com as pequenas questões humanas, tais causas eram, sem dúvida, obras das forças infernais. Daí se afirmar, em consequência, que a vareta rabdomante não deveria ser utilizada para procurar objetos materiais nem para decidir sobre questões morais.

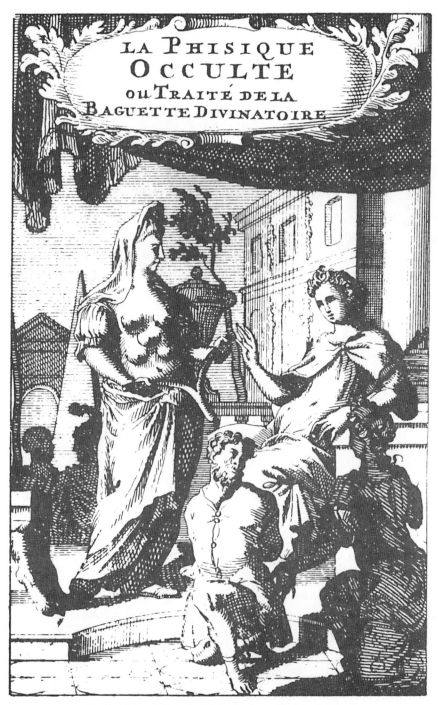

Fig. 5 – Página de título de A Física Oculta do Abade de Vallemont

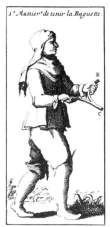 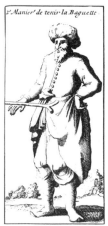 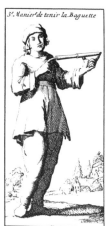 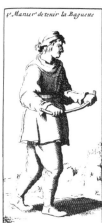

Fig. 6 - Ilustrações de A Física Oculta do Abade de Vallemont

Em 1693, Pierre le Lorrain, abade de Vallemont, publica uma corajosa defesa da arte da rabdomancia intitulada *A Física Oculta*, com o subtítulo *Tratado da Vareta Divinatória e sua Utilização para a Descoberta de Fonte de Água, Jazidas de Metais,* etc. (Figs. 5 e 6). Contrário à teoria dos corpúsculos, ele propunha: "já que certas pessoas são dotadas de certa acuidade visual ou auditiva excepcional, por que não seria possível que os órgãos dos sentidos ligados ao fenômeno da rabdomancia pudessem ter uma sensibilidade variável?" Qualquer que fosse a explicação que a ciência pudesse dar sobre a matéria, Vallemont estava convencido de que a rabdomancia só poderia ser benéfica para a humanidade. No dia 26 de outubro de 1701, a obra de Vallemont foi colocada no *Index Librorum Prohibitorum* pela Inquisição. Assim mesmo ela foi reeditada em 1702 e em 1722, tal o interesse que a arte da rabdomancia despertava. No Século 18, no entanto, um número crescente de padres e abades estudaram o fenômeno, tendo eles mesmos o praticado intensamente.

Poderíamos nos estender bem mais sobre um amontoado de dados históricos reportando todas as espécies de hipóteses e todos os fatos a elas relacionados, mas preferimos abreviar e pular de vez para a segunda metade do Século 18. Na Europa, uma nova febre percorria os meios científicos e populares: as pesquisas sobre a eletricidade e o magnetismo. Em 1798, Antoine Gerboin, professor da Faculdade de Medicina de Estrasburgo, após contemplar o filho de um amigo brincando com uma esfera de madeira suspensa por um fio, teve a ideia de amarrar a ponta desse fio no dedo do menino, verificando que, após algumas oscilações, a esfera voltava sempre à posição inicial. Isto o fez recordar o trabalho do físico inglês Gray, que constatou que certos materiais, mantidos por um operador, eram atraídos por massas eletrizadas. Lembrou também das pesquisas de Wheler, que percebeu que o desejo de produzir um determinado movimento era a causa principal das reações do pêndulo. Gerboin levou a cabo numerosas experiências com corpos suspensos por fios, que resultaram em complexas teorias sobre "uma força particular que existe no homem". O resultado de suas investigações foi publicado em 1808, sob o título de *Investigações Experimentais sobre um Novo Modo de Ação Elétrica*. O pêndulo, como principal instrumento para a prática do que viria a ser definido como radiestesia, acabara de nascer.

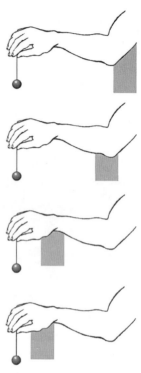

Experiência de Chevreul

Em 1812, o célebre químico Chevreul (Fig. 7), repetiu as experiências de Gerboin. Durante suas experiências, Chevreul apoiou o braço sobre um bloco de madeira a diferentes distâncias entre o ombro e a mão, vendo, assim, as oscilações do pêndulo decrescerem à medida que os dedos que seguravam o pêndulo se aproximavam do bloco. Quando os dedos estavam completamente apoiados sobre o bloco, de forma que era impossível movimentá-los por vontade expressa, o pêndulo parava de se movimentar.

Resumo da teoria de Chevreul sobre o enigma da radiestesia de 1850

O movimento da vareta do rabdomante pode ser explicado como parte de um mundo moral e tendo uma causa espiritual oriunda de:

- Deus ou da hierarquia dos anjos;
- Diabo ou de seus adeptos;
- Espírito do rabdomante.

Ou fazendo parte do mundo material e tendo uma causa física oriunda das faculdades ocultas associadas à matéria, que:

- Os peripatéticos aristotélicos chamam de simpatia e antipatia;
- Os cartesianos de corpúsculos, vapores e matéria sutil;
- Os contemporâneos de Chevreul chamam de eletricidade, eletromagnetismo ou eletro-organismo (galvanismo).

O movimento da vareta poderia ser amplificado quando o rabdomante segurava, também, na mão:

- Um material idêntico ao do objeto da pesquisa;
- Um material diferente do objeto da pesquisa.

Dado que os dois métodos são diametralmente opostos, é uma causa mental e não física que poderia explicar o fenômeno.

Os adeptos da vareta radiestésica, sendo eles teóricos ou exclusivamente práticos, reconhecem a influência do pensamento, seja ele voluntário, seja por desejo, seja por intenção daquele que o tem. O pensamento pode neutralizar a ação do corpo material de tal forma que o metal que se crê influente sobre a vareta não tem mais ação quando se procura água.

A princípio, as conclusões de Chevreul foram a favor do pêndulo, até o dia em que teve a ideia de vendar os olhos e os resultados dos testes passaram a ser incoerentes. Concluiu-se aí, precipitadamente, que o conhecimento visual contribuía para a ação involuntária muscular do radiestesista quando este sabia o que tinha que descobrir. Durante quase um século, as investigações científicas foram retardadas por causa da divulgação dos conceitos de Chevreul, que se tornou um adversário contumaz da radiestesia.

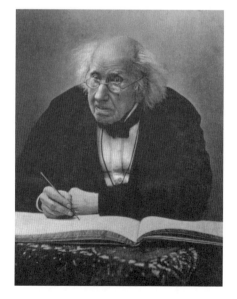

Fig. 7 – Michel Eugène Chevreul

Capítulo II
A RADIESTESIA NO INÍCIO DO SÉCULO 20

No Século 20, a radiestesia emergiu como uma nova ciência, para desagrado de alguns, e começou a ser usada nos mais diferentes campos. Em 1919, o abade Alexis Bouly, em colaboração com o também abade Bayard, trocando ideias sobre diferentes etimologias, chegaram à junção de duas palavras, uma de origem latina, radius, rádio, radiação, e outra grega, aisthesis, sensibilidade. O termo radiestesia acabava de nascer, destronando as expressões, zaori e rabdomancia, usadas até então.

Em 1926 aconteceu em Paris o III Congresso Internacional de Psicologia Experimental; várias sessões foram dedicadas à radiestesia e seus praticantes. A partir de então, os congressos se sucederam: 1926, 1929 (criação da Associação Francesa e Internacional dos Amigos da Radiestesia); 1932 (Congresso de Avignon com a representação de onze países); 1933, 1935 e, finalmente, em 1956, o Congresso Internacional de Locarno cria a União Mundial dos Radiestesistas.

Alexis Bouly

Natural de Boulogne, o abade Alexis Bouly (1865-1958) foi o primeiro superior de um colégio nessa cidade até 1910, tendo sido, então, nomeado pároco na pequena estação balneária de Hardelot-Plage. Foi aí, que num dia, passeando com um amigo praticante de radiestesia, uma pequena vareta de madeira apanhada por acaso se pôs a vibrar perto de uma fonte de água. Intrigado com o acontecimento, Bouly

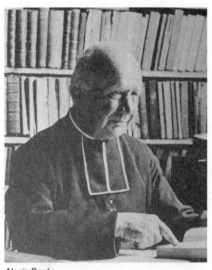
Alexis Bouly

repetiu a experiência e não parou mais com a atividade que o tornaria famoso mais tarde.

Alexis Bouly era dotado de uma extraordinária sensibilidade para a radiestesia, sobretudo na manipulação da vareta. Durante sua vida localizou um grande número de fontes de água, conseguindo definir com exatidão sua profundidade, qualidade e tamanho. Vinham de todos os lugares para consultá-lo. Seu talento ultrapassou as fronteiras da França: foi chamado a exercer suas habilidades em Portugal, Espanha, Polônia, Romênia e Canárias. No final da guerra de 1914-1918, um general, desejoso de testar as habilidades do abade, pediu-lhe para identificar a origem de fabricação de obuses não detonados ainda enterrados no solo. Tarefa desempenhada com brilhantismo, já que Bouly não se enganou uma única vez. Mais tarde, Bouly funda a Sociedade dos Amigos da Radiestesia, utilizando, então, a nova expressão por ele criada. Visto que se tratava mais de um homem de ciência que de um charlatão, os médicos o ajudaram, voluntariamente, a realizar suas experiências. Ele era bem recebido em hospitais, onde identificava, sem se equivocar, os cultivos de micróbios que lhe apresentavam em tubos de ensaio.

Não obstante ter criado um método complexo de pesquisa, o "pai da radiestesia" tinha sobre sua arte uma concepção bem simples:

"Nós vivemos em um oceano de radiações, das quais não nos apercebemos. Eflúvios invisíveis emanam de todas as coisas, e não se trata mais do que descobrir sua existência, constituindo-nos em verdadeiros detectores vivos. Uma frágil antena permite captar mais facilmente as radiações escondidas: a famosa varinha do zaori. Hoje não sou mais que um pesquisador de vibrações, só isso..."

Em 1950, o governo da República concedeu a esse modesto "pesquisador das vibrações" a Cruz de Cavaleiro da Legião de Honra.

Alexis Mermet

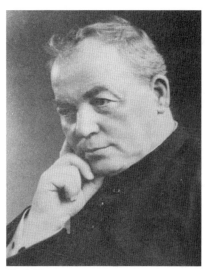
Alexis Mermet

Nascido no seio de uma família de praticantes de radiestesia, originário da Saboya, Alexis Mermet (1866-1937), iniciou-se muito cedo na arte da radiestesia. A extensão de seus conhecimentos e a importância de seus sucessos no campo da radiestesia lhe valeram o título de "príncipe dos radiestesistas". Durante sua vida descobriu numerosas fontes de água mineral, jazidas de metais, pessoas desaparecidas, etc. Em 1919, começou a praticar a radiestesia a distância (vinte anos mais tarde, Émile Christophe fez preceder a palavra radiestesia do prefixo *tele*, – "telerradiestesia", que significa radiestesia a distância) influenciado pela prática de outros padres que descobriam fontes de água pesquisando sobre mapas; só que Mermet estendeu esta técnica para todas as áreas de sua atividade. Em 1928, ele publica *Le Pendule Révélateur* e mais dois livros em 1938; mas, foi em 1934, que a *Maison de la Radiesthésie* edita o famoso *Comment J'Opere, – Como eu opero para descobrir de perto ou de longe: fontes, metais, corpos escondidos, doenças*, considerada a bíblia da radiestesia, na qual Mermet declara: "Eu inventei o método de diagnóstico pelo pêndulo". Traduzido para o inglês, o livro difundiu os métodos do célebre abade para além das fronteiras da Europa.

A primeira metade do Século 20 foi agraciada com o surgimento dos mais importantes nomes da radiestesia: os já referidos Alexis Bouly e Mermet e, ainda, Louis Turenne, Henry de France (autor da primeira revista mensal de radiestesia – 1930), Émile Christophe, grande teórico, Gabriel Lesourd, Alfred Lambert, fundador da *Maison de La Radiesthésie*, Antoine Luzy, Jean Jurion, Joseph Treive, Léon Chaumery, André de Bélizal, só para citar alguns dos mais conhecidos.

Assim como na França, também no Brasil a radiestesia teve, entre os padres, seus melhores e mais qualificados praticantes. Desde o início

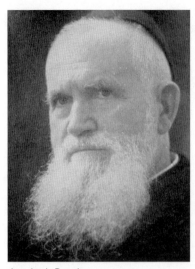
Jean-Louis Bourdoux

do Século 20 padres de origem francesa, em missão no interior do país, diagnosticavam, prescreviam remédios e localizavam água ao redor de suas dioceses. O padre francês Jean-Louis Bourdoux passou dezesseis anos numa missão em Poconé, no Mato Grosso. Graças aos remédios dos índios, produtos da flora local, o padre se curou da tuberculose e da anemia que o afligiam. A partir de sua cura, Bourdoux se dedicou ao estudo das propriedades terapêuticas de nossa flora. De volta à França, levou os extratos das plantas estudadas e os distribuiu a alguns médicos homeopatas. Tais remédios, chamados de Poconeols em homenagem à missão de Poconé, se mostraram eficazes, e ainda hoje são usados na Europa. A difusão dos resultados de Mermet o convenceram de que a radiestesia poderia ser um bom método para escolha de remédios. Mais tarde ele escreve: "Se o abade Mermet pode fazê-lo, porque eu não seria também capaz? Ah, se eu conhecesse este método quando estava no Brasil!" Depois de anos de estudos e prática, e uma nova estadia na América do Sul em 1932, Bourdoux publicou o livro, hoje um clássico, *Notions Pratiques de Radiesthésie pour les Missionaires*, editado no Brasil em 1952. No prefácio, ele diz: "Se você tiver a paciência de ler as páginas seguintes, verá como, graças à nova ciência chamada radiestesia, sem ser médico e quase sem custos, poderá ajudar os fiéis e os pagãos também". Entre os padres que aprenderam radiestesia com Bourdoux, destacou-se François-Marie Herail, que durante sua permanência no Mato Grosso localizou centenas de poços de água, assim como veios de água que continham ouro em seu leito. Seu método era: andando de Norte para Sul detectava os veios de água comuns; caminhando de nascente para poente, encontrava os veios auríferos. (Na convenção mental de Herail a forquilha, quando inclinava para cima, indicava o sim).

A pedido de Alfredo Becker, famoso radiestesista paulista, o pároco da Igreja Nossa Senhora de Fátima no Sumaré, em São Paulo, Frei Inácio, criou um neutralizador de energias nocivas do subsolo. Após alguns meses (Fig. 8) de pesquisa, Frei Inácio desenvolveu o Radiom, que durante muitos anos foi vendido na mesma igreja. Este dispositivo simples é um dos mais eficientes neutralizadores já criados. Seu raio de alcance é de 20 m na horizontal.

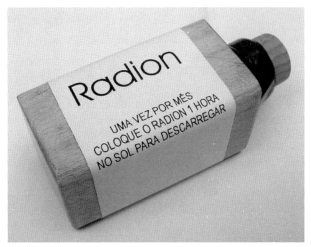

Fig. 8 – Radion

Capítulo III
A ENERGIA

Hoje em dia, onde quer que vamos ouvimos todo o mundo falar de energia, – "aquele lugar tem uma energia fantástica, aquela pessoa tem uma energia muito ruim, vamos energizar os chakras, etc". Curiosamente, todos falam de uma energia abstrata, algo (meio) inexplicável, quando questionados falam de magnetismo, de eletricidade, ou de algo divino (não explicável).

O termo energia tem origem no grego *energes*, "ativo", que por sua vez, provém de *ergon*, "obra". A etimologia indica que a palavra energia implica sempre atividade. A Física define energia como "todo agente capaz de produzir trabalho".

Cada tipo de energia possui características próprias, como intensidade, potência, densidade, polaridade e outras. A energia nunca é criada nem destruída, mas, apenas, transformada de um tipo em outro(s).

As energias conhecidas pela Física têm entropia positiva, isto é, se propagam do local de maior potencial para o de menor potencial energético. Isso já não acontece com algumas das chamadas energias sutis, que ainda não são do domínio da ciência. O orgônio descoberto por Wilhelm Reich tem entropia negativa, isto é, se propaga do menor potencial para o maior. Tal característica permitiu a construção do seu famoso acumulador orgônico. Esse acumulador é composto por camadas alternadas de material orgânico e inorgânico, formando uma caixa em cujo interior o paciente é colocado. Normalmente o acumulador orgônico de Reich é feito de chapas de madeira (externamente) e ferro zincado (internamente), tendo entre elas uma camada de lã de carneiro e outra de lã de aço. Como o material orgânico atrai o orgônio e o inorgânico o repele, forma-se um fluxo de orgônio de fora para dentro da caixa.

O corpo humano tem maior potencial de orgônio que o ambiente que o cerca, por isso, o orgônio flui do exterior para o interior do corpo. No interior do acumulador orgônico há uma concentração de orgônio que mantém o fluxo do exterior para o interior da caixa e desta para o interior do corpo do paciente.

A energia magnética do nosso globo banha todos os seres vivos que nele habitam. O campo magnético terrestre tem a potência de 0,5 gauss e é detectado pelos seres vivos por meio de células contendo magnetita, a pedra-ímã natural.

O campo magnético terrestre é distorcido pelo ferro existente no concreto armado de nossas residências, o que acarreta uma frequente carência de magnetismo para nossos organismos.

Este fato, aliado à poluição eletromagnética provocada pela rede elétrica e os aparelhos ligados a ela, é uma importante causa de distúrbios de saúde.

Atualmente, órgãos oficiais de alguns países reconhecem como causadoras de patologias degenerativas nos moradores das redondezas, as perturbações eletromagnéticas produzidas por torres de transmissão de alta tensão.

A energia eletromagnética ou radiante possui um largo espectro ($<3x10^3$ a $>3x119$ hz) e se propaga a uma velocidade da mesma ordem que a da luz.

A teoria eletromagnética do Prof. René Louis Vallée afirma: "Se num determinado espaço a energia atinge uma densidade suficiente, ocorre a materialização de um fóton. Mas, se a energia é de densidade inferior, ela só pode existir em forma de onda".

Estendendo esse conceito, nos diz Jean Pagot, engenheiro e radiestesista francês:

"Numa densidade ainda menor, a energia também deixa de ser ondulatória e passa a existir de modo difuso, determinando uma perturbação desse espaço (ocasionada por certas formas geométricas ou não), ocorrerá então uma emissão de energia (energia de forma). A aplicação da energia de forma gerada por formas geométricas simétricas é benéfica para os seres vivos".

Thomas Bearden, físico, teórico e engenheiro nuclear, é o autor da chamada teoria eletromagnética escalar. Um dos conceitos fundamentais desta teoria é que o zero aparente ou o nada (vazio) é constituído por um número infinito de subestruturas de soma nula. O nada aparente está, na realidade, repleto de potencial de soma zero e, por ser estável, nos transmite ilusões de que este meio é vazio e neutro. Esse estado virtual da energia constitui o potencial eletrostático escalar e Bearden o denomina "anenergia". As alterações desta *anenergia*, pelo seu potencial implícito, é que provocam todo e qualquer fenômeno observável em nosso universo físico exteriormente perceptível.

A energia de Bearden é concebida como uma verdadeira "tensão espaço-temporal".

Bearden explica que a massa, a carga, o *spin*, as partículas subatômicas, os campos elétricos, os campos magnéticos, a velocidade da luz, a gravitação e todas as forças elementares e os fenômenos do nosso mundo físico têm relação direta com as variações e os padrões do estado virtual do qual a procedem. A teoria eletromagnética escalar (E.M.), nos permite compreender melhor a energia de forma e as energias sutis manipuladas em radiestesia e radiônica. Sua semelhança com os milenares conceitos orientais é notória, e será melhor entendida a seguir.

A energia e a mística oriental

Na filosofia chinesa, a orientação mística do Taoísmo nos permite compará-lo aos conceitos da Física moderna, sobretudo à teoria eletromagnética escalar.

Os sábios chineses denominaram Tao a unidade oculta sob a oposição dos polos arquetípicos *yin-yang*. A energia primordial Chi se condensa e se dispersa ritmicamente, gerando todas as formas que eventualmente se dissolvem no vácuo (potencial eletrostático escalar) e se manifesta por meio da interação dinâmica entre os opostos polares. Os opostos polares (negativo/positivo, homem/mulher, quente/frio, próton/elétron, cheio/vazio, etc.) constituem uma unidade, pois, são na verdade, aspectos diferentes de uma mesma realidade.

O hinduísmo, o budismo e o taoísmo afirmam a existência de uma energia primordial que é formadora do universo físico e provém da Realidade Única (o Deus ocidental).

As energias sutis

As chamadas energias sutis ainda são vistas com desconfiança pela ciência oficial. Essas energias transcendem a matéria e seus fenômenos e, infelizmente, ainda são mais do domínio do místico que do cientista.

Os místicos sempre afirmam que toda matéria advém do *aither*, – éter, e é por ele interpenetrada, sendo o *aither* o meio condutor de todas as energias e da própria luz.

A energia primordial se manifesta por condensações infinitas até a formação da matéria. Esta energia é também conhecida como fluido cósmico universal no ocidente; *mulaprakriti* no hinduísmo; *qa-llama* no antigo Egito e por inúmeros outros nomes. Uma dessas condensações é que constitui o fluido ou força vital (o prana, dos hindus) e é responsável pela vida vegetal, animal e hominal.

Os seres vivos possuem bioeletricidade e biomagnetismo, que interagem criando um campo bioeletromagnético. Este campo é o bioplasma (terminologia dos cientistas russos) e constitui o chamado corpo bioplasmático. Este corpo sutil é conhecido pelos místicos como corpo etérico, corpo vital, duplo etérico, *bah*, *linqa-sharira*, etc.

O corpo bioplasmático é que absorve a energia vital por meio dos seus centros de força, os *chakras*. Esse prana (uma das condensações do Chi) flui por meio de canais bioplasmáticos (*nadis*, dos iogues) e vai vitalizar o sistema nervoso, as glândulas e, finalmente, o sangue.

O prana (fluido vital) é um princípio vital organizador que, por meio dos chakras do corpo etérico, exerce uma profunda ação sobre o corpo físico.

Interação mente-energia-matéria

Sabe-se que o binômio matéria-energia constitui um todo e seus opostos polares interagem dinamicamente entre si; sabe-se ainda que a mente é um transmissor-receptor de energias de baixa frequência e também de energias sutis. Tais fatos supõem a possibilidade da interação tripla entre mente, energia e matéria, possibilidade esta, comprovada pelos processos radiônicos e pelos fenômenos psicocinéticos.

Os fenômenos psicoenergéticos se dividem em Psi-gama e Psi-kapa. Os fenômenos Psi-gama são de natureza subjetiva: clarividência, clariaudiência, pré-cognição, psicometria, etc. Já os Psi-kapa são fenômenos objetivos (que atuam na matéria): levitação, psicocinesia, materialização, etc.

O pesquisador brasileiro Eng°. Hernani Guimarães Andrade admite a hipótese de um campo Psi e de uma matéria Psi, que propiciariam o aparecimento dos fenômenos Psi por meio da interação com as psicoenergias.

O campo bioplasmático é de natureza eletromagnética e constitui o biocampo responsável pela vida ao nível físico. As energias provindas do corpo astral só podem atuar no biológico (corpo físico) por meio do corpo bioplasmático (corpo etérico). As psicoenergias atuam diretamente no campo bioplasmático influindo e controlando, de modo inconsciente, os processos vitais. De modo quase sempre inconsciente, o espírito, por meio da psicoenergia, pode também gerar efeitos físicos e biológicos numa matéria não pertencente ao seu próprio corpo físico.

Considerando-se que mente, energia e matéria são apenas diferentes aspectos de uma única realidade, é fácil entender que a interação dinâmica entre esses três elementos não só é possível, como também, pode ocorrer em diversos níveis de intensidade e em diversas direções. Para melhor entender o processo radiônico podemos descrevê-lo nos seguintes componentes:

a) Um dispositivo radiônico simples (certas representações gráficas) ou complexo (máquina), utilizando-o como emissor de energias sutis.

b) O alvo do processo (homem, animal ou planta) funcionando como receptor dessas energias por meio de seus corpos sutis.

c) Um meio sutil (*aither*) transmissor da informação energética e que independe do tempo e do espaço físico ordinários.

d) Um testemunho (foto, cabelo, folha, pelo, etc.) do alvo a tratar funcionando como sintonizador entre a fonte emissora e o receptor.

e) O psiquismo, a intenção e a vontade do operador constituindo um modulador-amplificador das energias veiculadas.

f) Uma onda de forma (verde negativo ou outra), que é a onda portadora das vibrações (padrões energéticos) dos testemunhos (do receptor, do remédio e da intenção) por meio do *aither*.

A radiônica, como se verá neste trabalho, permite a interação da mente (psicoenergia) com as energias sutis, gerando um efeito físico na matéria viva (vegetal, animal ou hominal) e mesmo na matéria não viva (água, solos, metais, etc.).

A energia cósmica

A radiação cósmica é uma ultrarradiação extraordinariamente rica em energia. A radiação cósmica primária procede do espaço exterior, e a secundária, da atmosfera terrestre. A radiação primária é formada por núcleos leves e semipesados e, principalmente, por prótons. Das reações das partículas primárias com as partículas da atmosfera, resulta a radiação secundária. A interação das partículas primárias e secundárias se dá por meio de processos nucleares múltiplos produzindo prótons, híperons, mésons, elétrons, pósitrons e neutrinos.

As partículas cósmicas com sua inimaginável energia penetram em nossos corpos produzindo violentos choques em certos átomos, portanto, todos os nossos processos vitais interagem com essa energia. Nosso equilíbrio fisiológico se deve também à interação de nossas células com as partículas cósmicas.

A radiação cósmica aumenta com a altitude e, provavelmente por isso, os fenômenos paranormais nos locais de grande altitude como o Tibete e o Planalto Andino devem ocorrer por ação dos raios cósmicos sobre células cerebrais sensíveis.

A radiação cósmica pode ser atraída mentalmente por meio da prece. Foi o que constatou o Dr. Baraduc em 1900, na Gruta de Lourdes na França. Esse célebre pesquisador registrou em chapas fotográficas especiais uma espécie de chuva de luz junto à multidão de fiéis. Registrou ainda uma espécie de faixa fulgurante no momento da passagem do Santíssimo Sacramento.

Tais fenômenos ocorrem em função do poderoso impulso mental dos fiéis terem atraído, magneticamente, os corpúsculos curativos da radiação cósmica. Os famosos milagres de Lourdes podem, então, ser explicados pela interação do campo de fótons (radiação cósmica) com o biocampo dos fiéis. Os fótons são dotados de *spin* (rotação de um elétron em torno do próprio eixo) e, portanto, são magnéticos; daí, então, poderem interagir com o campo biomagnético.

A energia dos cristais

Os cristais emitem, como todo material sólido, energia que se propaga em sentido horário. Como toda e qualquer energia, a do cristal também se propaga em vórtices helicoidais e não em linha reta.

A energia intrínseca dos cristais de quartzo pode ser transformada em eletricidade se os submetermos a uma determinada pressão. Tal fenômeno é chamado de piezoeletricidade.

A eletrônica moderna aplica determinados potenciais elétricos em cristais especialmente preparados para produzir outros potenciais elétricos. Os potenciais assim obtidos têm forma pulsante, frequência estável e grande precisão. Os geradores cristalinos de radiofrequência, os relógios digitais e muitos outros instrumentos eletrônicos obedecem a esse mesmo princípio.

O efeito (qualidades e características) de um elemento ou mineral, portanto, o do cristal, pode ser transmitido ao organismo por meio dos campos magnéticos e eletrostáticos da Terra, utilizados como onda portadora. Tal fato foi comprovado pelos trabalhos científicos do alemão Dr. Wolfgang Ludwig e os do seu colega canadense Bigu del Blanco, que evidenciaram as relações entre as oscilações do chamado plasma eletrônico (vibrações ou ondas de energia de nível subatômico) e os campos terrestres magnético e eletrostático.

A energia dos cristais e das pedras preciosas pode ser utilizada diretamente no paciente ou a distância por emissão radiônica. Estudos feitos com a programação psíquica de cristais e seu uso terapêutico mostram que eles interagem facilmente com as energias sutis. O cristal funciona como emissor-receptor dessas energias, atuando nos seres vivos e no meio ambiente por ressonância vibratória.

Ressonância mórfica

Em 1981, Rupert Sheldrake, no livro *A New Science of Life*, sugere que os sistemas auto-organizadores, em todos os níveis de complexidade, – incluindo moléculas, cristais, células, tecidos, organismos e sociedades de organismos –, são organizados por "campos mórficos". Em laboratório, quando se tenta pela primeira vez obter determinada cristalização, esta ocorre num espaço de tempo razoavelmente longo (por não existir uma ressonância mórfica anterior); à medida que se repete a experiência, o tempo para se realizar a cristalização vai diminuindo, como se a solução aprendesse a realizar a cristalização (pela existência de uma ressonância mórfica cumulativa).

O fenômeno da influência do semelhante sobre o semelhante por meio do espaço e do tempo é chamado de ressonância mórfica. Este fenômeno não diminui com a distância, como também não envolve transferência de energia, mas de informação. À luz desta teoria podemos entender que a repetição de certos eventos na natureza não está relacionada com leis eternas, imateriais, mas, sim, com a ressonância mórfica. A teoria da transferência de energia nos esclarece como a energia dos testemunhos em radiestesia se transmite a distância e se faz presente em qualquer lugar onde desejemos detectá-la.

Capítulo IV
DEFINIÇÕES

Com o aumento de interesse, por todos os tipos de estudos das chamadas ciências esotéricas, comprovamos os mais variados erros no que se refere às denominações do estudo de todos os fenômenos que se abrigam sob o nome de radiestesia. Por isso achamos indispensável iniciar este trabalho esclarecendo esses primeiros tópicos.

Tópico 1: A prática da radiestesia não necessita de nenhum tipo especial de meditação, mentalização, evocação ou invocação. Temores em relação a posturas, atitudes, orientação, etc., são absolutamente infundados. Determinadas práticas, como, por exemplo, acender incenso, lavar as mãos, usar sal grosso, o uso de determinados símbolos sobre as mesas ou pendurados nas paredes têm mais a ver com superstição ou com algum tipo de ressurgência atávica. Qualquer pessoa pode praticar a radiestesia, não são necessários atributos especiais para tanto. Mas, a exemplo de todas as demais atividades humanas, alguns serão melhores radiestesistas do que outros. A principal regra para se obter bons resultados é: praticar, praticar, praticar e praticar.

Tópico 2: As denominações: achamos prudente começar esta etapa do trabalho dando uma definição das denominações para melhor compreensão do leitor durante o decorrer do trabalho.

a. RABDOMANCIA – palavra de origem grega que significa: *rhabdos*, vara e *manteia*, adivinhação –, ou seja, adivinhação por meio da vara. Esta era a antiga denominação, que hoje chamamos de radiestesia. A rabdomancia era usada na procura de fontes de água e jazidas metalíferas, até que, em 1688, Jacques Aymar se tornou famoso por suas peripécias na busca de criminosos.

b. Zaori – aquele que praticava a rabdomancia. Palavra de origem árabe significando claro ou esclarecido. Este nome era atribuído a uma comunidade espanhola do Século 16, cujos membros eram capazes de "ver as coisas ocultas nas entranhas da terra, veios de água ou cadáveres fechados em sarcófagos".

c. Radiestesia – palavra criada pelo abade Alexis Bouly em colaboração com o também abade Bayard. Durante anos, os dois abades trocaram correspondência sobre a pesquisa de diferentes etimologias para achar um termo que fosse ao mesmo tempo científico e popular. Por fim, decidiram unir duas palavras: uma latina, – *radius*, rádio e outra grega, *aísthesis*, sensibilidade. A expressão "radiestesia" tinha nascido.

d. Radiestesia de ondas de forma, emissões de forma, emissões devidas às formas – estudo de todos os fenômenos inerentes às formas bidimensionais ou tridimensionais (Mais adiante faremos um estudo aprofundado do tema).

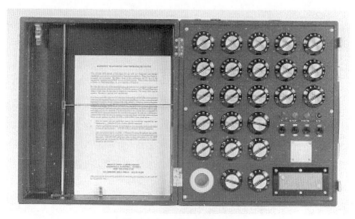

Fig. 9 – Aparelho radiônico

e. Radiônica – disciplina baseada nas pesquisas do médico americano Albert Abrams (originalmente chamada de Reações Eletrônicas de Abrams). O termo "radiônica" foi cunhado durante um congresso dos praticantes desta técnica nos anos 1940. Esta expressão designava, inicialmente, a prática do diagnóstico e da terapia com os instrumentos elétricos/eletrônicos (Fig. 9). Nos anos 1950, o termo "radiônica" começou a surgir nos trabalhos dos irmãos Servranx, famosos radiestesistas belgas e, finalmente, em 1965, aparece no livro *Física Micro-Vibratória e Forças Invisíveis*, de André de Bélizal, expressando o conceito de emissão a distância, só que aplicada à radiestesia de ondas de forma.

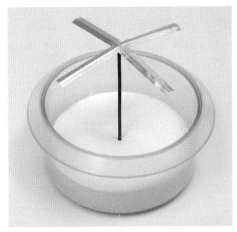 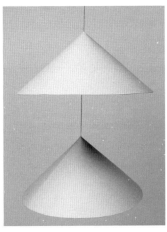

Fig. 10 – Aparelhos psicotrônicos

f. PSICOTRÔNICA – palavra formada por dois termos gregos: *psyché*, respiração, espírito e *tron*, instrumento. Esta disciplina teve início no final dos anos 1960 e conta, como expoente máximo, o pesquisador tcheco Robert Pavlita, famoso por criar instrumentos simples que, uma vez carregados com a energia psíquica do operador, produzem variados tipos de trabalho (Fig. 10).
Esta expressão também é usada por alguns pesquisadores americanos para designar aparelhos do tipo radiônico, mas cujas características fogem ao limite imposto pelo conceito de radiônica. Muitas vezes este termo também é usado com intuito comercial, visando expressar uma qualidade aliada aos poderes da mente que, no caso, a máquina não possui.

g. PSIÔNICA – fundamentalmente, uma técnica radiestésica aplicada à medicina. A medicina psiônica se originou nos trabalhos dos abades franceses e do médico inglês Georges Laurence. Em suas pesquisas ele descobriu a realidade da teoria patológica unitária de McDonagh, que diz: "Todas as enfermidades são apenas aspectos, sob diversas formas, do desequilíbrio das proteínas do corpo".

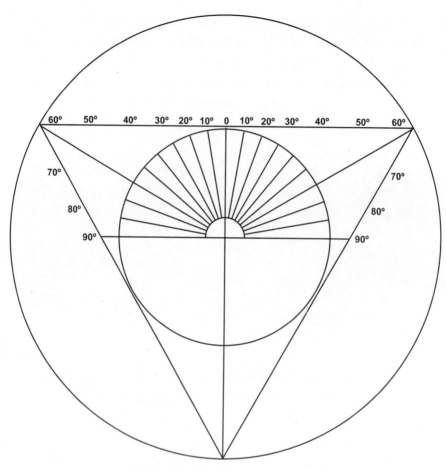

Fig. 11 – Gráfico de Wood

A psiônica requer uma instrumentação bem simples: um gráfico de Wood, ou alguma variação do mesmo, um pêndulo, índices de Turenne*, testemunho do paciente e remédios homeopáticos. Assim como no caso da psicotrônica, este termo também é usado nos Estados Unidos com fins puramente comerciais (Fig. 11).

* Louis Turenne, engenheiro e radiestesista francês, foi uma das primeiras pessoas no mundo a produzir testemunhos sintéticos. Estes testemunhos artificiais, vibrados sobre um material inerte tipo: açúcar e pó de quartzo, denominados índices de Turenne, servem como testemunhos de órgãos ou doenças.

h. RADIESTESIA CABALÍSTICA – é um tipo particular de radiestesia que usa pêndulos cilíndricos, revestidos com palavras escritas em hebraico, ou alguma outra língua que contenha as mesmas qualidades. Foi descoberta pelo francês Jean Gaston Bardet em colaboração com Jean de La Foye. (Faremos um estudo aprofundado mais adiante, Fig. 12).

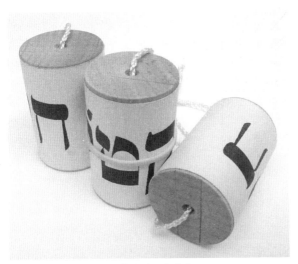

Fig. 12 – Pêndulos para radiestesia cabalística

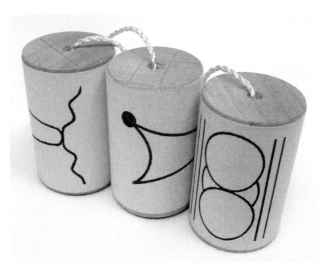

Fig. 13 – Pêndulos para radiestesia icônica

i. RADIESTESIA ICÔNICA – termo criado em 1994 pelo radiestesista António Rodrigues, que designa um tipo de radiestesia similar à cabalística, na qual são usados símbolos no lugar de palavras (Fig. 13).

j. EIFS – (Emergências, Influências e Formas, e o "s" de plural) – expressão cunhada pela Fundação Ark 'All, instituição francesa que congregou alguns dos mais renomados pesquisadores franceses, inclusive de áreas ortodoxas. A proposta inicial deste grupo era criar um novo tipo de lógica, não cartesiana e não aristotélica. A detecção dos fenômenos estudados é feita por meio de técnicas radiestésicas. Este termo se aplica às manifestações anteriormente chamadas de ondas de forma.

Capítulo V
TEORIAS RADIESTÉSICAS

Para a maioria dos radiestesistas apaixonados pela área, uma questão fundamental se punha no início do século: efetivamente, como e por que funcionava a radiestesia? A primeira das hipóteses era que o radiestesista percebia "ondas", emanações, vibrações vindas do solo pesquisado. No entanto, esta proposta era de difícil sustentação quando se começou a praticar a radiestesia a distância sobre mapas. A segunda hipótese, de autoria de Sir William Barrett, autor do livro *A Vareta Divinatória*, propunha: "...afirmamos que a radiestesia é um problema puramente psíquico, que todos os fenômenos têm origem no espírito do radiestesista, que nenhuma teoria física resiste a um exame atento e que os movimentos da vareta e do radiestesista só têm relação com o resultado da pesquisa para dar uma expressão física a um conhecimento mental e abstrato." Nos anos 1930, Mermet elaborou uma complexa teoria radiestésica baseada em onze fatores físicos passíveis de influenciar o radiestesista, não deixando, no entanto, de afirmar que "o radiestesista deveria estar em perfeita harmonia com o objeto de suas pesquisas".

A teoria radiestésica, unicamente baseada em causas físicas, foi completamente abandonada, em 1934, pelo engenheiro francês Émile Christophe, baseado no pressuposto de que, se todos os corpos subterrâneos emitem radiações físicas, o radiestesista que não estivesse unicamente concentrado em um só corpo deveria reagir a todas essas informações de uma só vez. A esta concentração sobre um único objetivo Émile Christophe deu o nome de "orientação mental", e definiu como "convenção mental" a técnica segundo a qual o radiestesista estabelece um diálogo interno com seu inconsciente, por meio do qual são definidas as regras de giro positivo ou horário do pêndulo, para resposta "sim", giro negativo ou anti-horário para resposta "não".

A "orientação mental" é o estado de interrogação necessário para se alcançar a resposta desejada, funcionando como um ato de "se sintonizar com..."; e a "convenção mental", além de filtro para que as respostas sejam somente sim ou não, promove também o correto diálogo entre o cérebro e o corpo, para que a reação, e processando através de uma reação neuromuscular, venha a dar ao radiestesista a resposta desejada.

Na década de 1960, Yves Rocard, professor da Faculdade de Ciências de Paris, descobriu que o corpo humano possui sensores magnéticos capazes de detectar variações de 5 gamma, ou seja, 10 mil vezes menos que o potencial do campo magnético terrestre (0,5 gauss). Em 1983, Yves Rocard publicou o livro, *Le Pendule Explorateur*, como resultado de suas pesquisas, defendendo a teoria de que os sensores magnéticos humanos são os responsáveis pela capacidade de leitura das alterações ambientais. Infelizmente, esta teoria não se aplica no caso da telerradiestesia, levando-se em conta a distância dos sensores humanos em relação ao objeto da pesquisa. Nos últimos anos, conceitos energéticos invadiram nosso cotidiano: chakras, corpos sutis, aura, etc. Hoje, sabemos que nosso campo energético é não só um arquivo de emoções, padrões patológicos, memórias do passado, como também um eficaz instrumento de recepção de todos os fenômenos energéticos à nossa volta. Essa leitura, nós a fazemos o tempo todo, de uma forma inconsciente e involuntária, e armazenarmos as informações colhidas no inconsciente. O conjunto de técnicas radiestésicas estabelecem a ponte inconsciente-consciente e percebemos a resposta quando nossa mão faz o pêndulo girar ou a vareta se inclinar.

Capítulo VI
AS TEORIAS CLÁSSICAS

Ao longo dos últimos séculos, muitas teorias foram elaboradas na tentativa de explicar o fenômeno radiestésico. Hoje, é quase divertido ler tais teorias repletas de conceitos estranhos. Em razão da grande influência da Igreja na sociedade medieval e renascentista, chegou-se a acreditar que o fenômeno acontecia sob influências sobrenaturais e até diabólicas. Só em 1939, graças ao uso da filmagem em câmara lenta, foi possível constatar que o radiestesista promove o movimento pendular por meio de uma ação inconsciente, de origem neuromuscular.

Existem duas tendências na prática da radiestesia: a física e a mentalista.

A tendência física se baseia nos conceitos formulados sobretudo pelos abades franceses Bouly e Mermet. Esses conceitos são: raios, ondas e "cores" emitidos pelos objetos e seres e orientados em função dos pontos cardeais e do campo geomagnético. Os radiestesistas da tendência mentalista criticam os da física, porque muitas vezes o comprimento de onda, a "cor" e o raio fundamental, característicos de um objeto, diferem segundo o operador. A tendência mentalista considera que a convenção mental que precede a pesquisa é o que atua no inconsciente do operador, causando as reações responsáveis pelo movimento do pêndulo ou da vareta.

Os radiestesistas que praticam a chamada "radiestesia de ondas de forma" aliam as duas tendências, sendo chamados de fisicomentalistas.

A fama do abade Mermet impôs seu método clássico de radiestesia física. Segundo ele, todos os corpos emitem ondas e radiações, cujo campo de atuação (campo radiestésico) produz, no corpo humano, determinadas reações nervosas que geram uma espécie de corrente, que se desloca pelas mãos. O fluxo invisível é o que movimenta o instrumento radiestésico. Os conceitos estabelecidos por Mermet foram:

1. SUPERFÍCIES E LINHAS MAGNÉTICAS – podem ser chamadas, também, de: CAMPO OU ZONA DE INFLUÊNCIA – todos os corpos são envolvidos por um número de camadas magnéticas igual ao seu número de série. É desta forma que encontramos, por exemplo, sete linhas paralelas às margens de um rio. Este é o número de série da água, e sete camadas envolvem a água do rio – por cima, por baixo e nas suas laterais. Quando o corpo é pequeno, estas linhas assumem a forma de círculos concêntricos. Estas faixas têm uma largura de 5 a 30 cm e a distância entre elas aumenta à medida que se distanciam do leito do rio.

2. RAIO FUNDAMENTAL – todo corpo emite um raio cuja direção forma um ângulo invariável com a direção norte-sul, mantendo um ângulo constante em relação à horizontal. É mensurável em graus. Seu comprimento de onda é proporcional à massa do corpo. Ele permite ao radiestesista distinguir dois corpos que tenham o mesmo número de série. Por exemplo, uma moeda de prata com um peso de 10 gramas emite um raio fundamental de 10 cm de comprimento. Quando o pêndulo apresenta giro negativo sobre um objeto, a detecção do raio fundamental produz igualmente giros negativos.

3. RAIO CAPITAL OU MENTAL – é o raio que vai do objeto ao cérebro do operador. É por meio dele que o radiestesista detecta a presença do objeto procurado, assim como sua natureza, direção, distância e profundidade.

4. RAIO SOLAR – é o mesmo raio descoberto por Bouly. É detectado quando se passa um pêndulo entre o objeto pesquisado e o Sol ou outra fonte luminosa. É o reflexo da fonte luminosa sobre o objeto e seu comprimento. Proporcional à massa que recebe o raio solar direto. É detectável mesmo em dias encobertos ou com o Sol abaixo do horizonte. Mesmo quando o Sol está oculto por nuvens ou abaixo do horizonte, a emissão deste raio continua presente.

5. RAIO TESTEMUNHO – ou raio de união. Todo o corpo emite um raio de união para outro corpo da mesma espécie. Este raio permite a detecção a distância, fazendo uso de testemunhos.

6. RAIO VERTICAL – este raio é emitido na vertical por todos os corpos. As anomalias geomagnéticas podem alterar sua emissão. Por exemplo, é com este raio que trabalhamos ao pendular sobre gráficos de radiestesia.
7. IMAGENS RADIESTÉSICAS – são radiações reflexas que circundam o corpo. Poderíamos dizer que são algo parecido com as "imagens fantasmas" dos aparelhos de TV. São mais intensas em dias tempestuosos ou com sol forte e diminuem de intensidade à noite e em dias nublados. As imagens radiestésicas tendem a produzir erros na pesquisa radiestésica. A técnica mais prática para eliminá-las é pelo efeito das pontas, bastando, para isso, segurar com a mão livre, um lápis com a ponta virada para cima, ou manter sobre a mesa de trabalho uma agulha fincada em algum objeto macio, perto do testemunho. Sua intensidade decresce com a distância, enquanto a intensidade do objeto da pesquisa é constante.

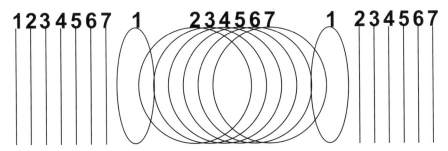

Fig. 14 – Séries e rotações

8. SÉRIES E ROTAÇÕES – cada corpo produz no pêndulo certo número de oscilações, seguido do mesmo número de rotações. Quando dois corpos têm o mesmo número de série, eles podem ser distinguidos pelo seu raio fundamental (Fig. 14).

Existem diferentes resultados entre os números de série dos vários radiestesistas clássicos. Quer facilitar a vida? Use a tabela do abade Mermet!

9. ESPIRAIS – sobre o raio fundamental, o pêndulo realiza certo número de espirais, ou seja, giros que parecem espirais um tanto ovaladas. Isto acontece em "patamares", manifestando certo número de giros num patamar e certo número de oscilações num patamar acima, repetindo-se esse processo um certo número de vezes.
10. DESENHOS PENDULARES – na mão de um radiestesista, muito experimentado o pêndulo parece desenhar a figura sobre a qual está suspenso. Exemplo: sobre uma tesoura fará dois círculos e uma reta.
11. VARIAÇÕES DE PESO – sobre alguns corpos o pêndulo dá a sensação de ficar mais leve ou mais pesado. Segundo relata Saevarius, o petróleo líquido dá uma impressão de peso, já o gás de petróleo parece tornar o pêndulo mais leve.

CORPOS	Nº° DE SÉRIE
Aço	4
Alumínio	5
Prata	6
Água	7
Ouro	11
Platina	22
etc.	

12. FADING – muito parecido com o que acontece com a recepção de rádio em ondas curtas. Nos dias de tempestades (em radiestesia), existe *fading*, quando as radiações se desvanecem e o pêndulo entra em inércia. O *fading* ocorre em função de alterações geomagnéticas, distúrbios radioelétricos, alterações atmosféricas, influências cósmicas e planetárias, correntes telúricas, sismos, etc. A causa do *fading* também pode estar no radiestesista devido a doenças, alterações psicológicas ou fadiga. Quando isto acontece, a pesquisa deve ser suspensa e só reiniciada mais tarde ou em outro dia.

Os radiestesistas da linha mentalista manifestam sua descrença nesses conceitos, respaldados no fato de que: tanto os números de série, como a angulação do raio fundamental, variam bastante de um radiestesista para outro. O que os leva a crer que esses princípios não são mais do que convenções mentais variadas, pertinentes a cada radiestesista. Os mentalistas conseguem, da mesma forma que os físicos, encontrar o corpo procurado sem que para isso façam uso de qualquer sistema de raios, ondas ou outros meios, bastando-lhes, então, usar a orientação cardeal.

REMANÊNCIA – denominação dada ao resultado da impregnação da energia de um determinado corpo sobre o local onde este permaneceu por algum tempo. A duração da remanência varia de acordo com a natureza do corpo e com o tempo em que este esteve presente no local. A remanência pode atingir o terreno, objetos, plantas assim como o próprio radiestesista e seu pêndulo. Neste caso específico, ela leva a designação de impregnação. A remanência mais forte é a dos metais, depois a das matérias orgânicas e a das rochas. A matéria trabalhada produz maior remanência que a matéria bruta.

Acredita-se que a remanência dura um tempo igual àquele em que o objeto que a criou permaneceu no local.

Para se saber se uma determinada radiação é real ou remanente, usa-se a técnica de René Lacroix à l'Henry. Coloca-se uma folha de papel branco entre o pêndulo e a fonte radiante; se o pêndulo fica imóvel, a radiação é remanente; se girar, provém de algo presente no local.

Os pêndulos de cristal são, particularmente, suscetíveis à impregnação; podemos atribuir este fato à faculdade de programação, tão conhecida dos cristais.

Os diversos métodos para eliminar a remanência não são totalmente eficazes e variam conforme o objeto atingido. Eis alguns deles: lavar várias vezes o local e, se for um terreno, revolvê-lo; usar um bastão de enxofre como aspirador de emanações nocivas (que dá bons resultados em locais afetados), assim como a aplicação de um ímã forte que embaralha a onda presente.

IMPREGNAÇÃO – podemos chamar, também, de contaminação energética; ela pode ocorrer entre os mais diversos objetos, instrumentos e situações próprias à prática radiestésica. Os pêndulos podem se impregnar da energia das pessoas e dos testemunhos utilizados. Os testemunhos empilhados a esmo sobre uma mesa, permutam energias entre si, como cartas de tarô, cristais, vidros de remédios e outros objetos. Um método de trabalho e organização, por parte do radiestesista, impedirão boa parte deste tipo de ocorrências.

DESIMPREGNAÇÃO – se, por qualquer motivo, acontecer uma impregnação, use as técnicas relativas à prática do magnetismo: fortes sacudimentos, contato com o solo; isso é válido para o radiestesista e para os instrumentos. Esfregar energicamente as mãos e, sobre a mesa de trabalho, se for o caso, passar saquinho de pano com enxofre.

Quer um conselho? Não complique, não faça práticas mágicas, não se deixe possuir pela neurose da contaminação. Chaumery e Bélizal recomendavam a técnica do sopro forte sobre os instrumentos.

Capítulo VII
INSTRUMENTOS RADIESTÉSICOS

A grande maioria dos trabalhos radiestésicos pode ser realizada com o uso do pêndulo ou da vareta, dependendo da situação de uso e da sensibilidade do operador. Existem, no entanto, tipos de pesquisa que demandam o uso de instrumentos específicos.

Para melhor compreensão, dividimos os instrumentos radiestésicos em famílias: Pêndulos (técnicos e para uso geral); Varetas e Outros Instrumentos.

Pêndulos

Na família dos pêndulos técnicos encaixam-se todos aqueles utilizados para fins específicos, como, por exemplo: pêndulo egípcio, cromático, testemunho, etc. Todos os demais pêndulos, independentemente de sua forma, cor, formato, material, etc., são classificados para uso geral.

Defini-se como pêndulo, uma massa suspensa por um fio flexível. Assim, qualquer objeto de qualquer material suspenso por um fio pode ser usado como pêndulo em radiestesia. Para trabalhos externos dá-se preferência a pêndulos mais pesados, já que o vento e as irregularidades do terreno atrapalham sua oscilação normal. O pêndulo deve ser simétrico e sua cor deve ser a do próprio material; no caso de ser pintado, a cor deve ser neutra, já que as cores influenciam a pesquisa radiestésica. O fio de suspensão pode ser de algodão, linho ou de fibras sintéticas, sempre em cores neutras, ou ainda uma fina corrente metálica. O pêndulo prumo, pontiagudo, metálico é o mais recomendado, pois pode ser usado na maioria dos trabalhos, especialmente sobre mapas, plantas ou gráficos, a ponta fina facilitará a identificação correta do ponto, por ele indicado. A seguir, damos uma lista dos principais pêndulos e suas finalidades.

PÊNDULO TESTEMUNHO: confeccionado em madeira, plástico ou metal; possui uma cavidade interior (fechada com tampa rosqueada, Fig. 15), onde pode-se colocar um testemunho, facilitando a pesquisa. O mais conhecido pêndulo testemunho é o do abade Mermet, em formato *de pêra*. A inserção do testemunho, no interior do pêndulo, facilita a sintonia do operador com o objeto da pesquisa. Esta prática é particularmente útil na busca de minérios a distância por meio de mapas. Alguns radiestesistas, em função de suas características pessoais, acabam criando uma metodologia particular de trabalho e, por esta razão, para alguns deles, é indispensável o uso de pêndulo testemunho em suas pesquisas.

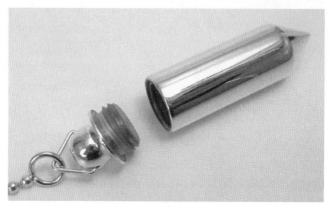

Fig. 15 – Pêndulo testemunho

ESCRIPTOPÊNDULO, de Jean Auscher: é um pêndulo de latão com a forma de uma pêra achatada, cuja ponta rosqueada permite a colocação de um pincel fino que, embebido com tinta, permite registrar sobre um papel, seus movimentos. Útil na confecção de desenhos teleinfluentes ou ainda no registro de coordenadas de direção sobre mapas (só à venda na França).

PÊNDULO EGÍPCIO: cópia de um pêndulo em grés (cerâmica vitrificada na massa) encontrado em uma câmara funerária no Vale dos Reis. Para se obter uma equivalência à densidade do grés, este pêndulo, torneado em pau-ferro, é reforçado em seu interior por um pequeno peso de chumbo, o que lhe permite atingir o peso de 22 gramas do original. É extremamente sensível e, por isso, muito útil em biometria e radiestesia mental. É neutro, pois, nenhuma emissão pode impregná-lo. Quando girado intencionalmente no sentido horário, emite a onda desejada. Sua qualidade, superior aos demais, advém do fato de sintonizar-se com duas harmônicas da onda pesquisada. Isto acontece em virtude de sua forma; para que um pêndulo egípcio, tenha estas qualidades, é indispensável que seu desenho seja excelente (Fig. 16).

Não irradia a onda do chumbo: contrariamente ao que se poderia supor, o pêndulo egípcio não emite a onda do chumbo; a irradiação, própria de sua forma, anula as ondas do metal. (No caso, foi usado o chumbo como lastro, pela sua disponibilidade como "chumbo para caça").

Este pêndulo requer um certo domínio da radiestesia para seu manejo adequado. A altura inadequada do fio de suspensão pode levar a erros. Recomendo um modelo exatamente igual ao da foto (parecido, não é igual!); não leve em consideração o nome que o fabricante dá a cada modelo (difícil de encontrar de boa qualidade, até mesmo na Europa).

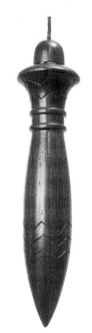

Fig. 16 – Pêndulo egípcio em madeira

PÊNDULO UNIVERSAL CHAUMERY-BÉLIZAL: detecta as ondas de forma do espectro diferenciado, e é emissor. É, sem dúvida, o instrumento radiestésico para detecção mais complexo e difícil de manusear. Ele data de 1936, fruto da criatividade genial de L. Chaumery (Fig. 17).

Apresenta-se como uma esfera de madeira, rigorosamente equilibrada: um diâmetro de 60 mm e peso de 125 gramas. Têm 2 diâmetros, finamente ranhurados: um elétrico, outro magnético, e um equador sensível às vibrações eletromagnéticas. Uma alça de latão liga os dois polos, sua mobilidade permite a exploração de todos os pontos da esfera. Sobre esta alça é fixado o fio de suspensão, que possui uma regulagem micrométrica para a altura. Duas

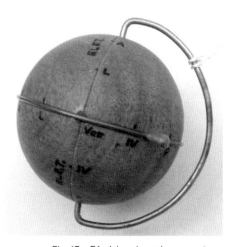

Fig. 17 – Pêndulo universal

pequenas massas metálicas, fixadas na altura do equador em conjunto com uma pilha radiestésica de 4 elementos, reforçam as polaridades e impedem sua inversão, quando está sob a ação de uma onda de forma potente (difícil de se encontrar de boa qualidade, até mesmo na Europa).

Atualmente, é possível encontrar o PU (Pêndulo Universal) com um diâmetro de 5 cm e com menor peso.

Para regular o PU, gire a alça de suspensão até que esta se encontre sobre o meridiano elétrico, deslize o fio até que este fique sobre o equador: é o ponto de cruzamento do Vermelho. Segure o fio do pêndulo entre o indicador e o polegar, ficando as respectivas unhas viradas para baixo; mantenha assim, o pêndulo suspenso sobre uma superfície vermelha, como, por exemplo, um pedaço de cartolina; o fio que sobra deve ficar no interior da mão. Deixe o fio deslizar, lentamente, até que o pêndulo entre em giro franco para a direita. Faça uma marca neste ponto do fio: esta é a posição de trabalho para o meridiano elétrico ou fase elétrica. Segure o fio logo após a primeira marca e repita a operação anterior; o novo local é o ponto de suspensão para o equador eletromagnético ou fase indiferenciada. O ponto de suspensão para o meridiano magnético ou fase magnética é encontrado com facilidade, bastando fazer uma marca a meio caminho entre os dois pontos detectados anteriormente.

Assim como os demais instrumentos criados por Chaumery-Bélizal, o PU é dividido em grados, ou seja, de 0 a 400. Sobre o meridiano elétrico, assim como no magnético, encontramos as marcas correspondentes às 12 cores do espectro: V-; P; IV; Ver; L; A; V+; Az; I; Vi; UV; B.

E, sobre o equador eletromagnético, estão presentes as 24 cores assim repartidas: V-; Alfa; Beta; Teta: Chi; Nu; Dzeta; P; IV; Ver; L; A; V+; Az; I; Vi; UV; B; Épsilon; Kapa; Lambda; Psi; Rô; Ômega.

Operar o PU não requer nenhuma intervenção mental, já que o instrumento entra imediatamente em sintonia com a energia a detectar. Na posição de descanso é muitíssimo recomendável colocar a alça de suspensão e o respectivo fio sobre a posição V+ eletromagnético, ou seja, V+ do equador. Antes de qualquer operação, o radiestesista deve inspecionar sua taxa de V+ e, caso necessário, fazer a autodoação. Para a boa utilização do PU faz-se necessária uma grande prática com a radiestesia; os neófitos amargarão com os contínuos insucessos.

Tabela de valores do PU					
33,5	grados	P	Preto	
30	"	σ	Dzeta	Césio 137 – Radioatividade artificial
25	"	N	Nu	
20	"	X	Chi	Raios X
15	"	θ	Teta	Estrôncio 90
10	"	β	Beta	Ondas telúricas – Correntes de água
5	"	α	Alfa	Ondas telúricas – Falhas no subsolo
0-400	"	V-	Verde negativo	
395	"	ω	Ômega	Emissões de rádio
390	"	ρ	Rô	Radiação nociva de linhas de alta tensão
385	"	ψ	Psi	Eletricidade atmosférica
380	"	λ	Lambda	
375	"	κ	Kapa	
370	"	ε	Épsilon	
366,5	"	B	Branco	

* Respeitamos aqui as maiúsculas e minúsculas conforme original de Chaumery Bélizal.

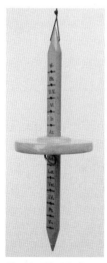

Fig. 18 - Pêndulo de cone virtual

PÊNDULO DE CONE VIRTUAL, DE CHAUMERY-BÉLIZAL: Bélizal nutria um carinho especial por este instrumento, segundo sua afirmação: "Este pequeno pêndulo de laboratório é dos mais preciosos e, pessoalmente, só nos servimos dele para todos os diagnósticos sobre prancha anatômica" (Fig. 18).

Este instrumento é composto de uma tira de madeira arredondada; um lado achatado têm impressas as 12 vibrações do "equador Chaumery-Bélizal" e as duas extremidades acabam em forma de cone. Um disco de maiores dimensões (calculado em relação) desliza na tira das vibrações-cor, estabelecendo, deste modo, um cone fictício mais curto ou mais longo.

Três regulagens no fio de suspensão lhes permitem detectar ondas vitais (biometria), e também onda astral, ondas de forma e ondas das cores. É possível a utilização sem regulagem, mas, uma vez feita, consegue-se uma operação mais fácil em qualquer dos níveis utilizados. A calibragem deste pêndulo deu origem a tentativas errôneas das mais variadas. O método que mostro a seguir é o que acompanhava o instrumento quando este era produzido e vendido pela *Livraria Desforges*, de Paris, quando ela detinha os direitos literários e de comercialização dos produtos Chaumery-Bélizal.

Coloque o disco em V+, suspenda o pêndulo pelo fio segurando entre o polegar e o indicador com os dedos na vertical virados para baixo, a uns 2 cm do cone superior; mantenha o pêndulo nesta posição sobre a palma da mão livre; esta é uma operação bastante delicada, que deve ser feita em absoluta tranquilidade e repetida diversas vezes, até a total certeza do resultado obtido. Se o pêndulo não girar, deixe escorregar, lentamente, um pouquinho de fio; repita esta operação, tantas vezes, até que o pêndulo gire. Assim que obtiver um giro franco para a direita, faça neste ponto de suspensão um nó solto. Como eu disse, repita esta operação muitas vezes, até ter mesmo certeza da localização exata do nó; agora pode apertar o nó. Qualquer ser humano não portador de doença grave ou degenerativa emite naturalmente V+. Bem, você acabou de fazer o primeiro nó, o nó de biometria. Vamos agora encontrar o local do segundo nó, aquele para ondas de forma. Pegue uma réplica da Grande Pirâmide e alinhe um de seus lados pelo eixo norte-sul. Do ápice para fora, a pirâmide emite V+. É só colocar o pêndulo de cone virtual sobre o ápice e repetir, a operação anterior, segurando o fio acima do primeiro nó. Quando o pêndulo entrar em giro, faça o nó no ponto de suspensão encontrado; repita toda a operação tantas vezes quanto julgar necessário. O terceiro nó se destina à sintonia de ondas cor do espectro visível. Mais uma vez, vamos repetir o método usado nas duas vezes anteriores, colocando o pêndulo desta vez, sobre uma amostra física de verde, como, por exemplo, o feltro verde de um quadro de avisos, ou sobre um pedaço de cartolina tipo *verde-garrafa*.

Suspendendo o pêndulo pelo nó do meio e com o disco no V-inferior, ele entra em ressonância com as correntes de água nocivas. O V- superior detecta a nocividade de cavidades ou falhas subterrâneas. (Alguns modelos apresentam o diâmetro do disco fora da relação).

DETECTOR IV-UV, DE CHAUMERY-BÉLIZAL: semelhante ao pêndulo de cone virtual, este pêndulo detecta o setor radioativo do espectro. Do infravermelho ao ultravioleta (passando pelo branco, verde negativo e preto) permitindo a detecção de um total de 240 pontos vibratórios. (Só se encontra na França, usado e sem manual).

PÊNDULO EQUATORIAL-UNIDADE, DE JEAN DE LA FOYE: baseado na palavra hebraica *unidade*, este pêndulo esférico com 60 mm de diâmetro, permite detectar as duas fases do espectro das ondas de forma, magnética e elétrica.

אחד 1+8+4 = 13

Não requer nenhum tipo de ajuste para uso imediato. Mais fácil de usar que o pêndulo universal. Não é emissor. (Um ex-membro da Fundação Ark 'All na França, fabrica este modelo com precisão).

Este pêndulo só pode ser usado com eficiência por aqueles que dominam a detecção de telurismo e das polaridades positiva, negativa, alternativa e neutra, com o pêndulo comum. É um excelente instrumento para dirimir dúvidas ou ampliar a pesquisa. Suspendendo o pêndulo pelo lado dos furos, detecta-se a fase magnética benéfica e do lado oposto a fase elétrica prejudicial. O cursor à altura do equador permite fazer a seleção da cor a ser detectada (Fig. 19).

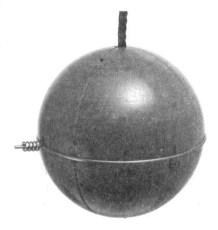

Fig. 19 – Pêndulo equatorial-unidade

Cor	Magnético	Elétrico
V+	180°	0°

Detecção: verde positivo

Fronteira entre o magnético e o elétrico, produz um movimento alternado. A corrente V+ é benéfica. É detectável à volta dos megalitos, das igrejas e capelas antigas. Normalmente presente.

Cor	Magnético	Elétrico
Az	195°	15°

Detecção: azul

Muito benéfico, possibilita neutralizar os desequilíbrios e determinar os pontos de neutralização. O V+ e o Az unidos neutralizam ondas telúricas elétricas. Um ímã, uma champanhe colocados sobre um ponto Az reequilibram um local e eliminam o V-. As ligações terra devem ser feitas nesse ponto. Algumas terras raras emitem o Az. Raramente surge em fase elétrica (3º círculo à volta dos menires).

Cor	Magnético	Elétrico
I	210°	300°

Detecção: índigo

Detectável em magnético em alguns produtos com ação sobre o estado geral. Raramente surge em fase elétrica.

Cor	Magnético	Elétrico
Vi	225°	45°

Detecção: violeta

O violeta caracteriza o estado de equilíbrio dos produtos sãos. Em elétrico entre 45° e 55° indica o equilíbrio da saúde. O estresse e as doenças diminuem nossa energia, nos remetendo para o V- e o P E.

Cor	Magnético	Elétrico
UV	240°	60°

Detecção: ultra-violeta

Detectável em magnético (detectável sobre certos produtos para plantas). É uma das maiores fontes de poluição que perturbam nosso ambiente. Transportada pelas correntes telúricas que se carregam nas ligações à terra, nos postes de luz e sob as linhas elétricas de alta tensão. O UV induz ao estresse e agressividade. Produtos estocados em áreas de UVE se saturam e se alteram, sobretudo os produtos energéticos, como por exemplo, a homeopatia. É desaconselhável guardar rações animais nestas zonas.

Cor	Magnético	Elétrico
Br	255°	75°

Detecção: branco

É a onda de Chartres. Detectável no eixo de todas as igrejas antigas, nos menires e dolmens. Na pesquisa de água serve como indício de sua presença e sobre a mesma indica sua qualidade, Um bom exemplo é a fonte de Lourdes. O Br E indica uma poluição da corrente de água pela eletricidade e pode-se confundir com o UV E.

Cor	Magnético	Elétrico
V-	270°	90°

Detecção: verde negativo

Sobretudo detectável em fase elétrica. Vibração ultracurta com grande capacidade de penetração; por vezes fissuras em concreto demonstram sua presença. Seguramente a mais lesiva de todas do espectro de ondas de forma. Tubos de raios catódicos e alguns aparelhos eletroeletrônicos emitem V-, assim como certos arranjos de formas o fazem. Facilmente detectável, sobre seres vivos portadores de doenças degenerativas. Raramente se manifesta em fase magnética.

Cor	Magnético	Elétrico
P	285°	105°

Detecção: preto

Vibração muito próxima do V-, relacionada com as forças ocultas, memória das paredes e graves desequilíbrios. Quando em fase magnética é uma energia de vitalidade e estimulação. Sintonizável em dois círculos em fase M à volta de menires bem localizados.

Cor	Magnético	Elétrico
IV	300°	120°

Detecção: infravermelho

O IV reforça a resistência aos vírus. O vinagre de maçã emite esta vibração. Sobre algumas linhas telúricas se encontra o IV em fase elétrica. Provoca estresse e agressividade.

Cor	Magnético	Elétrico
Ver	315°	135°

Detecção: vermelho

Detectável sobre produtos anti-infecciosos (beladona, da homeopatia). Tubos de raios catódicos projetam Ver E; também pode ocorrer na trajetória de dois aparelhos em ressonância.

Cor	Magnético	Elétrico
L	330°	150°

Detecção: laranja

Presente em certos produtos anti-infecciosos (mercurius, da homeopatia). Difícil de se encontrar em fase E.

Cor	Magnético	Elétrico
A	345°	165°

Detecção: amarelo

Detectável na forma de espiral sobre antigas igrejas. Vibração repousante, bebidas vibradas com ela são benéficas, quando em fase M. O ponto Az encontra-se com frequência sobre uma zona maior A. Difícil de se encontrar em fase E.

PÊNDULO CROMÁTICO MINDTRON, DE ANTÓNIO RODRIGUES: permite a detecção das 12 cores do espectro de ondas. Diferencia-se dos demais pêndulos cromáticos, por sua simplicidade de execução, boa distribuição de peso e facilidade de manuseio. Pode ser utilizado em substituição ao pêndulo de cone virtual (Fig. 20).

PÊNDULO CILÍNDRICO, DE JEAN DE LA FOYE: criado por ele, é indicado para uso geral; duas ranhuras paralelas e equidistantes do furo central asseguram a despolarização do material com que foi confeccionado o pêndulo.

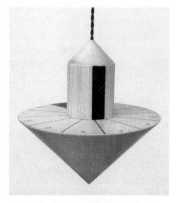

Fig. 20 – Pêndulo cromático Mindtron

Quando usado em radiestesia cabalística ou icônica, na detecção das chamadas emissões dinâmicas e das ondas do campo vital, este pêndulo deve ser completado com uma "camisa" confeccionada em papel branco, presa à volta do pêndulo por meio de um elástico ou cola; a "camisa" portará a palavra, o símbolo, objeto da pesquisa, etc; neste caso o furo do fio de sustentação é passante, permitindo assim segurar o pêndulo por qualquer um dos dois lados.

PÊNDULO DE TURENNE: delicado instrumento constituído por duas agulhas magnéticas fixadas sobre uma esfera de madeira; a orientação destas agulhas determinará o tipo de onda captada. (Só se encontra na França, mesmo assim, têm alguns modelos não conformes com o original, Fig. 21).

Pêndulo Universal Louis Turenne (com agulhas imantadas)

Agulhas horizontais semelhantes
(para pequisa de ondas horizontais -
lei dos semelhantes, pesquisas comuns)

Agulhas horizontais invertidas
(para a pequisa de ondas horizontais
E. O. e para lei dos simétricos)

Agulhas verticais positivas
(pesquisa de ondas verticais positivas)

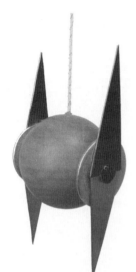

Agulhas verticais negativas
(pesquisa de ondas verticais negativas,
sobretudo nocivas)

Fig. 21 – Pêndulo de Turenne

Agulhas verticais invertidas
(pesquisa de ondas verticais E. O.)

Infra-ondas
(encontram sobretudo emitindo de um
ponto especial radioativo e em todas as
direções divergentes entre S. e O.)

Nota:
1. Para pesquisa de água em terreno, dobrar o comprimento do fio do pêndulo (agulhas verticais positivas).
2. Em repouso, deixar o pêndulo na posição agulhas horizontais invertidas.
3. Os pêndulos Turenne apresentam uma certa fragilidade na manipulação das agulhas, para mudar de posição, girar a arruela que sustenta a agulha.

Ultra-ondas
(elas emitem de um ponto especial
radioativo entre as direções N. e E.)

O Pêndulo Egípcio e seu ponto de suspensão

Segundo nossa divisão já conhecida, o pêndulo Egípcio, por suas qualidades intrínsecas, pertence à categoria dos pêndulos técnicos.

Um pêndulo Egípcio fabricado com esmero, cuja forma seja absolutamente igual ao modelo original francês, é um instrumento radiestésico ímpar por suas qualidades vibracionais. Um bom pêndulo Egípcio deve obrigatoriamente responder a duas harmônicas do sujeito investigado. Este instrumento, por trabalhar na faixa vibracional dos 6.500 Angström expandida, é especialmente adequado para qualquer pesquisa em biometria. Possibilita também trabalhar sobre qualquer testemunho, até sobre os mais problemáticos energeticamente, já que sua forma particular o impede de se saturar com qualquer tipo de energia. Por tudo isso, faz o par perfeito com a régua biométrica. Experimente!

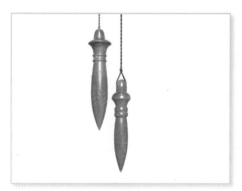

Existem, produzidos na França, dois modelos de pêndulo Egípcio, o da esquerda fabricado em madeira – a leveza do material obriga à adição do lastro de chumbo – e o da direita, modelado em grés, – este atingindo naturalmente o peso do original: 22 gramas.

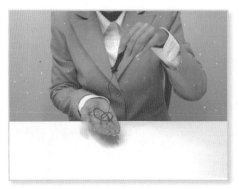

Assim como nos demais pêndulos, deve ser encontrado seu ponto de suspensão para que, quando usado na forma pergunta/resposta em giro, sua ação seja a mais breve possível. Então, enrole cuidadosamente o fio de suspensão no oco da mão direita para os destros ou esquerda para os canhotos.

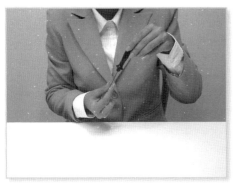

Feche a mão, segure o fio entre o polegar e o indicador com as unhas bem alinhadas, a uns quatro centímetros do topo do pêndulo.

Muito se fantasia sobre o material colocado no interior deste pêndulo, cuja finalidade é de aumentar o peso. Eventualmente, o material se encontra solto e produz um ruído característico quando sacudido. O fato de estar solto ou preso, colado ou sob pressão com uma pequena quantidade de algodão não afeta o funcionamento do instrumento.

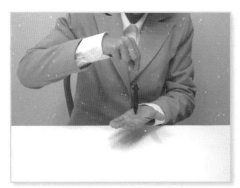

Com o pêndulo suspenso sobre a palma da mão livre, a um ou dois centímetros de altura, deixe escorregar lentamente o fio, até o momento em que o pêndulo espontaneamente entre em giro. Repita cuidadosamente esta operação várias vezes até ter a absoluta certeza do resultado. Anote visualmente a altura de fio assim obtida. Passe a utilizar o pêndulo suspendendo-o por esse ponto exato do fio.

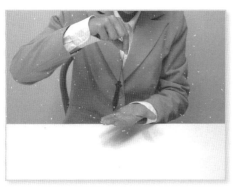

O pêndulo Egípcio se mostra suscetível ao ponto de suspensão, bem mais que os outros pêndulos, para o uso pergunta/resposta em giro. Outra qualidade rara deste instrumento é de ser emissor. Ele emite a onda-pensamento do operador quando girado intencionalmente para a direita sobre o objeto desejado ou sobre o ponto indicado por um ponteiro, seguro pela outra mão.

Pêndulo de Cone Virtual – como executar os nós

Em radiestesia, tudo deve ser mensurado. Não basta a mera constatação de determinado fenômeno. É preciso poder quantificá-lo. Mas não é assim com as demais coisas com que lidamos no dia a dia? Imagine não medir a febre, o comprimento de um tecido ou a voltagem da energia elétrica que chega em nossa casa! Seria um caos, compadre! Um verdadeiro caos!

As energias com que lidamos na radiestesia, vulgarmente chamadas de *ondas,* podem ser mensuradas dentro da escala estabelecida por Chaumery/Bélizal e denominada de Espectro de Ondas de Forma, dividida em doze cores, a saber: do espectro visível: vermelho, laranja, amarelo, verde positivo, azul, índigo e violeta; do espectro invisível: infravermelho, preto, verde negativo, branco e ultravioleta.

Achamos melhor mostrar todas as opções de pêndulos cromáticos para que o leitor possa comparar os instrumentos.

Cada um deles tem características específicas e demandam um manejar especial. O pêndulo de Cone Virtual era tido por seus criadores Chaumery/Bélizal como um excelente "instrumento de laboratório".

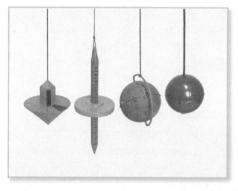

Da esquerda para a direita: pêndulo cromático Mindtron de António Rodrigues, pêndulo de Cone Virtual e pêndulo Universal, os dois de Chaumery/Bélizal, e finalmente pêndulo Equatorial Unidade de Jean de La Foye.

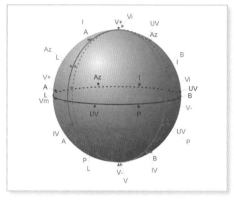

O Espectro de Ondas de Forma, tal como se apresenta sobre uma esfera. Sobre a circunferência representando o equador, temos o espectro em fase indiferenciada ou o espectro eletromagnético. Em cada um dos meridianos encontramos o espectro em fase elétrica naquele alinhado na direção leste-oeste e o espectro magnético no alinhamento norte-sul.

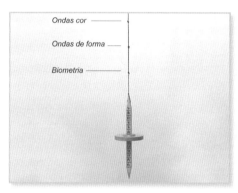

Raros são os pêndulos nos quais usamos nós indicadores sobre o fio de suspensão, seja pela grande dificuldade em aferi-los, seja por total desnecessidade. No caso do pêndulo de Cone Virtual, cada nó permite realizar uma mensuração com mais eficiência em três padrões energéticos distintos. Para o primeiro nó, biometria; para o segundo nó, as ondas de forma e, finalmente, para o terceiro nó, as ondas-cor. Lembrar que a expressão "ondas" é usada de uma forma coloquial.

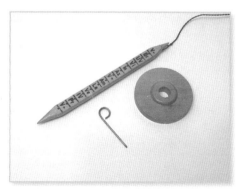

Os três componentes do pêndulo cromático de Cone Virtual: o pequeno bastão de pontas aguçadas apresenta uma face aplainada sobre a qual se inscrevem as doze vibrações do Espectro de Ondas de Forma. Sobre o traço limitante de cada cor, um estreito furo permite a inserção de um gancho de apoio para o disco. Nas duas extremidades temos o Verde Negativo, o inferior, indicando correntes de água telúricas nocivas e o Verde Negativo superior, indicando a nocividade de falhas ou cavidades subterrâneas.

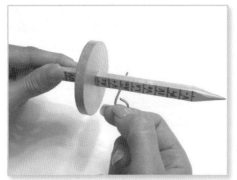

Insira o disco no bastão conforme indicado. Coloque o gancho no furo do V+. Quando na vertical, o disco se apoiará sobre ele sintonizando assim o pêndulo com a "onda" Verde Positivo. Esta é a única "cor" utilizada para a aferição do instrumento.

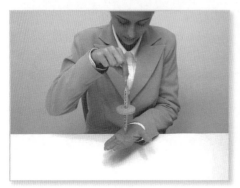

Segure o fio entre o indicador e o polegar bem na ponta dos dedos, com as unhas bem alinhadas, a uns dois centímetros do topo do instrumento. Mantenha o pêndulo suspenso sobre a palma da mão livre. Vamos detectar o V+ característico de todo o organismo vivo em boa saúde.

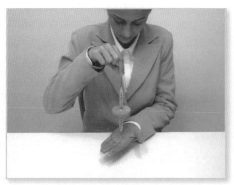

Por ser uma operação muito delicada, recomendamos que seja repetida algumas vezes até se ter a certeza absoluta do resultado alcançado.

Deixe o fio escorregar por etapas, meio centímetro por vez e, demoradamente, verifique se o pêndulo entra em giro, indicando ter alcançado o ponto correto de suspensão.

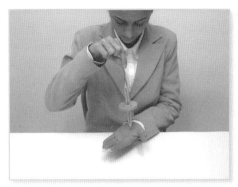

O primeiro nó possibilita a medição em biometria, ou seja, medir a "onda" emitida por qualquer sistema vivo. No livro *Os Novos Gráficos em Radiestesia* você encontrará tabelas para instrumentos variados com as indicações precisas sobre tais vibrações.

Uma vez que o pêndulo tenha entrado em giro, marque o ponto de suspensão com a unha e meça o comprimento resultante de fio.

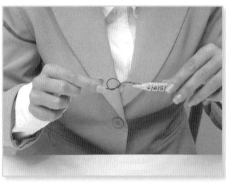

Faça uma laçada solta no fio, leve-a até o ponto encontrado anteriormente.

Chaumery/Bélizal tinham em tal estima este instrumento, que o patentearam, em 1939.

O método de aferição aqui apresentado é aquele que consta nos manuais originais deste pêndulo, quando de sua comercialização entre os anos de 1960 e 1990 pela livraria Desforges, de Paris, detentora dos direitos de comercialização dos instrumentos de Chaumery/Bélizal.

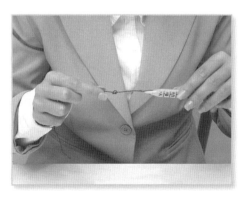

Aperte ligeiramente o nó no ponto exato anteriormente encontrado. Recomece toda a operação. Caso encontre alguma diferença na altura, deslize o nó para o ponto desejado. Finalmente aperte-o.

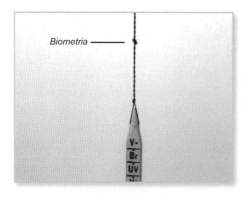

Aqui temos o nó para medições em biometria. Este ponto de suspensão é imutável e válido para qualquer usuário.

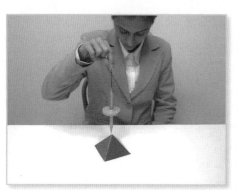

Vamos agora encontrar o ponto para executar o segundo nó, o de "ondas de forma".

Coloque sobre a mesa uma réplica da Grande Pirâmide. Esta forma especial tem a particularidade de emitir do ápice para cima em V+. Claro que para que tal aconteça é necessário que um dos lados do sólido esteja alinhado ou, melhor dizendo, de frente para o norte magnético. Por favor, não invente. Para encontrar o norte use uma bússola.

Como no exercício anterior, suspenda o pêndulo a uns dois centímetros do topo do objeto em medição.

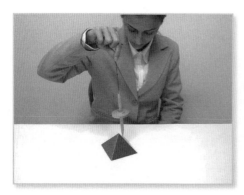

Ao atingir o comprimento indicado de fio, o pêndulo de Cone Virtual entrará em giro.

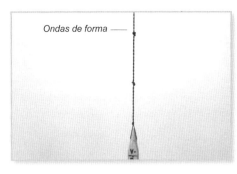
Ondas de forma

Marque cuidadosamente com um nó o ponto encontrado. Ele permitirá encontrar com precisão qualquer vibração dentro do Espectro de Ondas de Forma. Todas as formas ao nosso redor emitem. A mesa sobre a qual você está apoiado emite. O cômodo no qual você se encontra neste momento tem uma forma particular, o corredor anexo também, assim como o edifício que o abriga. Todas estas formas têm resultantes energéticas, mais ou menos boas, mais ou menos nocivas. Vamos medi-las!

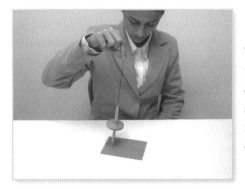

O terceiro e último nó, o de "ondas-cor", deve ser obtido sobre um pedaço de papel na cor verde, ou qualquer outro material cujo verde seja verde bandeira. Esta é uma cor média e bem indicada para o fim em vista.

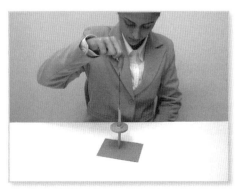

Toda a execução do exercício é idêntica aos dois exercícios anteriores.

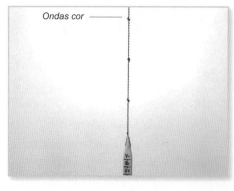

Este nó permite a detecção das cores visíveis. Sim, as do Espectro Luminoso. Podemos, portanto, detectar quais cores se encontram em falta ou excesso em determinado ambiente para um melhor equilíbrio cromático, e todas as demais aplicações típicas da cromosofia. Esta técnica pode ser utilizada para a prática cromoterápica, levando em conta as limitações de cor do instrumento.

Não esqueça, em radiestesia tudo se mede (recomendação do professor: não faça de orelhada, "pendule", pelo amor de Deus!).

Varetas e Outros Instrumentos

Nesta categoria, incluímos todos os instrumentos construídos a partir de uma ou mais varetas, com ou sem molas, retas ou curvadas, com ou sem empunhadura, como, por exemplo: dual-rod, aurameter, etc. E também outros instrumentos: réguas para análise, ponteiros, bússolas, botica de remédios, etc.

VARETA RADIESTÉSICA: hoje, encontramos varetas radiestésicas confeccionadas em aço (bem flexíveis), dobráveis, em fibra de vidro, balanceadas com molas, ou ainda feitas de plástico, para que o esforço do operador seja reduzido ao mínimo, já que a vareta parte de um estado de tensão controlado, até que o momento de sintonia do radiestesista a faça pular, motivado por uma contração muscular do mesmo.

Dois movimentos devem ser considerados na manipulação da vareta: para cima (positivo) e para baixo (negativo); a imobilidade significa ausência de resposta.

Existem varetas especiais para detectar a malha geomagnética:

- LOBO-ANTENA DE HARTMANN – inventada pelo Dr. Ernst Hartmann, serve, exclusivamente, para detectar a rede geomagnética por ele descoberta e que leva seu nome. Seu desenho está baseado em um harmônico desta rede (Fig. 22).

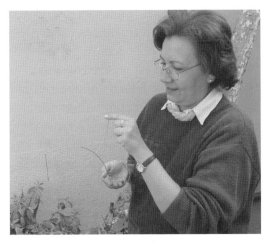 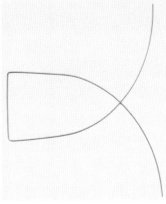

Fig. 22 – Lobo-antena de Hartmann

- Antena Romani – criada pelo físico Lucien Romani, serve para a detecção da rede geomagnética padrão Romani (só se encontra na Europa).
- USD (Ultra Sensitive Detector) – detecta as redes de Hartmann e de Curry, ondas nocivas, taxas de vitalidade e ondas de forma (Só se encontra na Europa).
- Antena de Lecher – permite análises biológicas detalhadas e de emissões do subsolo. Possibilita substituir a vareta tradicional e o lobo-antena Hartmann (só se encontra na Europa, Figs. 23, 24 e 25).

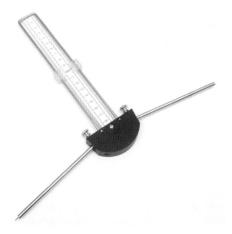

Fig. 23 – Antena de Lecher

Qualquer condutor metálico no espaço funciona como uma antena e, portanto, captando e emitindo. No caso da antena Lecher, a posição do cursor determina o comprimento de onda com o qual a antena estabelecerá sintonia naquele momento:

1/4 de onda = circuito ressonante paralelo ou aberto.

1/2 onda = circuito ressonante em série ou em curto-circuito.

Com um gerador de gigahertz, emitindo em ondas centimétricas, é facilmente comprovável a leitura sobre a antena Lecher.

Para iniciar o treino com a antena, tente encontrar o norte magnético para o qual a lista indica 5,7 cm: deslize o cursor da antena até esta medida, segure a antena com as palmas das mãos viradas para cima numa posição que lhe seja confortável. Concentre-se mentalmente na direção em que se encontra o norte magnético, enquanto gira, lentamente, sobre si mesmo em sentido horário. Em determinado momento, a antena começará a ficar pesada e inclinar-se-á para baixo. Confira com uma bússola se, efetivamente, você conseguiu detectar o norte magnético. A forma de utilizar a antena é a mesma para qualquer outra questão. Vá treinando com os índices da tabela.

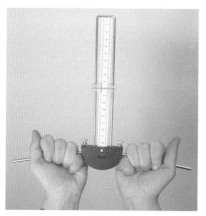

Fig. 24 – Forma correta de segurar a antena

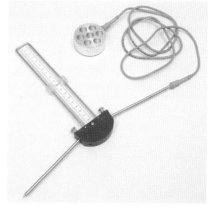

Fig. 25 – Antena com fio e colméia para teste de substâncias

Tabela da Antena de Lecher – órgãos e afecções do corpo humano	
1,85	Diáfise
2,00	Morte física
2,10	Doenças crônicas – sistema linfático – fadiga
2,50	Taxa vibratória – células em boa saúde
2,70	Artrose – varizes
2,75	Minerais vivos – esqueleto – ossos – detecção de parasitas no corpo
3,20	Intestino grosso
3,25	Mucosas – narinas – pulmões
3,30	Próstata
3,35	Ovários
3,50	Maxilares – sinus – hipófise
3,60	Olhos – pele – cabelos
3,70	Orelhas – baço
3,75	Sistema neurovegetativo e hemoglobina – sistema imunológico
3,80	Fígado
3,90	Matriz – útero
4,00	Vesícula biliar
4,10	Inflamação do sistema nervoso – dores
4,15	Sistema nervoso central – inflamações dolorosas – mal de Parkinson (polo + do imã em direção da antena) – esclerose em placas (polo – do imã em direção da antena)
4,20	Estômago
4,30	Células cancerosas (polo + para a antena) – pâncreas – diabete (polo – para a antena) – metabolismo
4,40	Coração – coronárias – ventrículos
4,45	Rins
4,48	Intestino delgado
4,50	Duodeno
4,65	Bexiga
4,70	Suprarrenais
4,90	Tireoide
6,95	Processo de evolução da AIDS
7,20	Lágrimas – linfa
9,10	Parasitas
9,60	Artritismo – reumatismo

\multicolumn{2}{c}{Tabela da Antena de Lecher – geobiologia}
1,35	Águas estagnadas
1,618	Estruturas em sintonia com o número do ouro
1,80	Prata
1,90	Cano com vazamento de água
2,00	Poluição – fossa séptica – água poluída
2,50	Cobre
2,75	Pedra – mundo animal
3,00	Urânio
3,33	Vampirismo – feitiço
3,50	Radioatividade natural
4,20	Pesquisa de entidades – petróleo – animal
5,00	Energia térmica – água
5,10	Afloramento de cristal líquido – chumbo
5,30	Mercúrio
5,50	Ferro – tubulação de ferro
5,70	Dá o norte magnético – fenda seca, telúrica
6,10	Pontos cardeais
6,60	Energia nociva
6,90	Pequena rede diagonal – rede Curry – cor vermelha
7,20	Seiva – encanamento de água
7,30	Sul magnético
7,40	Onda do centro de um volume (3 planos) cor verde
7,60	Grande rede global – cor branca
7,80	Energia elétrica – energia em movimento – água corrente – riacho subterrâneo – cor azulada (eletricidade: cabos, feixes hertzianos, radares, TV)
8,00	Energia da terra – energia telúrica
8,20	Grande rede diagonal – cor laranja
8,60	Fenda – buracos – cavidade seca – adega – volumes fechados subterrâneos – cavidades fechadas – depressão – cores preta e marrom
9,10	Energia eletrostática
9,20	Cisterna de diesel
12,00	Energia cósmica
12,20	Pequena rede global (Hartmann)
12,50	Rede cosmo-telúrica
14,00	Ouro
15,30	Centro de troca cosmo-telúrica

\multicolumn{2}{c}{**Tabela da Antena de Lecher – bioenergia**}
2,10	Centro vital – eliminação vibratória
2,50	Eixo térmico – harmonia vital – pesquisa de corpos sutis – grande forma
3,75	Sistema imunológico
3,80	Mundo vegetal biológico – cultivo das plantas
4,15	Sistema nervoso central
5,70	Campo magnético (polaridade YIN, energia telúrica religada aos órgãos profundos)
6,30	Cor preta
6,90	Cor vermelha
7,20	Água vital
7,40	Cor verde – do centro de um volume
7,60	Cor branca
7,80	Campo elétrico (polaridade YANG), religada aos órgãos de superfície – cor azulada traços de exposição às hiperfrequências
8,00	Energia da terra (o canal telúrico)
8,20	Cor laranja
8,60	Cores preta e marrom
9,00	Cor rosa – óleo essencial
9,10	Eletricidade estática residual proveniente de agressões geobiológicas – campo cromático humano
12,00	Energia cósmica (o canal cósmico)
12,20	Cor amarela
13,00	O fenomenal
15,30	Equilíbrio cosmo-telúrico
17,60	Sintonia vibratória global

Tabela da Antena de Lecher – magnetismo e terapia espiritual	
1,10	O sagrado
4,40	Problema cármico
6,60	Energia negativa
7,00	Alquimia – metais alquímicos
7,50	Acordo espiritual entre dois seres
8,00	Primeiro chakra – a Mãe cósmica, Maria – a Terra
9,00	Mundo vegetal superior
12,00	Energia cósmica superior Este – Rafael Oeste – Gabriel Norte – Ariel Vertical – o princípio Uno Sétimo chakra
13,00	Magia branca – energias religadas à Terra – a Virgem Maria – Ísis (Virgem Negra)
13,90	Lua
14,00	Alquimia
14,70	Energia interdimensional
15,30	Equilíbrio cosmo-telúrico
16,30	Sol
17,60	Energia espiritual, energia divina

- DUAL ROD – consta de duas varetas em forma de "L". Segurando-as pela perna menor do "L" e mantidas paralelas e na horizontal, devem se cruzar no momento da sintonia. A convenção mental estabelecida é: cruzamento para *o sim* e afastamento para *o não*. Particularmente, considero este o melhor instrumento dentro da família das varetas; se possível tenha 2, um grande para exteriores e um pequeno para trabalhar em interiores ou locais sem vento (Fig. 26).

- AURAMETER – este instrumento foi desenvolvido pelo Reverendo Verne Cameron, radiestesista californiano. O nome foi sugerido por Max Freedom Long, conhecido antropólogo e escritor, por considerá-lo capaz de medir o campo energético humano. O *aurameter* reúne as qualidades de outros instrumentos como o, *dual rod* e a vareta, pois permite movimentos em todas as direções. Cameron sempre utilizou este instrumento em sua principal atividade radiestésica que foi a pesquisa de água.

António Rodrigues | 77

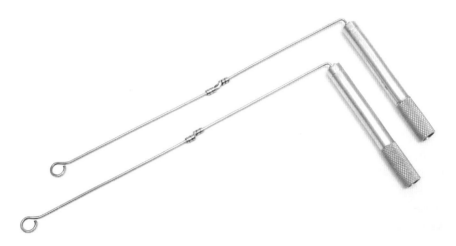

Fig. 26 – Dual rod retrátil

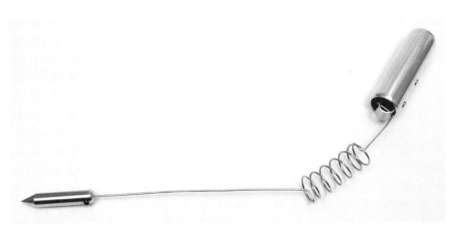

Fig. 27 – Aurameter modelo original de Cameron

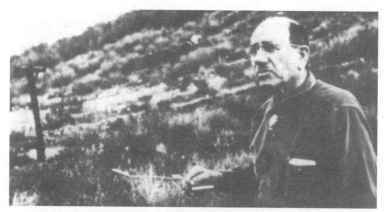
Verne Cameron

Em 1925, na cidade de Escondido, Califórnia; a necessidade de encontrar um local para perfurar um poço para água potável fez Cameron aceitar um instrumento oferecido por um vizinho: era uma vara radiestésica no formato de T com uma longa mola que deveria ser sustentada entre os dentes (Fig. 28 ao lado). Cameron não só encontrou água como aperfeiçoou o instrumento. O original americano é bem maior que o similar brasileiro, mais pesado, e comporta duas molas, sendo uma delas dentro da empunhadura.

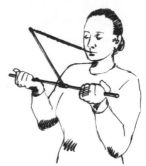
Fig. 28

- Bobber – vareta de fácil utilização, composta de uma empunhadura e uma vareta de aço fino com um peso na ponta. Existem algumas diferenças entre modelos conforme sua origem; por exemplo, o similar alemão denominado Biotensor, cuja extremidade comporta um anel de prata ou de ouro, de acordo com as características do operador (Fig. 30).

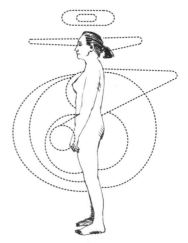
Fig. 29 – Camadas áuricas várias detectadas pelo reverendo Verne Cameron com o Aurameter

Fig. 30 – Bobber

Deve ser mantido a 45° a resposta com um balanço vertical corresponde ao *sim* e com oscilação lateral ao *não*. Pode substituir qualquer outro instrumento radiestésico, sobretudo em pesquisa de campo.

• Ponteiros – boa parte das vezes em que se faz uma pesquisa sobre um gráfico, planta ou foto, torna-se necessário apontar um determinado lugar sobre os mesmos. Os ponteiros mais recomendados são os de cobre e ferrite; uma das pontas deve ser afiada, de maneira que fiquem parecidos com um lápis.

• Bússola – instrumento indispensável, quando se trata de dispositivos que requeiram orientação. Adquira, de preferência, uma bússola com uma caixa grande; o conjunto permite uma melhor aferição do norte procurado (Fig. 31).

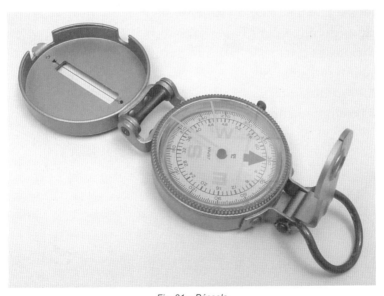

Fig. 31 – Bússola

• BIÔMETRO DE BOVIS OU RÉGUA BIOMÉTRICA – desenvolvida pelo radiestesista francês Antonie Bovis, suas várias escalas permitem aferir diferentes valores, além, claro, da escala original ou biométrica baseada em angström, medida de comprimento de onda. Qualquer análise radiestésica deve ser quantificada, mensurada, avaliada segundo um padrão numérico referencial, que permite estabelecer comparações (Fig. 32).

Obs.: Existe um número bem grande de dispositivos radiestésicos para os mais variados fins, desde pêndulos, passando por múltiplas varetas, até alguns aparelhos com alimentação elétrica.

Alguns instrumentos radiestésicos só dão resultados excepcionais nas mãos de seus inventores e de raras pessoas que se sintonizarem bem com o processo mental que, por sua vez, deu origem à elaboração do instrumento.

É indispensável à boa qualidade dos instrumentos radiestésicos, que apresentem uma execução esmerada e que suas formas sejam reproduções exatas dos originais. Infelizmente, não é isso que se encontra disponível no mercado na maioria das vezes, mas, como para todas as regras existem exceções, um dos fabricantes nacionais produz instrumentos com uma qualidade igual ou superior ao que de melhor se fabrica na Europa.

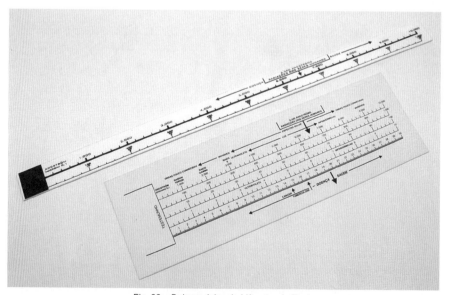

Fig. 32 – Dois modelos do biômetro de Bovis

Capítulo VIII
A PRÁTICA COM VÁRIOS INSTRUMENTOS RADIESTÉSICOS

Vareta: o mais tradicional instrumento radiestésico apresenta certa dificuldade no seu manejo. Ainda, hoje, é comum no interior do país os poceiros, ao procurarem o local para cavar o poço, fazerem uso da tradicional vareta. Nestes casos é usada uma vareta feita a partir de um galho fino de árvore, bifurcado. As varetas de madeira são bastante duras para dobrar na posição de uso; por esse motivo, faz algum tempo que são usadas varetas feitas de outros materiais. No Século 19 eram comuns as varetas de barbas-de-baleia. Atualmente são fabricadas em todos os materiais, desde o aço até o plástico.

Deve-se segurar a vareta com as duas palmas das mãos viradas para cima, enquanto se tensiona a mesma.

Assim, como o pêndulo e todos os demais instrumentos radiestésicos, a resposta da vareta é baseada na convenção mental voluntária ou involuntária do operador.

A tradição oral e o conhecimento empírico impuseram ao poceiro a convenção mental involuntária. Já os cosmopolitas, habituados às práticas intelectuais, fazem uma convenção mental proposital. Mais refinado, talvez, mas de resultado idêntico.

Temos visto pesquisadores de água aceitarem dois resultados opostos da vara como positivos: para uns a inclinação abrupta para baixo indica o local onde a água se encontra, já para outros, a inclinação para cima representa uma onda tão forte que seguramente indica a presença de água. "Tá vendo, tá vendo, quase arrancou a vara das minhas mãos!", – exclama, normalmente, o feliz poceiro.

A vara segura sob tensão mantém um equilíbrio precário; à menor contração muscular do praticante tende a fugir da tensão se movimentando para baixo ou para cima, de acordo com a contração.

Este é sem dúvida um instrumento adequado para a prospecção externa, permitindo caminhar em terrenos acidentados. Mostra-se impróprio para pesquisa sobre mapas ou testemunhos, como é normal em todo tipo de trabalho interno.

Dual-rod: este tipo de vareta a 90°, é a preferida por todos os radiestesistas que trabalham na pesquisa de desequilíbrios telúricos, dentro ou fora das casas. Apresenta uma grande facilidade de uso. Basta manter-se a empunhadura vertical e as varetas horizontais na horizontal. A convenção mental aceita é: cruzamento das varetas indica *o sim* e o afastamento das mesmas, *o não*. É possível, ainda, acompanhar o deslocamento do par para a direita ou para a esquerda, indicando assim o caminho, por exemplo, de um veio de água. Foi bastante usado durante a guerra do Vietnã por soldados americanos procurando bombas, valas camufladas, esconderijos subterrâneos, etc. Num *dual-rod* de boa qualidade, o atrito da vareta com a empunhadura deve ser mínimo proporcionando, assim, um instrumento de fina resposta. Para uso externo recomendam-se varetas horizontais superiores a 30 cm.

Aurameter: vem sendo usado por toda a sorte de malabaristas da radiestesia na pretensa detecção de chakras, aura, etc. Foi criada para este instrumento, uma série de cacoetes de manejo, tais como "descarregar", esfregando-o na parede mais próxima. Você já pensou se o poceiro tivesse que "descarregar" a vareta a cada nova tentativa!! Mas, para quem domina o conhecimento da anatomia sutil do homem, este instrumento é particularmente adequado à demonstração deste fenômeno, pela rapidez da resposta. Manejá-lo é bem fácil. Um radiestesista treinado tem a faculdade de detectar tudo o que está oculto. Aliás, esta é a finalidade percípua da radiestesia. Um mau radiestesista encontra o que não existe ou o que deseja encontrar.

Assim como os demais instrumentos, o aurameter assinala, por convenção mental, o que o operador venha a detectar. Tem o inconveniente do cabo ser uma continuação horizontal da vara, o que obriga a uma posição meio desajeitada da mão, causando, às vezes, desequilíbrios involuntários.

LOBO ANTENA: a mais conhecida é a de Hartmann. Realizada a partir de um vergalhão de latão de 5 mm de diâmetro e 1 m de comprimento, este instrumento é bastante difícil de manipular em função do peso. Trabalha por convenção mental. É mantido projetado para a frente: mãos abertas, a esquerda virada para baixo e a direita, para cima.

Sendo a mão direita, no caso dos destros, a mão da reação, ela provocará um desequilíbrio projetando a antena para a direita quando ocorrer a detecção.

Antenas menores como a Romani são mais adequadas para pessoas de menor porte físico.

Obs.: a malha geomagnética da Romani é menor que a de Hartmann.

A prática com o pêndulo

Seguramente, antes de começar a trabalhar com o pêndulo, você estará tomado por um sentimento de curiosidade e insegurança, e estará se perguntando: Será que sou capaz de praticar a radiestesia? Será que tenho dons especiais para tal exercício? Relaxe. A grande maioria das pessoas pode praticar a radiestesia! Claro que, como qualquer outra atividade que necessite de habilidade, alguns serão mais bem-sucedidos do que outros, por exemplo: qualquer pessoa pode tocar violão. Alguns terão grande dificuldade e o farão sem arte, mecanicamente; a grande maioria tocará, sem mais, e alguns farão do instrumento sua forma de expressão. Tudo bem, você se dirá, mas a música é algo tangível. E a radiestesia como é que funciona? A mais simples explicação física que podemos oferecer e que irá satisfazer as nossas necessidades no momento, é a seguinte:

1. O corpo humano, conforme conhecimento geral, possui um campo energético ao seu redor. Este campo (chamado aura) se estende de alguns centímetros até alguns metros e pode ser medido por meio de instrumentos físicos.
2. Igualmente, a Terra possui o seu próprio campo eletromagnético, que também pode ser medido por instrumentos físicos.
3. O campo energético (aura) humano está submerso no "campo ambiental" ou campo magnético natural.

4. Há uma interação entre os dois campos. Assim, qualquer coisa que acontece em um irá afetar o outro.
5. Se o campo energético humano é perturbado, mudanças são registradas de algum modo pelo sistema nervoso, e isso por seu turno cria um efeito no sistema neuromuscular.

Este efeito é, então, demonstrado pelo pêndulo ou outros instrumentos radiestésicos apropriados.

A partir deste ponto você irá entrar num mundo onde o sentido extrassensorial do tato é mais importante que qualquer dos outros sentidos. A técnica radiestésica deve, obrigatoriamente, ser praticada dentro da mais estrita observância de normas definidas, pois não se trata de uma prática do tipo "fruto de alguma imaginação fértil", mas de uma realidade definida.

A radiestesia tende a criar dois tipos de comportamento distintos: ceticismo ou uma crença exagerada.

Se você está tentando descobrir alguma coisa, não deve deixar os seus pensamentos interferirem.

Quando você segura um pêndulo corretamente, isto é, entre o indicador e o polegar da mão direita (se você for destro) ou da mão esquerda (se for canhoto), o pêndulo começará a se mover.

Um pêndulo pode ser feito de madeira, metal, vidro ou plástico. Se bem que relativamente novo, o plástico ou qualquer tipo de resina sintética podem perfeitamente ser usados para este fim.

Pêndulos de ferro são particularmente sensíveis a campos magnéticos, enquanto os de cobre são sensíveis às variações de campo elétrico, por mais simples que sejam.

Você poderá sentir que esta afirmação contradiz a explicação sobre os efeitos dos vários tipos de pensamento, porém ela se tornará clara mais tarde. Para o momento, esta explicação deverá ser aceita.

O pêndulo deve estar suspenso por um fio de seda, algodão, linha de náilon ou uma fina corrente. Qualquer que seja o material do fio é aconselhável eliminar a torção, encerando-o, retorcendo-o, etc., afim de que, quando suspender o pêndulo, este não entre em giro sobre si mesmo.

É recomendável que o iniciante em radiestesia procure um pêndulo simples para começar suas práticas; um pêndulo esférico de madeira ou um pião-agulha metálico serão os mais adequados no momento.

Nossa próxima etapa será aprender como usar o pêndulo e como interpretar os seus movimentos. Partindo do princípio que a pergunta formulada sempre é binária, nada mais lógico que reduzir a resposta também a códigos binários. Por exemplo: Posso comer esta fruta? A resposta é sim ou não. Fulano alcançará a meta inicial proposta? Sim ou Não.

Decidido isso, vamos codificar as respostas de nosso pêndulo:

- Giro para a esquerda, anti-horário: não, resposta negativa.
- Giro para a direita, horário: sim, resposta positiva.
- Oscilação em qualquer direção, não se obtém resposta, – reformular a pergunta ou refazê-la mais tarde.

Você deverá segurar o pêndulo entre o indicador e o polegar, deixando o fio ou a corrente que sobra preso com os outros três dedos contra a palma da mão. O braço deverá estar ligeiramente separado do corpo, o cotovelo mais baixo que o pulso. A mão estará um pouco inclinada para baixo.

Você não deve apoiar o braço na mesa, mas poderá fazê-lo se sentir-se cansado.

A partir deste momento, você estará usando o seu corpo como um instrumento de detecção, devendo, portanto, permanecer calmo e trabalhar de forma metódica.

Nunca imprima movimentos bruscos ao pêndulo na tentativa de obter uma resposta mais rápida. Todo o processo de resposta demora normalmente, para um iniciante, entre 5 e 20 segundos. Não esqueça que o movimento de sua mão deve ser involuntário.

O pêndulo não possui *vida própria*. Simplesmente amplifica os seus movimentos neuromusculares. Estes movimentos refletem o mundo interior do homem.

Capítulo IX
A ATITUDE MENTAL E A PRÁTICA RADIESTÉSICA

A Psicologia antiga acreditava que toda a vida mental era um fenômeno consciente. Porém, o surgimento do médico Sigmund Freud no início de 1900, revolucionou o mundo com sua descoberta do inconsciente. Este novo conceito trouxe luz para o conhecimento dos mecanismos do funcionamento mental tanto patológico como normal. Hoje, sabemos que nosso inconsciente pode conter informações a respeito de quase tudo o que nos cerca.

Em radiestesia, uma boa atitude mental é fundamental para a prática radiestésica; todas as respostas SIM e NÃO estão contidas em nosso inconsciente, e que, por meio de uma reação neuromuscular, refletida nos aparelhos radiestésicos, podemos acessá-las corretamente.

Para alcançar uma boa atitude mental, é necessário desligar-se do mundo consciente para podermos nos conectar com o inconsciente, e, para conseguirmos isso, faz-se necessário que todos os músculos do corpo relaxem, assim como a mente. Para tanto, existem várias práticas. Vamos compreender também que existem vários níveis de relaxamento, que variam dos mais suaves até os estágios de hipnose profunda. Para a boa prática da radiestesia é necessário, apenas, um relaxamento bem suave, porém, o suficiente para desligarmos o consciente. Não devemos promover relaxamentos mais profundos, pois, na radiestesia, se de um lado precisamos estar relaxados para liberar o mundo inconsciente, do outro, precisamos ter atenção na nossa busca radiestésica.

Mesmo para o praticante da chamada radiestesia física é de suma importância o perfeito domínio de sua mente e consequentes emoções durante todo o processo radiestésico.

O sentido radiestésico é inato ao homem e o radiestesista apenas o tem mais desenvolvido devido a um treinamento sistemático. Este sentido funciona no nível intuitivo e deve ser expurgado o máximo possível, de intromissões do intelecto e da imaginação. O radiestesista usa o intelecto na formação das questões e na avaliação das respostas e usa a intuição por meio da faculdade radiestésica. A radiestesia faz uso da faculdade suprassensorial do tato. As respostas obtidas se originam do inconsciente do operador, do inconsciente coletivo, ou do *akasha*, conforme o objeto da questão.

Condições a serem observar para a prática da radiestesia:

- Perfeita postura física na manipulação do instrumento radiestésico.
- Não trabalhar sob a ação de fadiga mental ou física, estados emocionais ou doenças. É aconselhável um estado de relaxamento físico.
- Evitar influências físicas, psíquicas ou espirituais de pessoas suscetíveis, hostis, doentes, negativistas ou emocionalmente desequilibradas.
- Evitar trabalhar em ambiente perturbador ou hostil.
- Verificar se a questão é legítima. O objetivo da pesquisa deve ser bem definido e o radiestesista deve concentrar toda a sua atenção e vontade na busca de um resultado eficaz.
- Interferência mental consciente. Alcançar um estado de imparcialidade em relação ao tema abordado que possa influenciar negativamente o operador.
- Usar um pensamento claro, formulando a questão sem qualquer ambiguidade. Usar as palavras mais adequadas, visando expressar, o mais claramente possível, o pensamento desejado. É muito importante fazer apenas uma pergunta de cada vez, a qual deverá ser expressa de forma simples, com um sentido bem definido, sem ambiguidades. Se tal pergunta for feita de forma tranquila, ela passará para a sua MENTE PRÉ-CONSCIENTE.
- Estado de interrogação mental – este estado é o resultado da forte vontade consciente do radiestesista de conhecer as respostas para

o assunto analisado. Esta forte autossugestão torna o operador sensível às energias oriundas do objeto, facilitando o diálogo mente-corpo, por meio da reação neuromuscular que acionará o instrumento radiestésico.

- Execução da pergunta previamente formulada. Falada ou mentalmente.
- Convenção mental – o operador estabelece consigo mesmo para que os instrumentos respondam segundo um código preestabelecido. Este ato é de fundamental importância para a radiestesia. Cada vez que for executar uma pergunta, deve fazê-lo da seguinte forma: posso comer este fruto? se puder, gira para a direita; se não puder, gira para a esquerda. Este processo deve ser repetido todas as vezes que se fizer alguma pergunta, até que sua mente se habitue que a resposta positiva é para a direita e a negativa para a esquerda. Depois de algum tempo sua mente passará a responder automaticamente. Este período de treinamento variará conforme a frequência de trabalho.
- Estado passivo de espera – é um estado em que o operador elimina por completo a noção do mundo exterior, persistindo somente a ideia e a visão do objetivo da pesquisa. Este estado de neutralidade subjetiva é o que permite a sintonização e captação das respostas procuradas. Tal estado é mais facilmente obtido com as práticas de meditação e relaxamento.
- Usar o intelecto para verificar o sentido das respostas.

Durante prolongados períodos de detecção, o pêndulo poderá ocasionalmente parar devido a um estado de saturação do operador chamado *fading*. Nós acreditamos que isto acontece por causa de alguma forma de fadiga, marcando o limite da sensibilidade do radiestesista.

Este limite pode variar conforme o estado do operador, e você não deve tentar realizar trabalhos sérios de detecção quando estiver doente, fraco ou cansado.

Nosso próximo passo é escolher o comprimento adequado para o fio. Segure o pêndulo com aproximadamente 4 cm de fio, coloque-o sobre a palma da mão livre, espere que entre em rotação; caso isso não aconteça, solte mais 1 cm de fio; repita esta operação até o pêndulo girar. Refaça todo o exercício para confirmar a altura encontrada. Normalmente ela se situa entre 8 e 12 cm. Trabalhando com energias tão tênues, como as que o radiestesista detecta, alguns fatores ganham uma importância maior. É o caso do conjunto pêndulo-operador que, quando em sintonia, estarão nas condições ideais para a prática.

Polaridade do operador

Caso durante sua prática ocorram, amiúde, resultados conflitantes, é aconselhável descobrir sua polaridade individual.

O corpo humano deve ser polarizado ou positivamente ou negativamente e as reações do pêndulo são afetadas por esta polaridade.

A polaridade considerada na radiestesia é a do corpo etérico e é de natureza biomagnética. Ela varia com o sexo, mas é igual em destros e canhotos. A polaridade física é de natureza bioelétrica. Os 2 tipos de polaridade podem se apresentar invertidos, juntos ou isoladamente. Na maioria dos casos a inversão não é definitiva.

Existem pêndulos especiais para detectar polaridades; um deles é o pêndulo cilíndrico despolarizado, sobre o qual vai colada uma *camisa* com uma espiral helicoidal com um ângulo de 30⁰ graus em relação ao eixo transversal. O segundo pêndulo é composto de um pequeno bastão cilíndrico sobre o qual é fixada uma espiral metálica no sentido inverso do saca-rolhas, para o pêndulo positivo (+), e no sentido do saca-rolhas, para o pêndulo negativo (-).

Usando pêndulos com palavras hebraicas, Jean Gaston Bardet, criador da radiestesia cabalística, constatou que na mão direita o polegar é positivo e o indicador negativo (na mão esquerda estas polaridades são opostas). O fato de segurar o pêndulo entre o polegar e o indicador anula as polaridades, não transmitindo estas para o pêndulo, melhorando então a prática radiestésica.

Primeiro método de detecção de polaridade

Obtenha uma barra de ímã e a coloque sobre a mesa à sua frente. Pegue um pêndulo despolarizado e suspenda-o sobre o polo norte (positivo) do ímã e anote o resultado. Faça o mesmo com o polo sul (negativo) e anote o resultado.

Se o pêndulo girar no sentido horário quando colocado sobre o polo norte (positivo) e no sentido anti-horário, quando colocado sobre o polo sul (negativo), então você terá polaridade normal.

As respostas do seu futuro pêndulo provavelmente serão:

Sentido horário: positivo – SIM.
Sentido anti-horário: negativo – NÃO.
Segundo método de detecção de polaridade.

Use um pêndulo cilíndrico despolarizado. Nos homens, a palma da mão esquerda e o dorso da direita provocam oscilação positiva. Na mulher, que possui polaridade negativa, os movimentos pendulares são opostos em relação ao homem. Esta polaridade é diferente da polaridade física, na qual homens e mulheres têm a mão direita positiva e a esquerda negativa (o inverso nos canhotos).

Tendo decidido qual será a sua pergunta, segure o pêndulo sobre o testemunho e formule a primeira questão. Cuidadosamente, marque o seus resultados para: SIM, NÃO e NÃO SEI. Se tiver dúvidas quanto aos resultados, descanse um pouco e depois tente novamente em diferentes horários do dia.

Tendo descoberto como o seu pêndulo reage, vamos colocá-lo a trabalhar. Vamos realizar uma experiência que o habilitará a checar o seu próprio estágio de progresso, além de incrementar a sua confiança.

Primeiro, contudo, devemos preveni-lo de que os primeiros resultados podem ser confusos, às vezes.

Isto contribui para tornar suas tentativas mais difíceis, estando distraído ou não formulando as perguntas de forma apropriada ou estando cansado.

Sugerimos que mantenha a realização dos exercícios até que esteja contente com o progresso que vem alcançando.

Não espere um índice de 100% de acertos. Ao alcançar o índice de 70% já poderá considerar que está fazendo radiestesia.

Experiência:

Obtenha 6 envelopes pequenos e coloque um pouco de pó de café em 2 deles, sal em outros 2 e açúcar nos restantes.

Peça a outra pessoa para rotular os envelopes A, B, C, D, E e F; somente ela deverá saber o conteúdo de cada um.

Coloque os envelopes em fila em cima de uma mesa, a qual deverá estar a meio metro de distância de você. Escolha um deles e o coloque à sua frente. Segurando o pêndulo sobre ele, formule a pergunta:

"O conteúdo deste envelope é... (café), (açúcar), (sal)?" Significa que você terá que formular três perguntas para cada envelope.

Faça um esquema para anotar os seus resultados. Agora, abra os envelopes e confira os resultados.

Experimente o uso de outros materiais que não sejam café, sal ou açúcar. Repita a experiência quantas vezes desejar.

Exercícios suplementares

Lembre-se de usar perguntas não ambíguas ao tentar as seguintes experiências:

1. É este (tipo de alimento) benéfico para as minhas necessidades?
2. Quantas destas sementes germinarão? (10%) (20%) (30%), etc..?
3. Esta planta está em um local benéfico?
4. Eu tenho alguma deficiência de vitaminas ou sais minerais?
5. Quantas cápsulas são necessárias? (5, 4, 3, 2, 1).

Sua prática diária

Este é o método mais simples e que venho passando a todos aqueles que foram meus alunos nesses últimos dez anos. Um bom radiestesista se faz com PRÁTICA!!, muita prática, repetindo inúmeras vezes os exercícios; teste cujo resultado não possa ser confirmado no final não tem valor!!

Pegue um baralho de cartas e retire as figuras, ficando somente com os naipes que serão usados como código de cores. Temos, então, cartas vermelhas e cartas pretas, certo?

Embaralhe as cartas, coloque à sua frente sobre a mesa dez cartas viradas para baixo e, uma a uma, investigue a cor da carta, fazendo convenção mental: Esta carta é vermelha? Se for vermelha, gira para a direita; se não for, gira para a esquerda. Aquelas que derem resposta positiva, você empurra para a frente, sem no entanto virá-las. No final, vire todas as cartas e conte seu desempenho. A partir do momento em que estiver acertando 7 cartas em 10, já estará fazendo radiestesia. Embaralhe as cartas e repita o teste tantas vezes quantas puder; não desista, permita que seu corpo se habitue com o processo radiestésico. Intercale este teste com outras experiências mais prazerosas. Aos poucos seu corpo ganhará a capacidade de identificação das energias, no momento exato em que sua mente determinar; sobretudo não desista frente às irregularidades das respostas.

Nós vivemos rodeados por todos os tipos de energias, algumas benéficas e algumas nocivas. A capacidade do organismo de perceber estas energias e evitar algumas delas é uma propriedade de todos os seres vivos.

Os seres humanos possuem esta habilidade bem desenvolvida, mas, devido ao uso intensivo do intelecto, nós muitas vezes a ignoramos.

Se quiser, você pode usar o pêndulo para desenvolver esta sensitividade. Como você vem se tornando emocionalmente neutro, perceberá que os seus resultados se tornarão progressivamente melhores.

Agora, tente criar as suas próprias experiências e questões, mas nunca deixe o pêndulo dominar a sua vida, quando apenas soluções lógicas deverão fazê-lo.

Uma nova teoria? – Talvez!

No correr dos tempos, a técnica objeto do tema deste livro foi várias vezes rebatizada:

- RABDOMANCIA – advinhação pela vareta, acreditavam tratar-se de uma forma oracular, assim como a leitura de folhas de chá, cartomancia, etc. Então o rabdomante possuidor de algum dom especial conseguia realizar o truque de estabelecer o contato com o invisível. A coisa em si era tão inexplicável que a igreja, não conseguindo entender o fulcro da questão, proibiu a prática da rabdomancia sob suspeita de conluio com o demônio...

- RADIESTESIA – como já visto anteriormente, esta palavra significa sensibilidade às vibrações. É claro que, se você, futuro praticante da radiestesia, não tiver alguma habilidade para a coisa, nunca será bem-sucedido. Mas não é assim com todas as atividades em que nos metemos? Imagine um músico sem talento! Será que, nos dias de hoje, esse conceito satisfaz os nossos questionamentos sobre temas ligados a comportamento, estados emocionais e outras questões de caráter subjetivo?

Seguramente não!

Estou firmemente convencido de que este livro tem um mérito maior, o de trazer para nossos dias uma conceitução moderna, atual, sobre o mecanismo oculto da radiestesia, aquele do diálogo interno do radiestesista, de seu esforço para perceber energias tão tênues, que passam despercebidas a maioria do tempo, e de trazer para o consciente essas informações, por meio de uma convenção mental bem sedimentada.

Vamos esquecer daqui prá frente o significado da palavra radiestesia, talvez algum dia alguém proponha um novo termo mais coadunante com a disciplina.

A radiestesia é na realidade uma FORMA DE ACESSO DIRETO AO INCONSCIENTE, feito segundo as regras anteriormente expostas:

- estado de relaxamento superficial
- estado de interrogação
- formulação da pergunta com convenção mental
- estado passivo de espera
- avaliação intelectual das respostas

Uma resposta neuromuscular enviada do inconsciente para o consciente, sob influência da convenção mental, fará nossa mão girar imperceptivelmente indicando-nos a resposta esperada.

Fácil, não?

Escolha do pêndulo e ajuste do ponto de suspensão

Os pêndulos para uso geral podem ser de qualquer material: madeira, metal, cristal, pedras variadas ou de plástico. Este último não é muito do gosto dos usuários, que dão preferência a materiais naturais.

A forma do pêndulo não desempenha nenhum papel importante no ato radiestésico. A função da forma é simplesmente agradar ao radiestesista. Quanto mais este gostar do objeto técnico de uso, maior confiança depositará em sua prática.

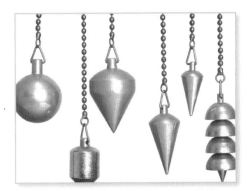

Os pêndulos de metal são mais pesados que os de outros materiais. Se for trabalhar sobre gráficos, prefira pêndulos com forma pontiaguda. A ponta permite uma leitura mais fácil do ponto indicado.

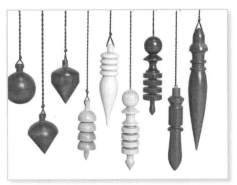

Apesar das formas "egípcias" de alguns, todos os pêndulos ao lado são para uso geral, não tendo, portanto, nenhuma qualidade intrínseca. Suas formas são meramente estéticas.

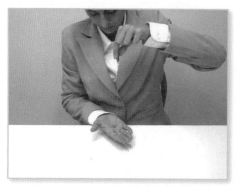

Agora que você já escolheu seu pêndulo, vamos acertar o ponto de suspensão, o que facilitará a detecção, proporcionando uma resposta mais rápida.

Suspenda o pêndulo ao contrário, sobre a mão livre. Enrole lentamente a corrente ou fio de suspensão sobre a palma da mão.

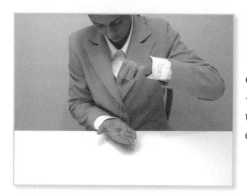

Continue enrolando a corrente ou fio. Os fios de algodão normalmente são encerados, o que os deixa um pouco rígidos e mais difíceis de enrolar; faça o melhor possível.

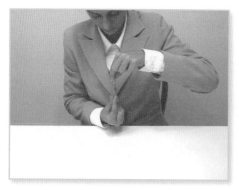

Agora feche a mão sobre a corrente ou fio. Com o polegar e o indicador bem alinhados, segure a corrente a uns quatro centímetros do topo do pêndulo, mantendo toda a corrente bem guardada no oco da mão.

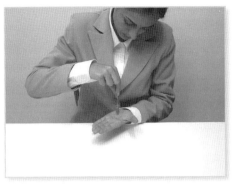

Vire o pêndulo sobre a palma da mão livre. Tenha especial atenção com a postura do braço. Não o deixe muito levantado, o que cria tensão muscular e impede de sustentar o pêndulo na posição de trabalho por períodos mais longos. O oposto, ou seja, o braço colado ao corpo, tende a impedir o movimento mais rápido e amplo do pêndulo.

Mantenha a ponta do pêndulo um a dois centímetros acima da palma da mão livre. Em determinado momento, ele espontaneamente girará, indicando o ponto de suspensão adequado.

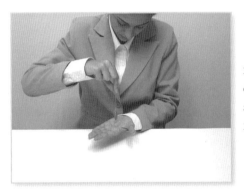

Vá deixando a corrente escorregar lentamente por etapas, ou seja, escorregue-a um pouquinho, espere, se o pêndulo não girar, escorregue-a mais um pouquinho, etc.

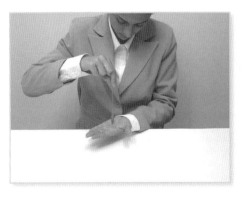

Se eventualmente você perder o controle sobre a operação, por a corrente ter escapado dos dedos, por você ter perdido o estado de atenção, etc. recomece a operação na altura da corrente em que aconteceu a falta de controle. Tenha paciência ao executar esta operação. Essa é uma qualidade indispensável ao radiestesista que deseja progredir na arte.

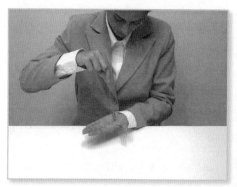

Uma vez atingido o ponto de suspensão, o pêndulo naturalmente girará. Não é necessário fazê-lo rodar, nem com grande amplitude, nem durante um longo período. Basta a indicação positiva do giro.

Repita esta operação várias vezes, até ter certeza da perfeita aferição do ponto de suspensão. Não faça nós ou marcas para assinalar o dito ponto. À medida que você ganha mais intimidade com a radiestesia, este ponto variará e você fará o devido acerto, inconscientemente.

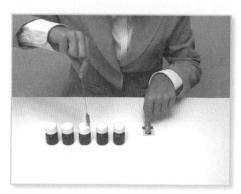

Para todas as resposta SIM, o giro será no sentido horário; para as resposta NÃO, o giro será anti-horário e só. A radiestesia usa um código binário; perguntas SIM ou NÃO, portanto, só devemos aceitar respostas também binárias: SIM ou NÃO. Na dúvida, refaça a pergunta ou volte a perguntar mais tarde.

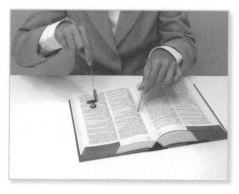

A radiestesia deve ser empregada para avaliar, descobrir, diagnosticar, analisar tudo o que é desconhecido, tudo o que não está explícito, tudo o que está de alguma forma oculto. Ela pode ser utilizada em todas as áreas da atividade humana. Investigaremos melhor a área da atividade por nós dominada.

Como desenvolver a habilidade radiestésica

A habilidade radiestésica se adquire com uma longa prática. Para tanto, é necessário poder aferir os resultados obtidos. Por isso "pendule" sobre objetos possíveis de serem checados, por exemplo, potinhos ou pequenas caixas com açúcar e sal, ou com uma moeda dentro para acertar "cara ou coroa". Nós, no entanto, preferimos o método a seguir:

Use um baralho comuns de cartas de jogar; retire as figuras e fique somente com os naipes, que serão agora usados como um código de cores, vermelho e preto.

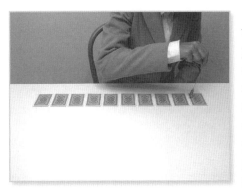

Coloque lado a lado dez cartas viradas para baixo. Pegue o pêndulo pelo ponto de suspensão encontrado anteriormente, coloque sobre a primeira carta a um centímetro de altura e formule a seguinte pergunta: Esta carta é vermelha? Se for vermelha gire para a direita, se não for, gire para a esquerda! Aguarde alguns segundos. Se a resposta for positiva, empurre a carta para a frente sem virá-la. Caso seja negativa, deixe-a no lugar e parta para repetir a pergunta sobre a segunda carta.

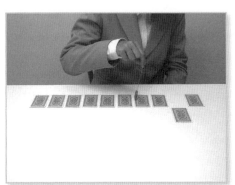

Esta forma de fazer a pergunta é chamada de: fazer a pergunta com convenção mental. Com o tempo, sua mente passará a responder com giro horário a todas as respostas SIM, para as perguntas formuladas e com giro anti-horário para as respostas NÃO para as mesmas perguntas.

Continue fazendo o exercício; sempre que perder a concentração refaça a pergunta.

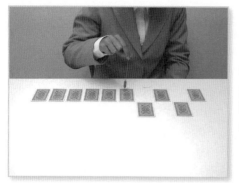

Aceite as respostas tal como elas forem dadas. Não refaça a pergunta para ter a certeza da resposta, pois isso inconscientemente é assumir a resposta recebida como errada.

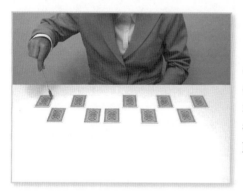

Ao final da operação você terá duas fileiras de cartas. Não esqueça que radiestesia é prática, prática e mais prática, para ensinar o seu corpo a identificar o padrão vibratório ali presente, porém oculto.

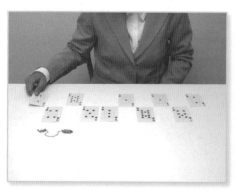

Agora vire todas as cartas e verifique o índice de acerto. Quando estiver acertando sete em dez, ou seja, 70% de resultados positivos, você poderá ingressar no nosso clubinho, pois virou radiestesista, mas, até lá, treine, treine, treine...

Como este exercício é meio enjoado, vá "pendulando" outras coisas pelo caminho. Melhor ainda, "pendule" tudo o que puder.

As duas maneiras de utilizar o pêndulo

Um pêndulo para uso geral pode ser utilizado de duas formas ou técnicas distintas.

A primeira, aquela ensinada no exercício inicial deste caderno: "Ajuste do ponto de suspensão", a ser utilizada em todas as perguntas ou questionamentos típicos de pergunta/resposta em giro, em que se utiliza um determinado ponto de suspensão do pêndulo, para que a resposta seja a mais rápida possível.

A segunda, em que o fio é mais longo, algo entre doze a quinze centímetros do topo do pêndulo, técnica que toma o nome "pêndulo lançado".

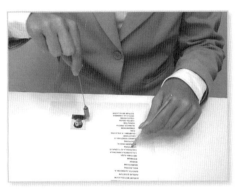

Mantenha o testemunho a sua direita de forma que o braço e a mão fiquem em uma posição confortável, permitindo segurar o pêndulo nesta situação por um período longo, sem que se produza fadiga ou tensão muscular. Procure usar um ponteiro para assinalar o que está perguntando, quando se tratar de listas, palavras ou frases bem próximas umas das outras.

Este procedimento enviará para seu inconsciente um questionamento claro e inequívoco.

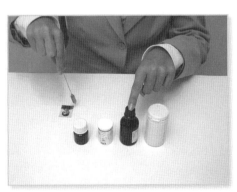

Suponhamos que você esteja investigando remédios ou quaisquer outras substâncias. Os vidros, por se tratarem de objetos maiores, podem ser indicados com o dedo indicador da mão livre. Em se tratando de um grande número de peças a investigar, faça uma primeira seleção; os vidros resultantes devem ser alinhados e sujeitos a uma segunda seleção, esta final.

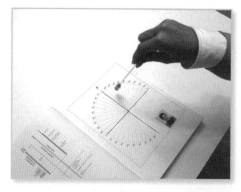

Use um comprimento de fio entre doze a quinze centímetros. Lance o pêndulo para a frente enquanto formula a pergunta. Lentamente o instrumento se desviará para o lado esquerdo ou direito. Este desvio ou ângulo é a resposta esperada. Leia no gráfico abaixo o número ou valor indicado.

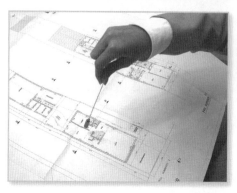

Suponhamos que você deseja encontrar um vazamento de água sobre a planta de determinado imóvel. Alinhe a planta na mesma orientação cardeal do edifício. Em qualquer local a sua esquerda, lance o pêndulo. Lentamente este irá se estabilizar em determinado ângulo. Marque esta linha encontrada. Repita a operação a partir de um ponto a sua direita. O local do cruzamento das duas linhas indicará o local resultado da pesquisa.

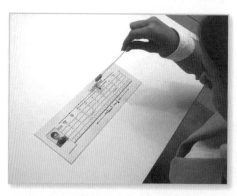

Esta é uma aplicação típica, a medição com a régua biométrica. Este uso será alvo de um capítulo especial.

O método do "pêndulo lançado" pode ser usado em qualquer pesquisa na qual se faça necessária a indicação de uma direção, um ângulo, sobre gráficos especiais para radiestesia, sobre mapas ou plantas baixas. Também para aqueles que o pêndulo é seu instrumento de eleição, quando diante de pesquisas in loco este método rápido permite, por exemplo, no centro de uma sala indicar imediatamente a direção em que se encontra determinado objeto procurado.

Capítulo X

OS TESTEMUNHOS

Nem sempre é possível para o radiestesista ter disponíveis, no exato momento da pesquisa, a pessoa, o objeto ou qualquer outro alvo da pesquisa. Para isso, se faz uso de algo que possa representá-lo, seja por homologia ou por analogia. Este objeto toma o nome de testemunho. É ele que permite ao radiestesista sintonizar o alvo da pesquisa por ressonância durante a prática radiestésica.

Os testemunhos podem ser naturais ou sintéticos. Os naturais são obtidos a partir de amostras provenientes dos seres vivos e do reino mineral. Por exemplo, um testemunho de cabelo, sangue, saliva, etc., para procurar a pessoa a que ele pertence, ou ainda diagnosticá-la. Uma amostra de água para prospectar água, uma amostra de um mineral para prospectar o mesmo mineral.

Os testemunhos sintéticos são obtidos por síntese a partir de elementos diferentes daqueles que irão representar. Assim podemos, por exemplo, usar a foto ou a assinatura de uma pessoa para diagnosticá-la.

A classificação dos testemunhos, elaborada pela Casa da Radiestesia de São Paulo, tornou-se clássica:

Naturais	Biológicos	Isogênicos
	Não biológicos	Tautogênicos
Sintéticos	Homólogos	Icônicos
	Analógicos	Lexicais
	Heterólogos	Pragmáticos
Naturais	Biológicos	obtidos a partir de amostras de seres vivos.
Naturais	Não biológicos	obtidos do reino mineral.
	Isogênicos	obtidos a partir de um material igual ao pesquisado (isos = igual).
	Tautogênicos	são uma parte do material original da pesquisa (tautós = o mesmo).

Exemplos:

Nat./Bio./Iso. = folha de planta para encontrar plantas da mesma espécie.		
Nat./Bio./Tauto. = amostra de cabelo para diagnosticar o doador.		
Nat./Não Bio./Iso. = amostra mineral para encontrar jazidas do mesmo minério.		
Nat./Não Bio./Tauto. = pepita de ouro para encontrar o veio original daquela pepita.		
Sintéticos	Homólogos:	obtidos a partir do mesmo material pesquisado (*homo* = elemento de comparação).
Sintéticos	Analógicos:	obtidos a partir de um material semelhante ao pesquisado.
Sintéticos	Heterólogos:	não têm semelhança com o objeto da pesquisa; são obtidos por materialização radiestésica.
	Icônicos:	obtidos a partir de fotos, imagens, desenhos.
	Lexicais:	obtidos a partir de palavras, assinaturas.
	Pragmáticos:	obtidos a partir de coisas ou objetos diferentes daqueles que representam; por exemplo, o uso de um símbolo para expressar uma qualidade (*pragmatos* = objeto).
Obs.: Testemunhos homólogos e analógicos são baseados na semelhança.		

Exemplos:

Sint./Homo. = qualquer material sintético sob pesquisa.
Sint./Ana. = material sintético para estudo comparativo.
Sint./Ana./Icon. = fotografia de pessoa.
Sint./Ana./Lex. = assinatura ou cartão de visita.
Sint./Ana./Prag. = símbolo do Tao expressando equilíbrio.

É possível, ainda, obter-se testemunhos sintéticos por impregnação sobre um suporte. A técnica mais rápida e eficaz foi desenvolvida pelos irmãos Servranx, radiestesistas belgas (estamos falando da materialização ou valorização radiestésica). Eles deram início a trabalho em 1935, e, somente, em 1944, conseguiram chegar ao resultado conhecido hoje. Inicialmente eles usaram um círculo para aumentar a vibração da palavra escrita. Mais tarde, depois de pesquisas realizadas com várias outras figuras geométricas, descobriram que aquela que produzia maior concentração energética sobre o testemunho era o decágono (polígono regular de 10 lados). No capítulo sobre gráficos, o leitor poderá encontrar maiores detalhes sobre o decágono e sua utilização e também consultar o livro *Os Novos Gráficos em Radiestesia*.

Nunca dispense o uso de testemunhos durante a prática radiestésica. Por exemplo, se estiver analisando qualquer aspecto da vida de qualquer pessoa, saúde, profissional, etc., mantenha o pêndulo suspenso sobre qualquer tipo de testemunho dessa pessoa e, com a mão livre, vá indicando as possibilidades a investigar; desta forma, você só terá em mente o sujeito da questão proposta. Também, sobre gráficos de análise, coloque o testemunho no espaço reservado para o mesmo, lance o pêndulo e aguarde a resposta. Utilize sempre o mesmo método de trabalho; somente desta forma, seu corpo se habituará com a prática radiestésica.

Guarde os testemunhos em pequenos envelopes com o nome na frente. Não deixe seus testemunhos a esmo sobre a mesa de trabalho, misturados com outros testemunhos ou objetos, pois estes permutaram energias entre si. O melhor testemunho é aquele que melhor representa o objeto da pesquisa. Assim, os melhores testemunhos humanos são: o sangue, a saliva, o cabelo; na falta, uma foto, antiga ou atual (uma foto de 20 anos atrás representará melhor a pessoa naquela época). Não tem foto: – vá de bilhete manuscrito, cartão de visita. Não tem nada: – faça um testemunho sintético no decágono, com nome e a data de nascimento. Trabalhe sobre uma mesa limpa, despojada de enfeites, sem pirâmides, cristais, santinho protetor, fumaça de incenso no olho, etc. Não esqueça que está trabalhando com energias muito tênues, praticamente indetectáveis. Não desista.

ATENÇÃO: o alto potencial deste testemunho dura 72 horas, após este período vai decaindo para uma taxa inferior, onde finalmente se estabilizará.

As múltiplas aplicações da radiestesia

Pode-se dizer que a radiestesia encontra aplicação em todos os campos do conhecimento humano. Seguramente, conforme as questões propostas, variam os instrumentos e as técnicas de pesquisa a serem adotadas, mas, um radiestesista bem treinado, sempre, contribuirá positivamente em qualquer tipo de pesquisa

Eis algumas aplicações típicas da radiestesia:

1. Prospecção hidromineral: localização de água e veios de minérios (a mais antiga aplicação da radiestesia).
2. Pesquisa agrícola: análise de solos, seleção de sementes, orientação agrícola.
3. Pesquisa em geobiologia: detecção de energias nocivas de origem telúrica, da rede elétrica e de problemas relativos à arquitetura; escolha de locais, formas e materiais para construções de caráter eubiótico.
4. Pesquisa homeopática: permite a escolha de remédios homeopáticos, sua dinamização, posologia e duração do tratamento.
5. Pesquisa criminalística: localização de desaparecidos, de sequestrados e de criminosos.
6. Pesquisa psicológica: avaliação profissional de candidatos a determinados cargos e avaliação de distúrbios psicológicos.

Testemunhos e pêndulo testemunho

Como dito anteriormente, use sempre testemunhos em suas pesquisas. Dificilmente conseguimos manter em mente concomitantemente o testemunho que não possuímos e a pergunta formulada. Aconselhamos a usar testemunhos até mesmo se o objeto da pesquisa estiver próximo. Isto melhorará o foco da atenção, aumentando, em consequência, a concentração sobre o tema das perguntas.

Tente usar o testemunho que mais se aproxime daquilo a ser investigado. Exemplo de testemunhos humano em valor decrescente: mecha de cabelo, fotografia, cartão de visita, testemunho lexical (materialização radiestésica).

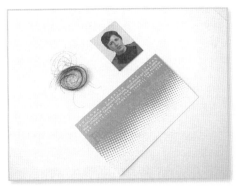

Tendo à disposição vários testemunhos de um mesmo sujeito; "pendule" para saber aquele que se encontra mais adequado para a investigação. Claro que levando em conta que os naturais sempre apresentaram padrões vibratórios mais completos e complexos que os sintéticos. Como dito anteriormente, a radiestesia aplica-se a todos os campos da atividade humana, e cada caso deverá ser avaliado separadamente.

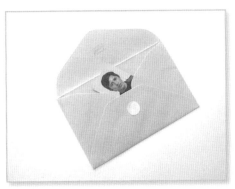

Após usados, guarde os testemunhos em envelopes individuais, para que não haja um mínimo de contaminação energética. Manipule com cuidado os testemunhos. Use-os como se tratasse de material de laboratório para análise, o que de certa forma o é.

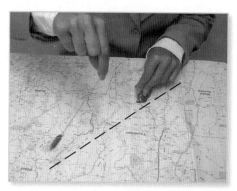

É bem comum empresas de mineração fazerem uso dos serviços de algum radiestesista. Dado os altos custos envolvidos, elas tentam cobrir todas as possibilidades. Radiestesistas com simpatia por este tipo de pesquisa costumam ter um índice de acerto bastante elevado. Existem outros métodos para desenvolver pesquisas minerais, mas a função deste livro é iniciar você, amigo radiestesista, num métier no qual a função extrassensorial do tato e o diálogo com o inconsciente são as ferramentas mais poderosas.

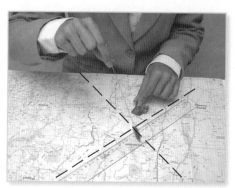

Na foto anterior, pode-se ver que traçamos uma primeira coordenada, lançando o pêndulo a partir da extremidade esquerda da área sob investigação. A mão livre aponta ou segura o testemunho do material a ser encontrado. Colocamos uma régua de plástico sobre a linha virtual traçada pelo pêndulo e o lançamos novamente, agora a partir de algum ponto aleatório, situado na extremidade direita do mapa. Claro que estamos partindo do pressuposto da existência do referido minério na área. Mais uma vez o pêndulo formará um ângulo. O ponto de cruzamento das duas coordenadas será o local central do veio ou por onde deve ser iniciada a exploração.

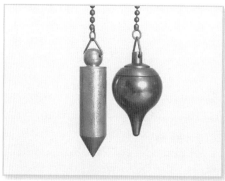

O material no qual é confeccionado o pêndulo neste caso não desempenha papel importante, nem tampouco sua forma. O modelo da direita é o pêndulo testemunho de Mermet. Na época em que o abade famoso exercia suas habilidades não existiam pêndulos para venda no mercado; os instrumentos eram aproveitados de enfeites em madeira ou executados a pedido. O abade acabou, por força da necessidade, desenvolvendo um pêndulo metálico com cavidade para testemunhos.

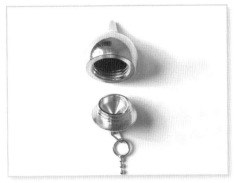

A parte superior deste conhecido pêndulo se desenrosca, permitindo acesso ao interior.

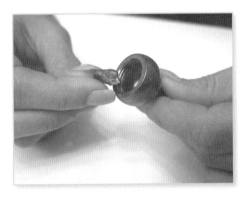

Um amigo vem até nós. Acaba de comprar uma gleba de terra. No local, podem ser encontradas pequenas amostras de determinado minério. O amigo gostaria de saber se no local existe alguma jazida cuja exploração comercial seja compensadora. Você colocará um pequeno pedaço do minério (testemunho do mesmo) dentro de seu pêndulo Mermet e fechará a tampa.

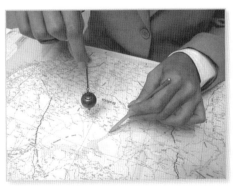

Sobre um mapa da região podemos usar qualquer uma das duas técnicas; pêndulo em giro ou pêndulo lançado. Dê preferência a esta última se a área do mapa for de boa dimensão.

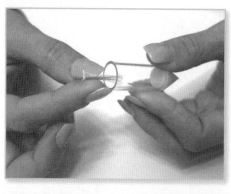

A prática lhe dirá como usar os testemunhos conforme os casos. Vamos fazer um teste para ver como você se dá com um pêndulo testemunho. Você vai procurar uma pessoa da qual tem uma pequena mecha de cabelo. Essa pessoa saiu no final de semana para um lugar, desconhecido. Abra seu pêndulo testemunho, qualquer um serve (o da foto é de plástico). Coloque dentro a pequena mecha de cabelo.

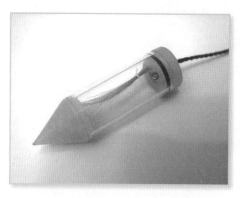

A técnica a ser empregada é a do "pêndulo lançado".

Dentro de um pêndulo deste tipo só podem ser colocados testemunhos sólidos. Caso o testemunho fosse líquido, talvez a solução mais prática fosse pedir em uma perfumaria um flaconete de amostra grátis de perfume e usá-lo como pêndulo, colando no topo da tampa um fio grossinho com alguma cola forte, tipo Araldite ou Super Bonder.

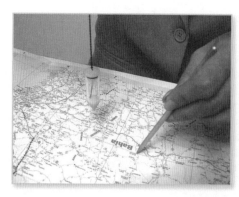

Limite a região da pesquisa sobre o mapa usando papel branco. Pergunte se a pessoa se encontra nesse local. No caso de resposta negativa, aumente a área até obter uma resposta positiva. Tente traçar coordenadas com o pêndulo lançado, ou faça a pesquisa usando ponteiro, se tiver algumas opções pré-conhecidas.

Valorizando testemunhos lexicais

A boa prática da radiestesia obriga à aplicação de algumas regras básicas, uma das quais, como já dito, é o uso constante de testemunhos. Mas, nem sempre dispomos no momento necessário do testemunho daquilo a ser investigado. Nesse caso, somos obrigados a fabricá-los. A prática mais comum consiste em escrever sobre uma tira de papel a palavra ou palavras representativas do que desejamos investigar. Bom, seria perfeito, não fosse pelo fato que nossos caracteres não emitem energeticamente aquilo que representam, pelo menos de imediato. Isso só irá acontecer e com um quantum energético baixo muitas horas após a escrita.

Os Servranx, radiestesistas belgas, descobriram o método hoje denominado materialização ou valorização de testemunhos lexicais. Vamos lá ver como a coisa se faz.

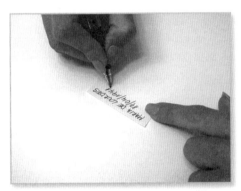

Supondo que em determinado momento precisaríamos de um testemunho de uma tal de Maria de Lourdes. Escreva em letras de forma o nome da pessoa mais algo que ajude identificá-la, por exemplo, sua data de nascimento. Escreva isso com tinta preta, qualquer tinta. O mesmo vale para qualquer outra coisa, pessoas, animais, materiais variados, etc.

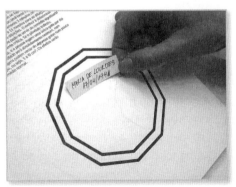

Para realizar a operação faz-se necessário o uso de uma forma geométrica: o decágono, polígono regular de doze lados. Coloque o papel com a expressão sobre o decágono, com a parte inferior das letras viradas para o centro. Em algum tempo, o pedaço de papel estará vibrando energeticamente aquilo que lhe foi grafado. Como saber quando o milagre se realizou? "Pendulando", claro. Coloque o pêndulo sobre o testemunho no decágono perguntando o tempo da operação, findo o qual você terá realizado o testemunho lexical.

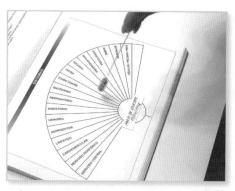

Este testemunho pode então ser usado da mesma forma que você usaria uma foto da Maria de Lourdes ou uma pequena mecha de seu cabelo. Execute sua investigação; não precisando mais do testemunho, descarte-o.

Obs.: Use o decágono apenas para valorizar testemunhos lexicais. Não coloque no decágono fotos para valorizar ou quaisquer outros objetos. Também não tente desimpregná-los daquilo que você não sabe que possa estar lá. A radiestesia responde de forma fantástica à perfeita seleção mental do operador.

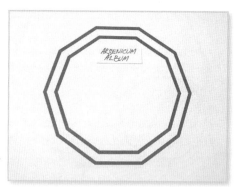

Você precisa do testemunho de um remédio o qual você não dispõe. Da mesma forma que no exemplo anterior, valorize a expressão no decágono. Este testemunho sintético emitirá um padrão energético similar ao original. Podendo, use sempre o original.

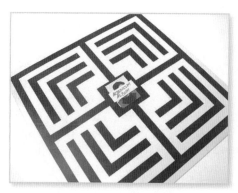

O potencial elevado do testemunho lexical se faz presente por aproximadamente 72 horas, após as quais, este declinará até se estabilizar em valor mais baixo. Caso necessário, repita a operação com um novo pedaço de papel. Como se fosse um remédio verdadeiro, este corretor pode ser utilizado para qualquer operação de emissão a distância.

Capítulo XI
PROSPECÇÃO HIDROMINERAL

Como foi dito, no primeiro período de sua história, a radiestesia se destinava sobretudo à pesquisa hidromineral. Os mais diferentes métodos foram criados e utilizados através dos tempos para se realizar esta tarefa.

Dois métodos ou conjuntos de métodos distintos podem ser utilizados na prospecção hidromineral ou radiestesia de campo. O primeiro deles faz uso do conjunto de teorias do abade Mermet e é parte da chamada *radiestesia física*. O outro método é o da *radiestesia mental*, no qual o estado de interrogação mental e a convenção mental são os mecanismos fundamentais para o bom resultado da prática.

As águas em movimento ou cursos de água subterrâneos fornecem emanações mais intensas que as águas paradas, sejam elas de poços ou cavidades. Dois tipos de instrumentos radiestésicos podem ser utilizados para a pesquisa: as varetas e os pêndulos. Por varetas subentendemos qualquer tipo de vareta: a forquilha tradicional, o dual rod, o aurameter ou qualquer outro tipo de vareta. (O aurameter criado por Verne Cameron foi, em sua origem, um instrumento para a pesquisa de água). Ao ar livre é preferível o uso deste tipo de instrumentos, em função da irregularidade dos terrenos e do vento. Caso o radiestesista sinta maior afinidade com o pêndulo, é aconselhável que possua 2 ou 3 pêndulos com pesos variados para que possa escolher o mais indicado, em função das condições existentes. Os pêndulos para radiestesia hidromineral devem ter um peso maior que os para uso interno. Também se aconselha o uso de fio longo, que produzirá um giro mais rápido com pêndulos pesados.

Método Tradicional para Pesquisa In Loco

Ao entrar em um determinado ponto do terreno, com a "mão boa" segurando o pêndulo e com o outro braço estendido formando uma antena, o radiestesista deve formular a seguinte pergunta: "Em que direção se encontra a água?", enquanto gira sobre si mesmo, mantendo a concentração enquanto o faz. Em determinado momento o pêndulo entrará em giro. Marque a direção encontrada usando uma referência visual ou fazendo uma marcação no chão. Vá agora para um ponto distante do inicial e repita a operação. O cruzamento das duas direções indica o local a perfurar. O mesmo método pode ser utilizado com a vareta radiestésica. Para afinar a detecção ou estabelecer com mais exatidão o ponto a perfurar, parta do ponto do cruzamento das linhas previamente achadas e imagine um grande círculo cujo centro é esse local com um raio de 15 a 30 m. Caminhe agora à volta do círculo, em 2 pontos opostos, o pêndulo voltará a girar; trace uma linha unindo estes pontos; terá, assim, a direção do curso de água subterrânea. Faça agora esse trajeto usando, como anteriormente, o pêndulo ou vareta, procurando confirmar o ponto exato a ser perfurado.

Cálculo de Profundidade

Segundo o abade Mermet, na altura correspondente à estatura de um homem em pé sobre o local da fonte de água se formam camadas magnéticas que indicam a profundidade a que se encontra a referida água.

Começa-se por levantar o pêndulo o mais alto possível; ao abaixá-lo, camadas magnéticas correspondentes à profundidade vão-se atravessando, e o pêndulo, até então imóvel, inicia um movimento correspondente ao número de séries e rotações relativo à água.

- Quando na altura dos olhos, indica uma profundidade de 40 a 50 m.
- Na altura da cintura, indica água a 100 m.
- Pela altura dos joelhos, indica água entre 200 e 250 m.
- E pela altura dos tornozelos, a água se encontra de 300 a 400 m.

Este método foi utilizado durante décadas por muitos pesquisadores e é também recomendado por vários autores de trabalhos sobre radiestesia.

Método da batida-do-pé para determinar a profundidade da água

Estando o radiestesista em pé sobre o local da fonte de água subterrânea, e com o pêndulo girando, baterá com um dos pés no chão a um ritmo cadenciado; uma determinada medida deve ser estabelecida e relacionada com cada batida, por exemplo, 1 m por batida ou, se a profundidade for grande, 2 a 3 m. No momento em que a batida coincidir com a profundidade do poço, o pêndulo muda seu padrão de movimento. No caso do operador não conseguir bater o pé sem afetar o movimento do pêndulo, recomenda-se o uso da vareta radiestésica. Fica claro que este método é um código de acesso ao inconsciente, onde cada batida representa um patamar energético do total da profundidade ainda desconhecida pelo consciente do radiestesista.

O primeiro radiestesista conhecido a praticar com sucesso radiestesia a distância foi o abade Mermet. Alguns outros podem tê-lo feito na mesma época, mas a dimensão do abade ofuscou para sempre os demais. Fazendo uso de radiestesia mental, fato curioso no caso do homem que criou as primeiras teorias para uma radiestesia física, Mermet detectava sobre qualquer planta que lhe era levada do local onde se podia perfurar um poço, dando inclusive a vazão e a qualidade da água.

Vários métodos diferentes podem ser utilizados, isso mais em função das características do operador do que qualquer implicação técnica.

Frente à planta, se possível orientada, lance o pêndulo a partir de uma das margens em qualquer direção, enquanto mantém em mente a questão "Em que direção se encontra a água?", "Em que direção se encontra um veio de água, etc?". Lentamente, o balanço do pêndulo suspenso em um fio longo se direciona para um determinado ângulo; quando este finalmente se estabilizar assinale a direção encontrada. Repita a operação a partir de outro ponto numa das margens. Uma vez riscada a nova direção sobre o mapa, o ponto de cruzamento das duas linhas indica o ponto procurado. Qualquer variante para este sistema de coordenadas pode ser usado. Para determinar a profundidade, utilize uma escala numérica, ou uma simples régua de 50 cm.

Prospecção de água subterrânea

A pesquisa de água subterrânea na crosta terrestre, a grandes profundidades, será de fundamental importância no próximo milênio. A água de subsuperfície na camada de solo que cobre as rochas, encontra-se, no geral, contaminada pela ocupação desordenada das grandes cidades. O uso de fertilizantes e inseticidas, na terra utilizada e reutilizada por dezenas a centenas de anos, causa a poluição da água do lençol freático. Observa-se, comumente, o despejo de lixo clandestino, sem reciclagem, nas encostas de drenagens, na periferia, onde "ninguém" está vendo. Esse lixo é transportado pelas águas de chuva, drenagem abaixo, até riachos, que o transportam até pequenos rios, e estes, finalmente, até os rios maiores, poluindo toda a bacia de drenagem captadora de água de uma vasta região. Esses rios alimentam as barragens que nos fornecem água. Esse ciclo vicioso tem um único resultado: contaminação desenfreada de toda a água potável disponível em superfície e subsuperfície. Nesse ínterim, a antiga pesquisa de água subterrânea em subsuperfície se torna obsoleta e ineficiente perante o quadro assustador da ocupação humana desenfreada. Somente em lugares remotos ainda é possível encontrar água potável como, por exemplo, em alguns rincões, onde não existem fossas sépticas ou cidades localizadas nas cabeceiras dos rios.

Nestas duas últimas décadas, a procura de água subterrânea se tornou intensa. As grandes indústrias, os hospitais, os shopping centers e bairros inteiros (necessitando de muita água), fizeram perfurações por meio de sondas, a grandes profundidades, atingindo o substrato rochoso onde se encontra a água atualmente pesquisada. As rochas cristalinas são grandes armazenadoras de água potável. No entanto, encontrar água nessas rochas exige conhecimentos prévios de geologia e ciências afins, a seguir descritos. O novo método de prospecção de água subterrânea não procura a água propriamente dita, mas onde ela se aloja. Nesse caso, é necessário o conhecimento desses lugares armazenadores de água.

Método tradicional de radiestesia na procura de água subterrânea

A antiga pesquisa de água subterrânea era totalmente baseada na prospecção da água em si. Não havia preocupação com o local onde eram armazenadas. Deduziam, teoricamente, onde se alojava a água por meio do comportamento da água e não o contrário. Assim "criavam-se" os locais onde a água era encontrada, contrariando os princípios básicos de geologia, geologia estrutural, geo-hidrologia e outras ciências. Livros fundamentais de radiestesia prática, como o de Saevarius, mostram formas complicadas de se detectar a presença de água. Observa-se que as técnicas, por vezes acertadas, exigem uma adaptação para cada tipo de pessoa que irá desenvolver o método. Também, a forma como ele e os vários pesquisadores imaginam como se comporta o depósito de água, na maioria das vezes, não tem nada a ver com a realidade, – isso não passa de fantasias interpretadas por leigos, que não entendem do subsolo. Em água de subsuperfície, no solo de alteração superficial, a profundidades variando entre 5 e 40 m; os vários mecanismos e métodos radiestésicos funcionam muito bem. Ressalta-se que, em grandes profundidades, já na rocha sã, esses métodos dão certo de forma precária, empírica, no sentido de que: "deu certo ter uma fonte naquele lugar indicado". Na verdade, a busca foi casual, pois, ao procurar com a varinha ou forquilha, o radiestesista caminha sem rumo, percorrendo a área inteira à procura de uma reação da forquilha. A busca é pontual. O radiestesista pensa que vai "existir" água só e unicamente naquele lugar que a forquilha o indicou, e em nenhum outro local. Para o leigo, a água ocorre pontualmente, como em um funil. Por falta de conhecimentos, alegam que é um cruzamento de veios d'água. Outras vezes, imaginam uma fonte ou corrente d'água "sinfonante", em forma de um veio, como se fosse um tubo ou uma mangueira, cheia d'água, serpenteando, acompanhando a superfície irregular do terreno. Mais comumente supõem ser um lençol d'água subterrâneo, como uma lente no subsolo contendo água. Observando os desenhos explicativos, verifica-se que eles imaginam que há um lago fechado em uma lente aberta na rocha ou no subsolo. Às vezes imaginam um lençol d'água em uma caverna, com espaços abertos na superfície da água. De fato, isso pode acontecer em ambiente *cárstico*, desenvolvido em rochas calcárias, pela dissolução da rocha devido à reação entre o carbonato de cálcio, o gás carbônico e a água, formando o ácido carbônico, que dissolve a rocha, gerando grandes cavernas. Mas esse tipo de morfologia é vista na superfície da região de estudos por meio de fotografias aéreas ou no próprio local. Formam-se grandes dolinas, lagos arredondados na superfície do terreno. Também observam-se sumidouros de rios, ou seja, rios que desaparecem na superfície. No vale do Rio Ribeira de Iguape (SP), as cavernas de Santana e a do Diabo mostram essas evidências.

A Água

A água vem da superfície por meio das chuvas que se precipitam nos continentes e pode vir do degelo das grandes geleiras nas regiões árticas. A água penetra nas montanhas, no solo de alteração. Penetra em fraturas existentes nas rochas e percorre quilômetros, atingindo grandes profundidades. A água, ao penetrar nas fraturas das rochas, se torna mineralizada. Dependendo do local onde se acumula, absorve os sais minerais presentes nessas rochas, que dão qualidades especiais a essa água. As bacias de drenagens são alimentadas pela água das chuvas, que se acumulam nas drenagens principais, gerando riachos, e estes formando, então, os pequenos e grandes rios. O excesso de água penetra no solo até o nível das rochas, formando o lençol freático ou nível hidrostático do solo. A tendência da água é ocupar os lugares mais baixos, onde se acumula. O ciclo da água termina nos níveis dos oceanos.

Novo método de prospecção de água subterrânea

O novo método de prospecção de água subterrânea leva em conta um conhecimento básico da crosta terrestre e suas características geológicas. A água penetra no solo e os solos são variáveis e complexos: – de permeáveis a impermeáveis. Os solos sobrepõem as rochas. Ou são derivados das próprias rochas que sofreram alterações físicas: – desagregação mecânica; químicas: – lixiviação e alteração de seus constituintes pela presença de água de acidez ou basicidade variadas; físico-químicas e biológicas: – formação de um manto de imperismo com restos vegetais e animais. As rochas consolidadas num período geológico antigo sofreram esforços tensionais e compressionais que permitiram sua quebra, por meio de grandes movimentos tectônicos, gerando falhas, juntas e fraturas. Essas descontinuidades foram, em muitos casos, preenchidas por água de superfície, acumulando-se a grandes profundidades.

O presente estudo tem a função de desenvolver pesquisa em fraturas que acumulam água em rochas cristalinas a grandes profundidades. Também desenvolveu-se um método de determinação de água em solos de subsuperfície e em rochas horizontalizadas, denominadas rochas sedimentares. A pesquisa em solos e em rochas sedimentares se assemelham, no entanto, muda o referencial. A pesquisa em rochas sedimentares, onde se acumula a água, se dá em profundidades maiores, podendo atingir de centenas a um milhar de metros. Enquanto que, em solos de subsuperfície, a profundidade não ultrapassa os 50 m, – há exceções.

Material básico utilizado na pesquisa de água subterrânea

Divide-se em dois tipos: material técnico e material radiestésico.

Material Técnico

a) CADERNETA DE CAMPO: para anotações das observações diretas no campo.

b) BÚSSOLA: do tipo utilizado em navios, com a base onde contém os dados geográficos – norte-sul-leste-oeste –, móveis, não fixas como a maioria das bússolas simples vendidas no mercado. As bússolas de base fixa dão uma orientação ao contrário. Faz-se uma visada para leste, mas o que aparece no visor é uma orientação para oeste. As pessoas podem pensar que estão indo para oeste, mas na verdade, estão indo para leste.

ATENÇÃO: tome muito cuidado com o manejo das bússolas! Elas, também, devem ser declinadas, pois o norte magnético (mais a oeste) não coincide com o norte geográfico (mais a leste), ou se utilizar de uma bússola técnica de geólogo do tipo *Brunton ou Clar*, mais precisas, mas de complexo manejo técnico.

c) Plantas topográficas: essas plantas permitem um estudo mais pormenorizado da região a ser estudada. Observam-se os acidentes geográficos: rios, morros, bacias de drenagem, etc.

d) Mapa geológico da região: quando existem esses mapas, a pesquisa se torna mais eficiente. Podem-se observar os tipos de rochas e as estruturas que afetaram essas rochas. Assim, pode-se, a distância, determinar as possíveis fraturas armazenadoras de água, principalmente, nas rochas cristalinas.

e) Mapa geomorfológico da região: Com esse mapa podem-se visualizar, a distância, as formas regionais do relevo, a rede de drenagem, os tipos de colinas, morros e serras, o alinhamento de cristas dos morros e serras e uma infinidade de informações da superfície dos relevos. Não é um mapa imprescindível, no entanto, ajuda a distinguir os vales, as encostas, o topo dos morros e a distribuição dos rios e suas bacias hidrográficas. Depois, faz-se um estudo direto no local onde se vai pesquisar, mas com o mapa na mão, para se ter uma visão complementar regional.

f) Fotografias aéreas: escalas diversas – 1:8.000, 1:25.000 ou 1:60.000. Quando se têm essas fotos da região de estudos, pode-se traçar os lineamentos fotointerpretados e posteriormente verificá-las no campo. A pesquisa se torna extremamente precisa, pois a visão é de quem está olhando de cima, por exemplo, de um avião.

g) Imagens de satélite e mosaicos de radar: abrangem vasta região. Normalmente são em escalas muito pequenas, – 1:100.000, 1:250.000 a 1:500.000. Elas são úteis para se identificar os grandes traços do relevo, como lineamentos extensos e os sistemas de fraturamentos regionais, os grandes maciços geológicos, os grandes rios e as bacias hidrográficas. Não são imprescindíveis quando se pesquisa em pequenos terrenos, mas são de extrema utilidade quando se pesquisa um município inteiro, por exemplo.

Material Radiestésico

h) Pêndulo comum de madeira: para plantas de terreno.

i) Pêndulo comum de metal: com cerca de 40 gramas para pesquisas de campo; como é mais pesado, este instrumento, não sofre movimentos devido ao vento.

j) Pêndulo equatorial-unidade, de Jean de La Foye: muito sensível; capta o espectro de "ondas de forma" nas fases indiferenciada, magnética e elétrica.

k) Pêndulo para radiestesia cabalística: com a palavra escrita em hebraico quadrado: "brotará água!" Esse pêndulo é útil quando já se localizou a fratura ou o local onde se encontra a água.

l) Dual Rod: instrumento útil para se encontrar fraturas. Ao se andar no terreno, já de posse das informações geológicas-estruturais, e sabendo-se de antemão a direção da fratura, anda-se perpendicularmente a esta e, ao cruzá-la, o Dual Rod se abre ou se fecha, de acordo com os códigos estabelecidos por cada radiestesista.
A forquilha em "Y" localiza pontos. Em um terreno, um plano tem infinitos pontos. Utilizá-la para localizar fraturas, que são planos inclinados a grandes profundidades que se projetam na superfície como linhas, não é conveniente.
Obs.: Podem ser criados, à medida que a ciência avança nas descobertas de anomalias que reflitam a presença de água no substrato rochoso ou em subsuperfície, de forma direta ou indireta.

m) Biômetro de Bovis: régua radiestésica, permite medir comprimento de onda em Angström, – unidades Bovis radiestésicas.

n) Medidor de diferença de potencial espontâneo em milivolt/metro: tem a função de medir anomalias eletromagnéticas emitidas por descontinuidades geológicas, indicativas da presença de fraturas, falhas geológicas, contatos entre tipos de rochas diferentes. As anomalias indicadas podem sugerir a presença de água nessas descontinuidades (Fig. 33).

o) Medidor de ondas eletromagnéticas de baixa frequência: apresentam comprimentos de ondas longas (em Angström) que são medidas em Hertz (Hz). Variam entre 3 e 300 Hz. São indicativos de anomalias eletromagnéticas associadas à presença de água subterrânea. A frequência em Hertz é inversamente proporcional ao comprimento de onda em Angström (Fig. 34).

p) Medidor de campo elétrico natural induzido: a unidade é em quilovolt ampère (KVA = quilowatts). A presença de água subterrânea que forma um dipolo, gera um campo elétrico natural induzido (Fig. 35).

q) Medidor de campo magnético natural induzido: a unidade é em nanoTesla (nT). Esse campo é gerado em presença de água subterrânea (Fig. 36).

r) Medidor da quantidade de água em volume, que pode estar concentrada no depósito armazenador e medição provável de vazão/ m^3 (Fig. 37).

s) Medidor de profundidade provável da concentração de água no depósito (m) (Fig. 38).

t) Medidor das condições de ionização, de Jacques La Maya: – para lugares e para seres vivos, – valores (+): positivos ou maléficos; valores (-): negativos ou bons. Esse gráfico tem a função de identificar a presença de íons positivos nocivos de um lugar. Em presença de água subterrânea em movimento, falhas e fraturas geológicas, campos elétrico e magnético, radioatividade, micro-ondas, ar-condicionado, ventiladores em lugares fechados, locais fechados por muito tempo e uma infinidade de anomalias nocivas que se pode identificar, tanto as naturais como as domóticas. Íons positivos tentam se equilibrar, atuando sobre as células das pessoas, na tentativa de incorporar um elétron, por exemplo, no seu campo de forças, e com isso afetam as células, desequilibrando-as (Fig. 39).

u) Gráfico para determinação do percentual yin-yang, de Jacques La Maya: 0: Neutralidade *yin-yang*. Equilíbrio aceitável: de -10 a +10. Esse gráfico tem como função verificar se um lugar têm excessos de energia. Energia *Yin* acima de -10 indica que o lugar está "roubando" energia dos seres vivos (animais, plantas e seres

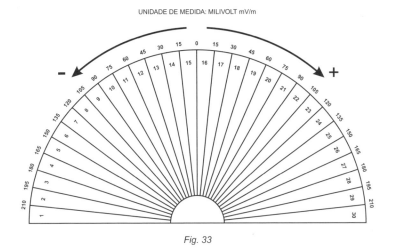

Fig. 33

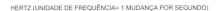

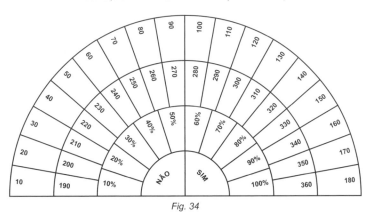

Fig. 34

humanos). Locais insalubres e os mesmos citados acima. Enquanto que energia excessivamente *Yang* indica locais com energia sufocante, como, por exemplo, subir no Monte Everest, a quase 9.000 m de altura. A energia de um local não pode ser excessiva *(Yang)* nem escassa *(Yin)*. É muito bom um local com energia *Yang* até + 25; microclima de montanha ou de uma praia, por exemplo. Em locais com água subterrânea o gráfico indica o máximo *Yin* (Fig. 40).

v) TRANSFERIDOR DE GRAUS. Útil para a determinação da inclinação da fratura onde se aloja a água subterrânea, – somando-se todos esses dados, pode-se aumentar o grau de acerto.

124 | Radiestesia Prática e Avançada

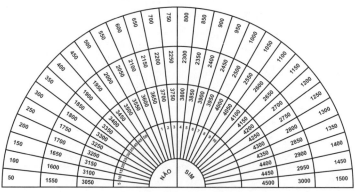

Fig. 35

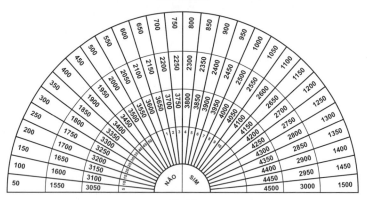

Fig. 36

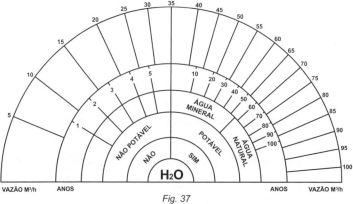

Fig. 37

António Rodrigues | 125

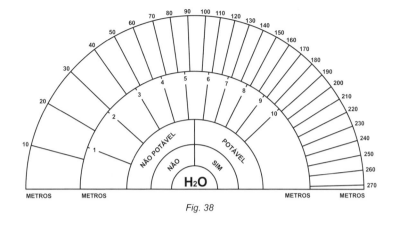

Fig. 38

MEDIÇÃO E ESTUDO DAS CONDIÇÕES DE IONIZAÇÃO
(Para lugares e seres vivos)
valores (+): positivos ou maléficos
valores (-): negativos ou bons

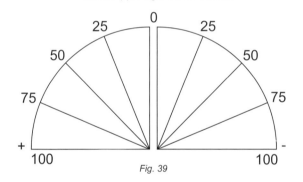

Fig. 39

TABELA DE DETERMINAÇÃO DO PERCENTUAL YIN/YANG
0: neutralidade Yin/Yang (de -10 até +10)

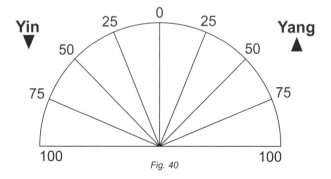

Fig. 40

Água em subsolo

Características do solo

O solo é definido como uma coleção de corpos naturais ocorrendo na superfície da Terra, contendo matéria viva e suportando ou sendo capaz de suportar plantas. É a camada superficial da crosta terrestre em que se sustentam e se nutrem as plantas.

Essa tênue camada é composta por partículas de rochas em diferentes estágios de desagregação, água, substâncias químicas em dissolução, ar, organismos vivos e matéria orgânica em distintas fases de decomposição.

Os fatores de formação do solo denominados de intemperismo, incluem também as forças físicas que resultam na desintegração das rochas, das reações químicas que alteram a composição das rochas e dos minerais, e as forças biológicas que resultam em uma intensificação das forças físicas e químicas.

Os fatores principais na formação do solo são: o material original, o clima, a atividade biológica dos organismos vivos, a topografia e o tempo.

- O MATERIAL ORIGINAL é representado pelos variados tipos de rochas que sofreram desagregação mecânica e intemperismo químico, formando os solos.
- O CLIMA é representado pela chuva e temperatura.
- Os ORGANISMOS VIVOS representados pelas ações dos microorganismos no solo, têm a função de decompor os restos vegetais e revirar a terra.
- A TOPOGRAFIA influi pelo movimento transversal e lateral da água. O relevo, em encostas mais inclinadas, pode ter um solo menos espesso do que em vales encaixados e aplainados. Podem ocorrer muitas situações diferenciadas e invertidas.
- O TEMPO tem influência fundamental. Representa o intervalo (de tempo) em que atuaram os fatores de modificação dessa camada superficial que encobre o substrato rochoso. Maior tempo em que uma quantidade de água pode atuar sobre a superfície da rocha, alterando-a, aumentando assim a espessura de solo de alteração.

O solo é genericamente dividido em três horizontes principais: A, B e C.

- Horizonte A: é o horizonte onde se acumula a matéria orgânica, o manto de intemperismo. Esse horizonte apresenta a coloração mais escura, de cinza a preta, e, é mais argiloso, ou seja, mais untuoso ao tato. Protege o solo da erosão, ocasionada pelas chuvas que formam sulcos na superfície. Obs.: ressalta-se que esse solo pode ser diferente do descrito.
- Horizonte B: localizado abaixo do manto de intemperismo. Esse horizonte é composto de solo desagregado, e é formado por diferentes materiais, de acordo com a alteração das rochas existentes na região. Esse solo pode ter composição variada e no geral é "lavado" pela água de superfície, que penetra por fissuras e pelos poros intersticiais do solo.
- Horizonte C: é composto pela rocha alterada, já em estado avançado de desagregação física e lixiviação química, ocasionadas pelas águas que atuam no solo. No entanto, ainda preserva as estruturas originais da rocha.

Abaixo desse solo, encontra-se o substrato rochoso, no geral, impermeável à penetração de água de subsuperfície. Encontram-se, também, as rochas em estado são.

A água a ser pesquisada, encontra-se nesse solo complexo. Em geral, o suprimento de água no subsolo está associado com a distribuição de chuva na região, proporcionando o abastecimento de suas fontes: a água de superfície e a subterrânea.

A água de superfície é disponível nos córregos, rios, lagos, reservatórios e açudes. A subterrânea compõe o lençol freático e é retirada diretamente por meio de poços e de nascentes. Os problemas principais da conservação de água estão relacionados com sua quantidade e sua qualidade. Como frisamos no início, o solo conterá menos água e terá qualidade inferior devido à urbanização e industrialização descontroladas. Outro fator de diminuição e poluição das águas é o desflorestamento, que ocasiona e intensifica a erosão superficial. Não tendo cobertura vegetal, as águas correm na superfície, ocasionando enchentes e levando os nutrientes para os rios. O subsolo fica com o nível hidrostático diminuído, tornando às vezes o solo seco.

Um bom programa de conservação da água, para assegurar um abastecimento domiciliar e industrial, deve ser fundamentado no reflorestamento e na proteção da vegetação natural, na conservação do solo, no controle das enchentes e na conservação da microfauna existente no manto de intemperismo. Dentro desse quadro, a procura de água potável no subsolo torna-se problemática e, em princípio, desinteressante. A identificação de água no subsolo tem interesse no que se refere à saúde dos vegetais, animais e seres humanos. A insalubridade dos locais com água subterrânea em movimento não é percebida pelas pessoas, em geral. No entanto, afeta profundamente o cotidiano. Causa insônia, mal-estar, nervosismo, além de doenças diversas. A técnica a ser apresentada tem a função de identificar essas anomalias ocasionadas por águas subterrâneas em movimento. É claro, também, que serve para encontrar água potável propriamente dita. Nesse sentido, o conhecimento do relevo superficial e a utilização dos conhecimentos de geomorfologia, da topografia e das redes de drenagem que se encontram na região de estudos, permitirão ao pesquisador ter já uma visão preliminar das condições do subsolo. Esse conhecimento permite "ver", *a priori*, como as águas subterrâneas estarão se movimentando em cada situação, nos vales, nas meias encostas e no alto dos morros. Os tipos de solo, encobrindo as rochas, podem sugerir se vai haver maior ou menor concentração de água. Por exemplo: um solo arenoso, quartzoso, de coloração esbranquiçada a bege, sugere que vai haver concentração de água em profundidade, chegando ao nível da superfície da rocha. Pois é um solo poroso, e a água passa entre os interstícios dos grãos. Enquanto o solo argiloso, avermelhado, quando chove, torna-se um solo escorregadio e, provavelmente, não vai acumular água em profundidade; a não ser que haja uma lente arenosa a meia profundidade ou no contato com a rocha. Também, pela inclinação da encosta, pode-se "descobrir" onde se acumulará mais água. Nesse sentido, o senso comum é suficiente, – "em locais de menor inclinação se acumulará mais água do que em locais mais inclinados". – Nem sempre! Pode haver acumulação em um morro ou em meia encosta, dependendo das estruturas das rochas, como, por exemplo, um sinclinal rochoso abaixo do subsolo (Sinclinal: dobramento das rochas em forma de concha). Tome cuidado!

Como se vê, não é possível se estabelecer um critério único; a natureza é complexa e o pesquisador tem que andar atento no campo, observando cada canto, olhando os afloramentos de solo ou rocha expostos nos cortes de estradas, etc. Muitas vezes, as informações de um local são encontradas em outro, onde se podem ver as características do solo, pois, no terreno a ser pesquisado, do tipo plano, na maioria das vezes não se pode ver nada.

Obs.: essa visão geral já deve pertencer ao pesquisador, que perscruta e observa os locais de trabalho.

Mas o trabalho fundamental é realizado pela percepção radiestésica. No local exato da casa, apartamento, comércio, indústria, não se podem verificar as informações acima, pois, tudo se encontra asfaltado, cimentado e construído. No entanto, o pesquisador já fez estudos comparados com os locais pesquisados e já determinou alguns parâmetros. Esses parâmetros radiestésicos obtidos, controladamente, servem como modelo de observação para outros lugares onde não se pode observar diretamente. Mas, os modelos são modelos e em cada local há mudanças, pois a natureza é dinâmica e não estática, como pode parecer para um observador leigo. Aquela visão do pesquisador racional é obtida de forma regional, para se ter ideia do arcabouço da grande área do local de estudos. Além disso, antes de se chegar na área de pesquisa, no caminho, devem-se observar as formas de relevo e a situação geográfica diretamente.

Prospecção de água subterrânea – visão local

Esta pesquisa pode servir para a localização de água e/ou a de insalubridade devido a essa água. A técnica é a mesma.

Pesquisa de água subterrânea potável no subsolo de um terreno

Inicialmente, anda-se no terreno com a régua de Bovis. Se houver água subterrânea, a régua vai acusar uma diminuição da energia, por exemplo, passa para 2.000 UB; caminha-se mais um pouco e verifica-se que a energia passa para 2.500 UB; em outro local, passa para 1.000 UB; e, ainda, em outro, para 6.500 UB.

130 | *Radiestesia Prática e Avançada*

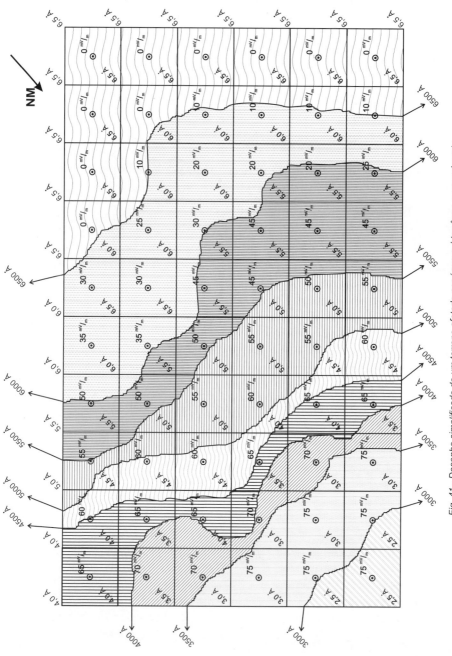

Fig. 41 - Desenho simplificado de um terreno afetado por água subterrânea em movimento

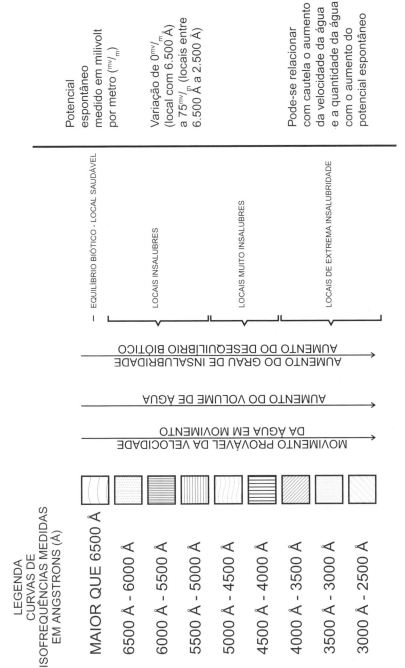

Fig. 42

132 | Radiestesia Prática e Avançada

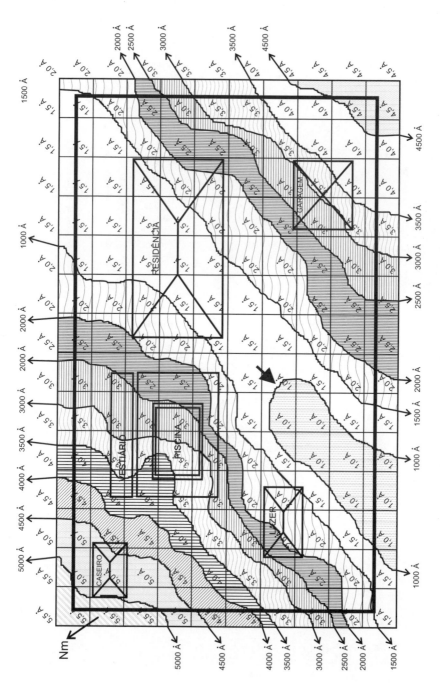

Fig. 43 - Curvas de isofrequência (medidas em Ångstrom)

António Rodrigues | 133

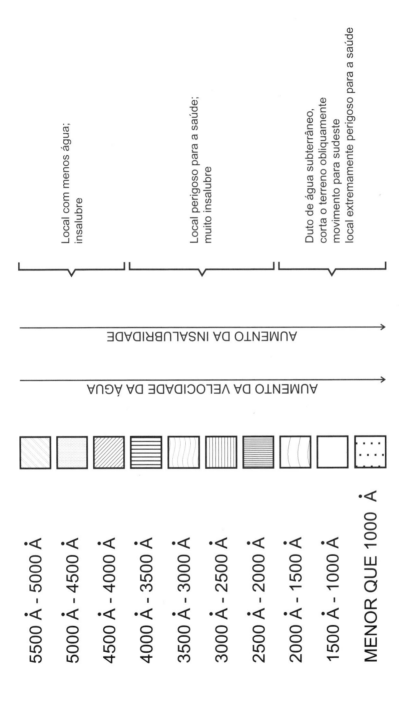

Fig. 44   O local para a procura de água encontra-se entre 1.500 Å e 1.000 Å

Nota-se que a energia de comprimento de onda de 1.000 UB, pode apresentar maior quantidade de água em movimento.

Essa avaliação preliminar permite se ter uma ideia das energias emitidas pelo local.

A seguir, consegue-se a planta do local, com o norte magnético marcado.

Na sequência, traça-se um quadriculado na planta, formando quadrados com 2,5 cm de lado, por exemplo. Essas medidas dependem do tamanho da planta e do nível de detalhe que se quer chegar.

Agora o trabalho acontece na planta. Em cada cruzamento das linhas quadráticas, mede-se a energia emitida com o biômetro de Bovis (Figs. 41 e 43).

Após ter escrito a energia emitida em cada cruzamento de linhas, traçam-se as curvas de isofrequência (iso = frequência igual).

Para se ter certeza de que a energia emitida pelo subsolo seja mesmo água subterrânea, utiliza-se o gráfico de microfrequência ou de diferença de potencial espontâneo (em milivolt/metro). Esse gráfico indicará a maior frequência nos locais de maior concentração de água em movimento.

Quanto à quantidade de água, utiliza-se o gráfico de volume e vazão/m^3 e para a profundidade, o gráfico de profundidade em metros.

Pode-se construir em áreas grandes, como, por exemplo, um sítio, um mapa de isovazão (a quantidade de água que pode ser extraída p/m^3 ou um isovolumétrico (a quantidade de água em volume) e ao mesmo tempo um mapa isométrico (a profundidade em que se encontra a superfície da água de maior volume).

Comparam-se os dados de todos os gráficos e verificam-se se há coerência nos resultados.

Ao se compararem esses mapas, conclui-se onde é o melhor local para se abrir um poço comum ou um semiartesiano. Não se assuste, a pesquisa é trabalhosa e demorada, mas a compensação é o sucesso.

Se houver alguma influência externa, ou seja, do próprio radiestesista que ansioso tenta, inconscientemente, influenciar os resultados, será compensada pelo cruzamento de diversos gráficos.

Pode ocorrer outra situação: as medidas podem indicar outro tipo de anomalia. Nesses casos, e mesmo não se sabendo, utilizam-se os gráficos de radiação ionizante para medir a presença de gás radônio e polônio.

Os gráficos complementares de campos elétrico e magnético são úteis no sentido de que, nos locais onde têm água subterrânea – e a experiência tem nos mostrado –, forma-se um campo elétrico natural induzido. Esse campo elétrico gera um campo magnético. Deve-se verificar com cautela os resultados. Outras anomalias também geram campos elétricos e magnéticos. Como, por exemplo, uma falha transcorrente que corta a superfície da região. São zonas profundas de sutura, que afetaram a Terra em tempos imemoriais, por exemplo, na época cambro-ordoviciana, há 400 milhões de anos.

Análise das Figuras 41 e 43

Fig. 41 – Marcou-se em cada cruzamento das linhas quadráticas uma medida de unidades Bovis.

Traçaram-se as curvas de isofrequência de 6.500 UB a 3.000 UB, separando-se faixas.

Observa-se que a energia diminui para o norte, atingindo os menores valores de 2.500 UB na ponta esquerda inferior do terreno analisado. Isso significa que há um aumento na velocidade da água nesse sentido, o que sugere uma maior quantidade de água para esse lado.

Para se ter maior certeza, utiliza-se o gráfico de potencial espontâneo (Figura 39). Observa-se que aumenta o potencial de 0 mV/m na região com 6.500 UB e vai aumentando até 75mV/m nos locais com 3.000 UB e 2.500 UB. Percebe-se que há uma relação com a diminuição nas unidades Bovis, sugerindo haver maior velocidade da água e, em princípio, maior quantidade de água. Deve-se fazer o furo de sondagem ou poço nesse local.

Fig. 43 – Utilizou-se o mesmo princípio anterior.

Percebe-se que o duto de água passa obliquamente pelo terreno, cortando a residência principal.

O lugar regular, com 5.500 UB Bovis, encontra-se a norte do terreno, no canto esquerdo superior.

A tendência do sentido do movimento da água, encontra-se indicado pela seta.

A energia emitida pelo duto de água varia entre 1.500 UB a 1.000 UB, – faixa central diagonal ao desenho. Nesse local, mais a oeste, deve-se marcar o furo de sondagem ou do poço de água (canto inferior esquerdo).

Quanto à insalubridade, percebe-se, então, que construíram erroneamente a residência principal. Mas o vizinho e o caseiro, ao norte, estão situados em melhores lugares, – 5.000 UB.

Essa situação exige um estudo adequado do terreno e determinar a melhor solução para construir a moradia principal. Deve-se estudar o terreno antes da construção. Bom para concentrar água, ruim para se morar!

Prospecção de água subterrânea no substrato rochoso

Em rochas sedimentares, em rochas ígneas e em rochas metamórficas

A prospecção de água subterrânea em rochas exige uma maior acuidade nas observações, pois cada tipo de rocha se comporta de forma diferente e concentra água de forma própria. Deve-se ter conhecimentos de geologia estrutural para a análise dos sistemas de fraturamento que afetaram as rochas. O conhecimento dos tipos de rochas também é de fundamental importância. O conhecimento de radiestesia completa o quadro. As descrições das rochas têm somente o caráter de mostrar a complexidade do estudo. Uma bibliografia básica, indicada no final do livro, poderá orientar os leitores que desejarem aprofundar seus estudos.

Rochas sedimentares

As rochas sedimentares são formadas pelo transporte de sedimentos resultantes da desagregação de rochas pré-existentes. Esses sedimentos são transportados por diversos agentes, até níveis mais baixos, devido à gravidade, onde são depositados. Os sedimentos transportados, desde sua origem, até chegarem ao local onde são depositados (bacias), sofrem a influência de variáveis físicas, químicas, físico-químicas e biológicas. Elas atuam na área fonte, no transporte, no meio em que são depositadas e posteriormente no próprio depósito sedimentar (diagênese: litificação ou endurecimento dos sedimentos com o peso do depósito sotoposto [sobreposto] e a perda d'água).

- Área fonte: é o local geográfico onde, sob a ação dos agentes acima mencionados ocorre intemperismo e erosão das rochas pré-existentes. O material desagregado, transportado e em transformação, depositado no final, gera os sedimentos.

- CLIMA: relacionado com a temperatura, que gera climas úmidos, secos, áridos, quentes e frios.
- TECTÔNICA: gera bacias, montanhas, fraturas, falhas, juntas. São esforços que atuaram sobre as rochas durante a sua formação e existência. Os agentes atuantes principais são a temperatura, a pressão e uma infinidade de outros fatores como, por exemplo, composição química, dureza, resistência, Eh, pH, etc.
- SEDIMENTOS: referem-se ao material desagregado, na forma de grãos, de granulometrias variadas, desde argila, silte, areia fina, areia média, areia grossa, grânulos, seixos, blocos e matacões. Esses grãos desagregados e transportados por agentes como rios, geleiras, vento, chuva são depositados na forma de sedimentos em locais como encostas de morros (cones de dejeção), lagos, leitos dos rios e planícies de inundação, em lagunas (intermarés) e nos mares. Formam também dunas, devido ao transporte de sedimentos arenosos, quartzosos e pelo vento (ação eólica).

Todos esses vários tipos de sedimentos são transportados e acumulados na forma de depósitos. Consolidam-se (endurecem com a perda da água: sofrem o processo de litificação devido, em parte, ao peso do material depositado) e se transformam em rocha sedimentar.

A rocha sedimentar tem formatos variados, principalmente como estratos tabulares sub horizontais. Esses estratos lembram livros empilhados, uns sobre os outros. Essas rochas são complexas devido à grande variedade de ambientes que as geraram, no entanto, para o nosso objetivo, que é a prospecção de água subterrânea, não há necessidade de um grande conhecimento geológico desse tipo de rocha. Deve-se saber que os estratos depositados são sub-horizontais; eles se comportam semelhantemente ao solo de subsuperfície, sendo que este último contém sedimentos na forma inconsolidada (os grãos são soltos, desagregados), enquanto que as rochas sedimentares são endurecidas (litificadas).

Utiliza-se a radiestesia para a localização de um estrato profundo, arenoso, com grãos de quartzo, em forma de uma grande lente armazenadora de água subterrânea potável, cercada por camadas argilosas, impermeáveis, uma embaixo e outra em cima. Esses estratos impermeáveis permitem que a água contida na camada arenosa, intermediária, não escape, mas fique confinada. Utiliza-se a mesma técnica para a localização de água em subsolo; no entanto, deve-se ter em conta que a pesquisa em rocha sedimentar ocorre a grandes profundidades. O radiestesista deve separar a busca de água subterrânea em rocha e não captar a água do subsolo, geralmente poluída. A pesquisa em rocha sedimentar ocorre, no geral, em área sub-horizontal; portanto, deve-se caminhar em busca do local de maior concentração. A varinha do rabdomante em "Y" pode ser utilizada, pois, a água ocorre em extensão areal refletida na superfície do terreno, sendo assim, pode-se escolher o melhor lugar para se fazer a perfuração do poço subterrâneo. O método das curvas de isofrequência será extremamente útil (Figs. 41 e 43).

Rochas metamórficas e rochas ígneas

As rochas metamórficas foram formadas desde o início da consolidação da Crosta Terrestre, pois têm-se datações de rochas metamórficas de 3 bilhões de anos de idade – até as de época muito recente –, derivadas de rochas ígneas, sedimentares e das próprias metamórficas. Em todas as épocas geológicas formaram-se três tipos de rochas. Formaram-se rochas em ambientes oceânicos, desde os ambientes praiais, plataformas continentais, taludais e abissais. Outros ambientes antigos de sedimentação, como: desérticos, glaciais, fluviais, lacustres e lagunares, de cones de dejeção e outros, também, geraram rochas sedimentares metamorfizadas. Ainda, outras rochas metamórficas, transformaram-se em outros tipos de rochas metamórficas e rochas graníticas, ígneas, transformaram-se em rochas metamórficas. Vê-se que são rochas extremamente complexas.

As rochas metamórficas foram geradas no estado sólido, de rochas pré-existentes, de origem sedimentar, metamórfica ou ígnea. Essas rochas sofreram esforços gerados por pressão dirigida e pela temperatura. Antigas rochas pré-existentes modificadas, dobradas e redobradas, em estado dúctil a rúptil-dúctil. Houve a formação de novos minerais por reações químicas, ou seja, as rochas pré-existentes sofreram os efeitos do metamorfismo e se modificaram gerando novas rochas.

As rochas ígneas ou magmáticas foram formadas a grandes profundidades e intrudiram (invadiram) a crosta terrestre em estado de fusão, em estado fluido a viscoso. A temperatura é o principal agente de formação dessas rochas. Formam-se a altas temperaturas, em torno de

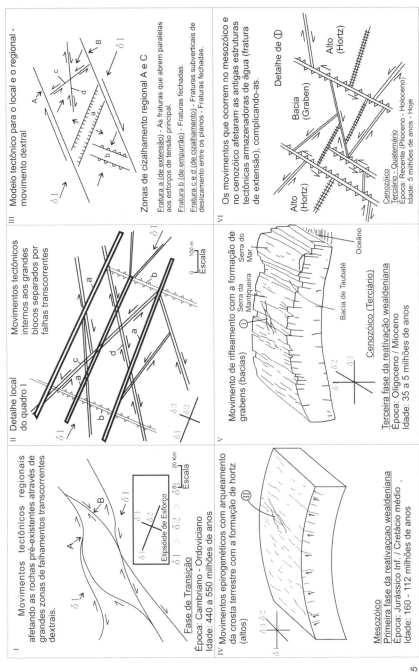

Fig. 45

900° C, as mais viscosas, como, por exemplo, os granitos, granodioritos e dacitos; até cerca de 1.200° C a 1400° C, as mais fluidas, como as rochas vulcânicas, os basaltos, gabros e diabásios. Essas rochas foram geradas entre 800 e 500 milhões de anos atrás no maior evento de vulcanismo e granitização que houve na diferenciação tectônica do cráton brasileiro. No entanto, em todas as épocas geológicas, esses eventos ígneos afetaram a crosta terrestre. Encontramos tanto rochas vulcânicas, como as máficas e ultramáficas, formadas há mais de dois bilhões de anos, como rochas vulcânicas se formando recentemente, por exemplo, na Islândia. As rochas metamórficas, no geral, têm estruturas orientadas, foliadas, bandadas, xistosas, etc. As rochas ígneas têm estrutura homogênea, são maciças. Essas rochas não acumulam água naturalmente. Não se encontra água no seu interior.

Cerca de 450 milhões de anos atrás, nas épocas geológicas denominadas de Cambriano e de Ordoviciano, as rochas, consolidadas, endurecidas, sofreram um evento tectônico que afetou a crosta terrestre em todo o globo terrestre. Nessa fase, as rochas sofreram pressões dirigidas que as romperam, gerando zonas de falhamentos transcorrentes e todas as rochas pré-existentes foram afetadas (Fig. 45 – Quadro I). Esses movimentos tectônicos "quebraram" as rochas, do mesmo modo que um bloco de rocha em um ensaio de esforços de pressão (Fig. 46).

Esses esforços que afetaram as rochas, rompendo-as, geraram fraturas de diversos tipos, sendo que um dos tipos de fraturas acumula água subterrânea potável/mineral (Fig. 45 – Quadro II). No desenho, são as fraturas em negrito, paralelas aos esforços

Tipos de fraturas:
a) Fratura de cinzalhamento;
b) Fratura de alívio;
c) Fratura de extensão (paralela ao esforço principal).

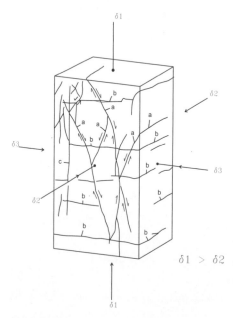

Fig. 46 - Bloco de rocha em ensaio de esforços. Três forças compressíveis afetam o bloco: sigma 1 (δ1), maior que sigma 2 (δ2), maior que (δ3).

tectônicos, representados pelo símbolo ∂ sigma 1. No quadro III, exemplifica-se com um possível modelo tectônico para os sistemas de fraturas, sendo que a fratura com possibilidades de conter água é a paralela ao sigma 1 (∂1).

No quadro IV, da mesma figura, observam-se os eventos posteriores que afetaram a crosta terrestre, já na Era Mesozoica, entre o Jurássico e o Cretáceo, entre 160-112 milhões de anos atrás. Houve arqueamentos tectônicos da crosta, gerando altos estruturais; as serras da Mantiqueira e do Mar foram formadas por esses eventos, como pode ser visto no quadro V. Observa-se o modelo da formação da Bacia de Taubaté, observável na Via Dutra, rumo ao Rio de Janeiro. Esse evento ocorreu entre 35-5 milhões de anos atrás, no Cenozoico (Terciário), nas épocas entre o Oligoceno e o Mioceno. No quadro VI, como se pode esperar, as antigas fraturas, vistas no Quadro II, acabaram sendo deslocadas, umas em relação às outras, complicando o modelo tectônico. Observa-se que a antiga fratura com água subterrânea foi deslocada (em linha dupla com traços *em trilho*).

O trabalho do radiestesista é localizar essas fraturas que se abriram e acumularam água. Nesse sentido, o conhecimento de Tectônica e Geologia Estrutural é de grande valia, mas, com a ajuda da radiestesia, conseguem-se resultados positivos eficazes e mais rápidos que outros métodos. Também se podem utilizar a geofísica, métodos elétricos, de diferença de potencial espontâneo e de resistividade.

Pesquisa de água subterrânea em rochas cristalinas

A pesquisa de água subterrânea em rochas cristalinas, sem dúvida nenhuma, prescinde dos conhecimentos citados acima, mas nesse momento vamos analisar a situação real.

Encontramo-nos, por exemplo, em um terreno plano, sem nenhuma elevação ou depressão. A questão é: como descobrir a fratura de extensão paralela aos esforços tectônicos que ocorreram há 400 milhões de anos? Baseando-nos na Fig. 47, vamos acompanhar uma sequência de procedimentos para achar os sistemas de fraturamentos do local de estudos. A Fig. 47 apresenta 6 quadros, 2 a 2. Os Quadros I e II referem-se às plantas local e regional. O local é a da empresa pesquisada e a regional insere o local do terreno do Quadro I no contexto regional. Os Quadros III e IV referem-se à análise dos dados obtidos na fase anterior. Os Quadros V e VI referem-se à interpretação dos dados e o diagnóstico das características das fraturas e do terreno de estudo.

Os quadros I e II referem-se às observações de campo (Fig. 47)

Supondo que a pessoa não saiba a possível direção do fraturamento do local. Deve-se andar numa determinada direção, por exemplo, leste-oeste (Quadro I – Caminhamento 1). O instrumento utilizado nesta fase é o DUAL ROD! Como já foi dito anteriormente, este é um instrumento muito fácil de usar e muito adequado para este tipo de pesquisa e, como qualquer outro instrumento radiestésico, responde a um estímulo segundo uma convenção mental.

Mantenha as duas varinhas em "L" paralelas à frente, com os braços na posição baixa, dobrando os cotovelos. Enquanto mentalmente se interroga a respeito da localização da fratura, siga andando descontraidamente, porém em estado de concentração. Quando se encontra uma fratura, normalmente ela é subvertical a inclinada e na superfície do terreno ela aparecerá como um lineamento cortando essa superfície. O Dual Rod abrirá na direção da fratura (uma vareta rotaciona para a direita e a outra para a esquerda, segundo o ângulo da fratura detectada), não importando o ângulo que a fratura incidirá em relação ao seu caminhamento leste-oeste. A fratura, por exemplo, pode estar na posição NW-SE, como no quadro I. Marque o ponto no terreno. A seguir, você deverá ir a outro ponto do terreno; mas agora, você andará perpendicularmente à fratura reconhecida no ponto inicial, marcando então o ponto 2. A seguir, ande mais longe e localize outro ponto na mesma fratura, marcando o ponto 3. Desta forma você caracterizou a Fratura I, verificando a sua projeção na horizontal, ou seja, qual a faixa que ela ocupa. Agora é saber se essa faixa, essa fratura, é a fratura de extensão, armazenadora de água, ou se é uma fratura de cizalhamento ou uma fratura de empurrão, perpendicular à de extensão. Eis a questão! Se o terreno é muito grande, uma gigantesca fábrica, há a possibilidade de você encontrar outra fratura e assim conseguir, agora, montar o quebra-cabeça. Mas, ainda assim, é necessário percorrer o local totalmente, mas não desordenadamente.

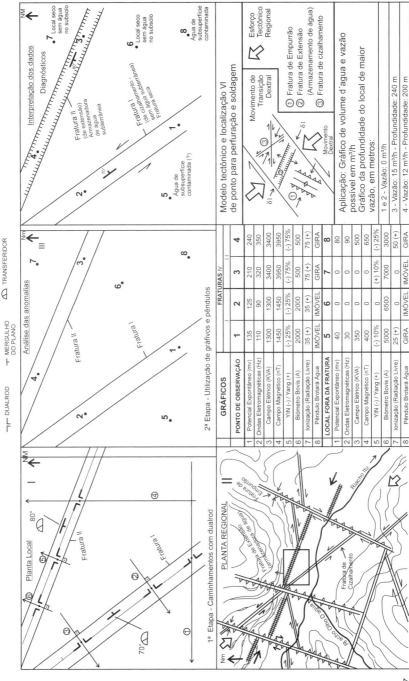

Fig. 47

A seguir, caminhe na direção norte-sul (Caminhamento 4) e aplique o mesmo procedimento anterior, como no exemplo da Fig. 47, Quadro I, Fratura I. Agora você localizou uma outra fratura. O Dual Rod girará na direção da fratura, no caso, na direção WNW-ESE. Determine, a seguir, os pontos 5 e 6 e caracterize a Fratura II.

Colocando o transferidor em graus, perpendicular à fratura, determina-se a direção e os graus de mergulho da fratura. Vê-se que a fratura I mergulha 70° para nordeste (NE) e a fratura II mergulha 80° para oeste-sudoeste (WSW).

Observando o Quadro II, abaixo do Quadro I, da mesma Fig. 47, você tem uma visão regional onde se insere o terreno. Observa-se que a planta regional mostra os efeitos tectônicos em uma vasta região. Portanto, não se restrinja a observar somente o terreno da pesquisa, caso tenha a oportunidade de estudar uma região maior.

Os Quadros III e IV, referem-se a análise dos dados (Fig.47)

Após a localização das fraturas no terreno em pesquisa, vamos analisar os oito pontos escolhidos. Os pontos 1 e 2 na Fratura I, os pontos 3 e 4 na Fratura II e os pontos 5, 6, 7 e 8 no terreno, fora das fraturas. Nesse momento vamos utilizar os gráficos auxiliares:

1. Diferença de Potencial Espontâneo: em milivolt por metro (mV/m)
2. Ondas Eletromagnéticas de Baixa Frequência: em Hertz (Hz)
3. Campo Elétrico: em quilovolt-ampère (KVA)
4. Campo Magnético: em nanoTesla (nT)
5. Yin-Yang: em porcentagem (%)
6. Biômetro de Bovis: em comprimento de ondas comparadas ao Ångström (Å)
7. Ionização do Ambiente: na emissão de radicais livres em íons positivos de 0 a 100 e em íons negativos de 0 a 100 (?)
8. Pêndulo em Hebraico Quadrado: "Brotará água"

No Quadro III identificamos os pontos a serem analisados e comparados; no Quadro IV analisamos os dados obtidos com os vários gráficos acima.

Com o gráfico 1 medimos a diferença de potencial em cada um dos pontos e colocamos em uma tabela: fratura I: pontos 1 e 2 – 135 e 125 mV/m; fratura II: pontos 3 e 4 – 210 e 240 mV/m; locais fora das fraturas: pontos. 5, 6, 7 e 8 – 5 mV/m, 0 mV/m, 0 mV/m e 8 mV/m, respectivamente. Verificamos que a fratura II apresenta anomalias mais elevadas, o que pode estar indicando a presença de água subterrânea, pois a água é um dipolo e gera diferença de potencial espontâneo.

Observando o Quadro IV, verificamos que a fratura II apresenta os índices mais elevados de anomalias elétrica, magnética, muito *yin*, o biômetro de Bovis acusa 500 UB, no entanto o pêndulo "Brotará água" girou na Fratura II e nos pontos do terreno 5 e 8. Verifica-se que esses pontos têm água de subsuperfície, sem importância na pesquisa de água potável. Mas, a fratura II, indicou todas as anomalias necessárias para se ter um grau maior de certeza na presença de água subterrânea potável/mineral.

Os Quadros V e VI indicam as interpretações dadas aos oito pontos observados e o modelo tectônico possível para a área de estudos (Fig. 47)

Quadro V: após as análises anteriores, conclui-se que a fratura I é de cisalhamento ou de deslocamento sinistral. Identifica-se que a fratura de extensão, armazenadora de água é a fratura II. Os pontos 5 e 8 encontram-se em local com água subterrânea de subsolo e os pontos 6 e 7 são pontos secos, sem água subterrânea, bom para a localização da residência.

Quadro VI: o modelo tectônico possível que afetou a área de estudos. Essa análise só é possível com o conhecimento do modelo geológico regional (vide Quadro II). Nesse momento, pode-se utilizar o gráfico de vazão possível (em m^3/h) e o de profundidade (em metros) na fratura II.

A Figura 48 mostra um bloco-diagrama esquemático da superfície (1) e a seguir, do solo de subsuperfície. Em discordância erosiva, a seguir, a presença de rocha sedimentar sub-horizontal (2) e, finalmente, em grande profundidade, as rochas cristalinas maciças a orientadas (3), em discordância angular e erosiva, afetadas pelos eventos tectônicos que atingiram a plataforma brasileira, na Bacia de São Paulo, por exemplo. Observa-se que as rochas cristalinas sofreram afundamentos e elevações, posteriormente aos eventos que geraram as fraturas que podem conter água. Esse fenômeno, que gerou as bacias e altos, ocorreu entre 150 a 30 milhões de anos atrás. E as fraturas antigas há mais de 400 milhões de anos, lembram-se? A seguir, depositaram-se os sedimentos que geraram as rochas sedimentares (Terciárias) que formaram a Bacia de São Paulo e o solo de superfície (recente) que cobre essas rochas sedimentares.

Em síntese: a busca de água subterrânea potável/mineral exige uma *sistemática-científica* com etapas bem formuladas. Exige um plano de pesquisa em cada região, tanto no Brasil como em qualquer outro país do mundo. Em cada local as características geológicas são diferentes. Deve-se ter em mente, que os eventos ocorrem no espaço e não no plano. Nesse sentido, não se pode extrapolar uma "experiência" de um local para outro. Os eventos não se repetem automaticamente. É necessário um estudo permanente dos locais e nas regiões em que se está trabalhando. Se aparece um trabalho na Bahia, por exemplo, deve-se estudar todas as características da geologia regional e, especificamente, a do local em que se prospecta a água subterrânea. Não existem modelos prontos. O presente trabalho tem o objetivo de mostrar, esquematicamente, um estudo em uma determinada região, no caso, na Bacia de São Paulo e adjacências. Mas para esse estudo e síntese foram necessários muitos anos de pesquisas. Não esmoreça, estude bastante!

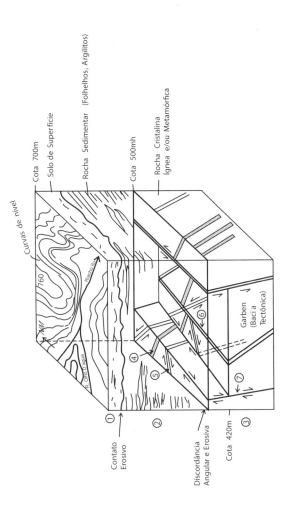

Evolução tectônica esquemática de uma região como a Bacia de São Paulo

Cenozoico-Haloceno-Recente – ① Solo de alteração de rocha "IN SITU" ou transportado.
Cenozoico-Terciário/Quaternário – ② Rocha sedimentar com sedimentos de origem lacustre e fluvial.
Pré-Cambriano – ③ Rocha cristalina ígnea ou metamórfica.
Cambro-Ordovincianas – ④ Fratura de extensão armazenadora de água
⑤ Fratura de cisalhamento ou de deslocamento.
⑥ Fratura de empurrão.
Mesozoico-Cenozoico – ⑦ Falhas normais e de empurrão geradoras de bacia e altos tectônicos, respectivamente.

Fig. 48

Capítulo XII
A RADIESTESIA DE ONDAS DE FORMA

A história e a evolução da radiestesia se divide em várias fases. A primeira delas remonta a uma época não definida, por falta de registros: é o período da rabdomancia, da prática empírica e que termina com o surgimento dos padres franceses, no início do Século 20. A segunda fase começa com os abades Bouly e Mermet, com a formulação das teorias radiestésicas e com a tentativa de uma abordagem científica do fenômeno. Uma terceira, inicia-se em 1939, com a publicação das pesquisas de Chaumery-Bélizal no livro *Tratado Experimental de Física Radiestésica*. É o surgimento da então chamada Radiestesia de Ondas de Forma. Finalmente, uma quarta e definitiva fase, em 1975, a da Radiestesia Cabalística, fruto do trabalho de Jean de La Foye e da Fundação Ark'All. Neste capítulo vamos tratar da terceira fase: as Ondas de Forma.

A primeira descoberta, em relação às emissões provocadas pela forma dos objetos, se deve a *Enel*, pseudônimo do coronel russo Skariatine (1883-1963). Em 1908, quando fez sua primeira viagem ao Egito, Enel descobriu uma forte radiação no interior da Grande Pirâmide. Também descobriu que havia correspondência entre as emissões das cores e os diversos elementos da natureza e dos órgãos humanos. Essas emissões foram chamadas de "cores" apenas para poder classificá-las na ordem do espectro solar e elaborar um sistema como ponto de partida. Observou-se que a geração destas vibrações eram mais devidas à forma do que à substância ou à cor. Em 1928, Enel elabora a primeira hipótese relativa às vibrações das Ondas de Forma, dividindo o conjunto da seguinte maneira:

	AMARELO
Cores positivas ou ácidas	LARANJA
	VERMELHO
	INFRAVERMELHO
	PRETO
Cores negativas ou básicas	AZUL
	ÍNDIGO
	VIOLETA
	ULTRAVIOLETA
	BRANCO

Nesta escala, o verde não foi incluído, já que Enel o detectou como positivo e negativo. O V- era então chamado de cinza por alguns pesquisadores, por se encontrar no centro da radiação entre o preto e branco, mas um pêndulo cromático usado como detector regulado em verde gira em sentido anti-horário sobre o verde negativo V-.

No início dos anos de 1930, Léon Chaumery e André de Bélizal, após uma viagem ao Egito (tal como Enel fez), iniciam a pesquisa de emissão de energias devidas às formas sobre o sólido, considerado, o mais perfeito, a esfera. Com auxílio de um pêndulo detector de radioatividade, assim como o tinha feito Turenne, detectaram três grandes círculos se cortando em ângulos retos (os três planos que em geometria permitem dividir uma esfera em partes iguais). Os dois círculos, ou planos, se cortando em N e S, foram considerados como meridianos, e o terceiro horizontal, como equador. Aprofundando a investigação, usando agora um pêndulo neutro, constataram nos pontos Norte e Sul, dois polos opostos, (emergências opostas) evidenciados pelos giros horários e anti-horários do pêndulo detector (giro positivo ao Norte, giro negativo ao Sul).

Quando analisados, os dois meridianos apresentaram: aquele no alinhamento Leste – Oeste, as vibrações em fase elétrica e o outro, oposto, alinhado Norte – Sul, as vibrações em fase magnética (Fig. 49).

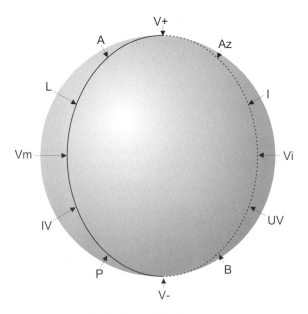

Fig. 49 – Fase elétrica do espectro

Num estudo detalhado do meridiano elétrico, usando um pêndulo neutro, testemunhos do espectro solar e um bastonete de cobre como apontador, Chaumery-Bélizal detectaram sete vibrações-cor repartidas a 1/6 de intervalo. Sobre o polo norte da esfera, uma emissão de cor verde e, descendo pelo meridiano elétrico na direção do equador para o lado Oeste, outras emissões nas cores amarelo, laranja e vermelho. Para o lado Leste, azul, índigo e violeta. Chamaram estas sete vibrações de cores do espectro visível. Encontraram, ainda, no hemisfério inferior da esfera, as emissões: infravermelho, preto, "verde negativo", branco e ultravioleta. Estas últimas cinco emissões foram batizadas de cores do espectro invisível.

O meridiano magnético, alvo da mesma detalhada investigação, apresenta em sua parte superior sete vibrações-cor: verde, azul, índigo, violeta, ultravioleta, branco e verde negativo, a constatar que o grupo de cores nos dois meridianos não é o mesmo, enquanto o magnético conta com três cores do espectro invisível: ultravioleta, branco e verde negativo, no meridiano elétrico, unicamente, estão presentes as vibrações-cor do espectro visível.

No polo sul, a misteriosa vibração que faz um pêndulo neutro girar anti-horário foi chamada, por convenção, de Verde Negativo V- por estar em oposição ao verde já encontrado no polo norte positivo, que, por sua vez, passou a ser denominada de Verde Positivo. E finalizaram por encontrar as mesmas doze cores no círculo correspondente ao equador, só que em fase indiferenciada, ou seja, eletromagnética. Hoje chamado de equador Chaumery-Bélizal (Fig. 50).

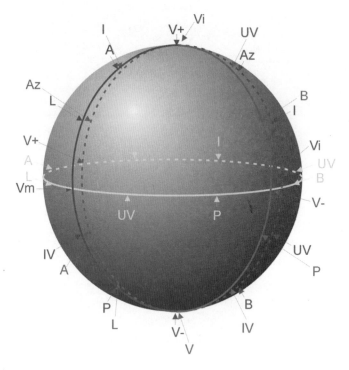

Fig. 50 – Espectro total de Ondas de Forma na esfera

O Verde Negativo, constataram, faz girar um pêndulo neutro em rotação anti-horária, exposto à sua ação. Consideraram esta, como a vibração mais curta e penetrante do Universo, capaz de atravessar blocos de chumbo, julgados eficazes contra os Raios X.

Esta vibração foi descoberta em 1934 e patenteada na França em 10 de Abril de 1936, assim como o método de "Decomposição do Espectro na Esfera". O Verde Negativo é, portanto, constituído de um feixe de vibrações.

O espectro do Verde Negativo, na faixa entre o Preto e Branco, foi dividido em doze emissões por Chaumery-Bélizal. Estes pesquisadores dividiram o equador da esfera em graus (divisão do círculo em 400).

5	grados – Alfa	395	grados – Ômega
10	grados – Beta	390	grados – Rô
15	grados – Theta	385	grados – Psi
20	grados – X	380	grados – Lambda
25	grados – Nu	375	grados – Khi
30	grados – Dzeta	370	grados – Épsilon
33,5	grados – Preto	366,5	grados – Branco

Cabe aqui um esclarecimento adicional sobre a cor do V-, já que o nome de batismo tem suscitado, pelos anos, erros de interpretação. Chaumery-Bélizal perceberam a coerência de seu sistema, pois, o espectro detectado se encontrava na mesma sequência do espectro luminoso. Esta constatação dava, sem dúvida, solidez à teoria. Hoje sabemos, que entre as ondas de forma e o espectro luminoso, existe uma certa afinidade, ou então, que uma manifestação é um harmônico da outra, não obstante, serem de natureza diferente. Como disse, o nome Verde Negativo é só um nome. Se o V- pudesse ser traduzido por meio de uma cor, provavelmente, esta seria o cinza.

Durante o estudo da esfera constataram que o espectro dos meridianos se movia numa forma elíptica conforme o deslocamento do sol no horizonte (Fig. 51). Para se fixar estes dois círculos radiantes, foram inseridas duas

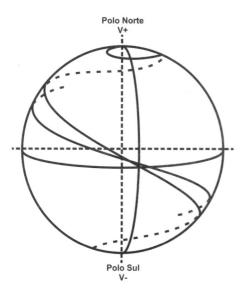

Fig. 51 - Rotação do espectro na esfera

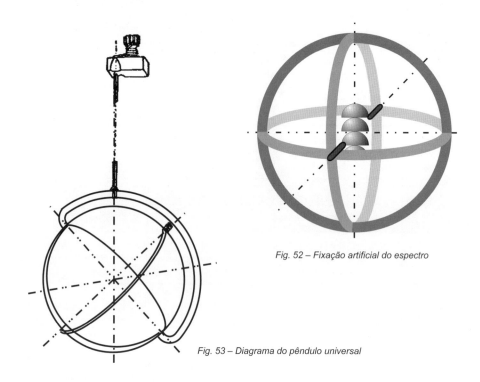

Fig. 52 – Fixação artificial do espectro

Fig. 53 – Diagrama do pêndulo universal

pequenas massas metálicas em dois pontos opostos na interseção do meridiano magnético com o equador (Fig. 52).

Baseando-se no estudo da esfera, Chaumery-Bélizal criaram o Pêndulo Universal, o primeiro instrumento radiestésico capaz de detectar as 12 vibrações-cor do Espectro de Ondas de Forma. Constituído de uma esfera de madeira com 6 cm de diâmetro, os 2 meridianos e o equador finamente ranhurados, com as respectivas vibrações-cor inscritas sobre os mesmos. Como na esfera, duas massas metálicas inseridas no cruzamento do meridiano magnético com o equador asseguram a estabilidade dos *planos radioativos*. Uma alça metálica não magnética inserida nos polos permite que o fio de suspensão possa explorar todos os pontos da esfera. Uma pequena pilha radiestésica de quatro elementos no interior da esfera aumenta a potência deste pêndulo emissor e estabiliza sua polaridade. O fio de suspensão conta com quatro marcas, para ondas em fase elétrica e magnética, na vertical e a 45° e um pequeno carretel, cujo parafuso permite um enrolamento com até ¼ de milímetro de precisão (Fig. 53).

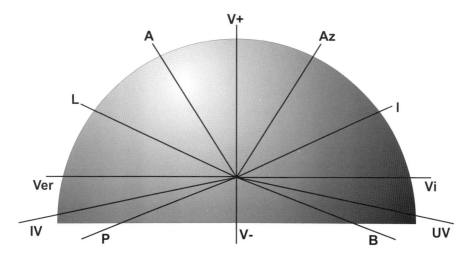

Fig. 54 – O espectro na semiesfera

As denominação de ondas em fase elétrica ou magnética tiveram sua origem no fato de que as ondas em fase elétrica não atravessam isolantes elétricos tais, como: baquelite, ebonite, porcelana, etc., mas o fazem quando o painel é de ferro. Já, a onda em fase magnética é parada pelo mesmo painel de ferro e não o é por um isolante elétrico.

Jean de La Foye, em sua pesquisa, repetiu as experiências de Chaumery-Bélizal, e em seu resultado final discorda dos conceitos apresentados anteriormente pela dupla de pesquisadores. Colocando frente a um emissor, um par de chapas metálicas, uma de zinco e outra de cobre, La Foye constatou: zinco ao norte e cobre ao sul, não muda a fase de emissão; cobre ao norte e zinco ao sul faz com que a emissão magnética se torne elétrica e inversamente, não alterando a cor. Segundo La Foye, as emissões magnética e elétrica parecem ser da mesma natureza, mas diferenciadas pelo seu sentido em relação a um determinado ponto.

Resumindo: as ondas de forma podem apresentar polaridade positiva ou negativa, fase elétrica ou magnética ou ainda eletromagnética (indiferenciada). E o espectro dessas ondas apresenta doze cores diferentes, sete visíveis e cinco invisíveis.

Pesquisando com o PU a faixa do V-, Enel encontrou uma emissão entre este e o Preto, exatamente a 6 graus e 15 minutos do eixo Leste--Oeste. A esta emissão Enel chamou de raio Pi e, como constatou, é

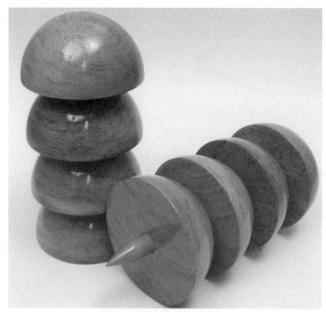

Fig. 55 – Pilhas magnética e cósmica

produtora de câncer. Achou, também, que ela poderia, pelo "princípio homeopático da semelhança", curar esta doença. Na realidade, somente o raio Pi emitido em fase elétrica é cancerígeno e, na fase magnética, como constatou Enel, pode curar o câncer. Com o uso de emissores cilíndricos com linhas helicoidais, Enel conseguia emitir, isoladamente, cada onda de forma, curando inúmeros casos de câncer com o raio Pi e o V-, ambos em fase magnética.

Após o estudo da esfera, Chaumery-Bélizal passaram a estudar as emissões da semiesfera. Como na esfera, também existem três planos emissores (1 equador e 2 meridianos) com a diferença que na semiesfera o plano do equador passa no seu centro de gravidade e não no círculo da base (Fig. 54).

Na vertical, a semiesfera emite V+ para cima e V- para baixo, e na horizontal, ela emite V+ ao Norte e V- ao Sul. Como na face plana, o Preto e o Branco estão mais afastados do V- do que na face convexa, o V- é mais puro naquela face. Por esse motivo, usa-se a face plana para baixo – ou para o Sul –, quando se faz uso da semiesfera como emissor (normalmente se usa a pilha na horizontal por uma questão de praticidade). Quando duas ou mais semiesferas são unidas (face convexa com face plana), aumenta-se a potência de emissão do V- (e do V+ do lado oposto – para cima ou para o Norte). A esse conjunto de semiesferas Chaumery-Bélizal chamaram de "pilha radiestésica". Quando a pilha está na vertical, é chamada de pilha cósmica; quando na horizontal, toma o nome de pilha magnética. Em ambos os casos ela emite o espectro indiferenciado, isto é, as fases elétrica e magnética ao mesmo tempo (Fig. 55).

Assim como o Pêndulo Universal, a Pilha Radiestésica foi patenteada na França, em 1936. No entanto, já era conhecida no Egito há mais de 6.000 anos, como se pode ver no Museu do Louvre, em Paris. Lá está exposto um móvel que possui duas pilhas radiestésicas e duas cruzes ansatas e emite no centro de seu tampo a onda Azul (Fig. 56).

A potência de emissão da pilha radiestésica aumenta com o número de semiesferas, e a intensidade com seu diâmetro, estabelecendo-se o seguinte paralelo com as pilhas em eletricidade: uma "voltagem" maior em função da quantidade de semiesferas e uma "amperagem" maior

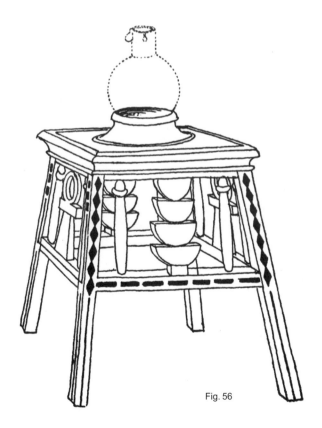

Fig. 56

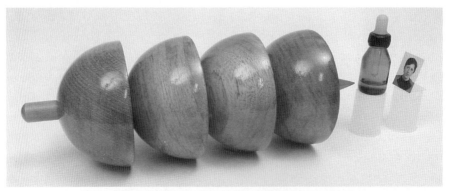

Fig. 57 – Emissão a distância com pilha magnética, corretor e testemunho

com o aumento de diâmetro. É possível, assim como nas pilhas elétricas, juntá-las em série ou em paralelo para formar verdadeiras baterias. Com uma pilha de nove elementos, é possível mumificar qualquer tipo de material orgânico, pela ação do raio V-: ele tem a propriedade de destruir os microrganismos.

Para terapia humana é aconselhável utilizar pilhas de quatro elementos, pois Chaumery-Bélizal constataram que quatro elementos representam a tensão normal da célula humana ou animal no estado de saúde perfeita (Fig. 57).

Bomba C 30, a criação deste poderoso emissor de ondas de forma se deve a Léon Chaumery. Este projeto foi retomado por Bélizal nos anos 1960, e aperfeiçoado. A Bomba C 30 recebeu este nome por causa de seu diâmetro de 30 cm (Fig. 58). Ela é composta de três esferas ocas concêntricas. Entre cada esfera existe um pequeno espaço de separação – a madeira de cada esfera é alinhada em relação às demais em função da polaridade. Este jogo de esferas é separável no meio, à altura do equador (o equador é dividido em grados), permitindo acesso ao interior do conjunto. No polo norte encontra-se uma pilha radiestésica composta de quatro elementos, captadora do fluxo cósmico e, na altura do equador, outra pilha de 15 cm de diâmetro, esta na horizontal, que envia para o centro da bomba o fluxo magnético. Para aumentar a captação das ondas, cada pilha tem uma antena de fios de cobre com sete elementos. Na cavidade interna da bomba estão fixados dois pedaços de metal, um positivo e outro negativo. É nesse lugar que, sobre um pequeno suporte – quando se deseja fazer emissões à distância com cunho curativo –,

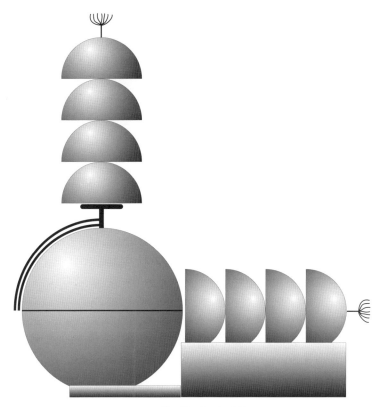

Fig. 58 – Bomba C30

coloca-se um testemunho do doente e um desenho do órgão a se tratar. A esfera exterior, a mais grossa, comporta dois meridianos, um elétrico, outro magnético, e um equador eletromagnético. A escolha da vibração é feita por meio de um seletor externo.

O esquadro, esta forma é o resultado da junção de duas linhas perpendiculares, formando um angulo de 90°. Ela é uma geradora natural de verde negativo V-. A emissão da vibração-cor se projeta pela linha horizontal do ângulo de 90° (Fig. 59).

Ao mudar o ângulo da linha vertical entre 0° e 180° teremos toda a série de vibrações-cor do espectro, de visível a invisível (Fig. 59).

O Emissor a Ondas de Choque é mais um dos aparelhos criados por Bélizal (Fig. 60). Este potente dispositivo é baseado nas propriedades de refração do esquadro. É composto de duas pilhas radiestésicas, uma na vertical e outra na horizontal, posicionada ao norte magnético.

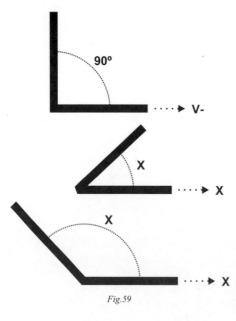

Fig.59

Um seletor colocado sob a pilha cósmica permite emitir a vibração escolhida. Este seletor é construído a partir de um disco móvel girando em um eixo central. Na parte superior do seletor 13 ou 21, ranhuras são trocadas, sendo os relevos pintados em preto. Montado sobre um suporte no qual se encontram inscritas todas as vibrações do espectro visível e invisível, tendo numa das laterais uma régua que se projeta para fora, pintada de preto. O ângulo gerado pelas ranhuras do disco móvel em relação à régua projeta, por meio desta, as vibrações-cor. Um ângulo de 90° gera verde negativo V-; os ângulos agudos: o branco, o ultravioleta, o violeta, o índigo o azul e o verde positivo (V+); os ângulos obtusos: o preto, o infravermelho, o vermelho, o laranja, o amarelo; e o verde positivo (V+). Bélizal usava de 4 a 15 pilhas na vertical, e de 4 a 30 pilhas na horizontal. Este aparelho emite unicamente o espectro indiferenciado.

Tanto a Bomba C 30 quanto o Emissor de Ondas de Choque, por sua forte emissão, são capazes de *gravar impressões* em filmes sensíveis aos raios gama, colocados em seus pontos de emissão.

Chaumery-Bélizal utilizavam dispositivos de grande porte, cujas poderosas emissões afetavam, inclusive, o funcionamento de um relógio elétrico, atrasando-o. As pilhas radiestésicas e emissores de grande porte produziam até radiodermias. Assim, foram levados a deslocar os instrumentos maiores para um pequeno cômodo no fundo do jardim, protegido por uma malha metálica aterrada. Constataram que no interior da Bomba C 30 havia sempre uma diferença de temperatura em relação ao exterior, de 15% menos. Segundo nos relata Jean de La Foye, André de Bélizal, em uma de suas experiências, consegue que uma macieira perca, em três semanas, suas folhas, com a simples colocação de um dispositivo de ondas de forma de 30 cm de comprimento, preso com um barbante.

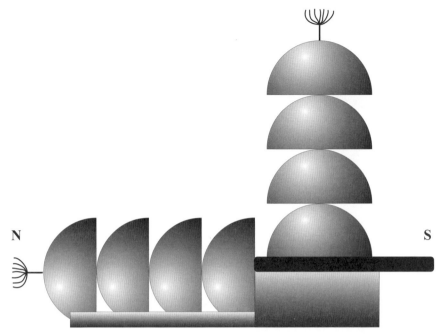

Fig. 60 – Emissor de Ondas de Choque

O segundo livro de André de Bélizal, publicado em 1965, em colaboração com P. A. Morel, inicia-se com um texto de aviso, que acho interessante reproduzir:

"Esta obra é o fruto de 30 anos de estudos, de pesquisas silenciosas e pacientes, algumas decepcionantes, outras exaltantes. É também o prolongamento natural do volume publicado em 1939, e depois reeditado em 1956, com um título diferente: *Ensaio de Radiestesia Vibratória*, e isso em colaboração com Léon Chaumery, retirado, ai de mim, prematuramente de nosso afeto, em 7 de fevereiro de 1957.

Nosso colaborador e amigo foi de fato vítima de suas experiências e completamente desidratado por nosso raio verde negativo V-. Nesta época, ainda não tínhamos encontrado a vibração antídoto, descoberta depois com P. A. Morel, que teve a bondade de debruçar sobre nossos trabalhos e nos assegurar sua contribuição preciosa...

... O verde negativo V-, representa o ponto 0 – 400 (grados), é uma vibração misteriosa, verdadeiro traço de união entre a vida e a morte. Ela domina a matéria, queima, destrói..., mas pode também conservar a vida fora do espaço e do tempo...

... Está na base de nossa *decomposição do espectro na esfera*. É de fato a pedra angular de nosso método, sem a qual teria sido impossível construir uma teoria válida e hoje em dia aceita por todos os pesquisadores sérios". A. de Bélizal.

Como se pode perceber no texto anterior, Chaumery-Bélizal trabalharam dentro da tendência da radiestesia física que, segundo eles, apoia-se nos princípios da física moderna, não descartando, no entanto, a radiestesia mental, pois, segundo estes autores, ela intervém no momento em que a vibração detectada atravessa o corpo humano. A acuidade mental do operador permite que este se aperceba do fenômeno e, ao amplificá-lo, transmita o movimento para um detector (pêndulo ou vareta).

A Terra, feito um gigantesco organismo vivo, vibra, e as vibrações resultantes se projetam acima da superfície do solo. O cosmo circundante, por sua vez, nos banha com seu influxo o tempo todo, estas duas forças quando se encontram em perfeito equilíbrio, produzem um ambiente natural saudável, mas, quando ocorre um desequilíbrio ou "ruptura das forças compensadas", a onda telúrica na forma, por exemplo, de água subterrânea em movimento, zona tectônica, radiações ionizantes (gás radônico), etc., tende a gerar doenças nos organismos vivos. Os chineses chamavam a esse desequilíbrio de "as veias do dragão" e, conhecedores de seus malefícios, nunca construíam suas habitações sobre tais locais.

A onda telúrica não compensada é uma onda portadora verde negativo V-, contaminando a superfície com a energia de falhas ou fraturas com radioação ionizante, como também, esgotos, correntes de água subterrânea, etc.

Vivemos imersos num mundo de energias, de influências, de formas, tudo, absolutamente tudo, vibra à nossa volta, todos os objetos, todas as coisas interagem umas com as outras gerando uma multiplicidade vibratória. Tudo à nossa volta pode influenciar o resultado de nossas experiências, por exemplo: uma janela ou porta aberta no alinhamento de um biômetro podem alterar as medições. A fim de se obter, sempre, os melhores resultados, deve-se trabalhar sempre na mesma orientação na mesa de trabalho. Sobre esta mesa não deve haver nenhum tipo de objeto radiante, as gavetas devem permanecer fechadas: a cavidade da gaveta aberta emite! A luz deve estar sempre do mesmo lado e ter sempre a mesma intensidade. O mundo moderno e os centros urbanos nos deram, nos últimos tempos, um razoável acréscimo de vibrações novas. Olhe à sua volta: TV a cabo, telefone celular, ventilador ligado, aparelho de rádio tocando baixinho para criar um clima agradável, relógio a pilha, calculadora eletrônica, lâmpada fluorescente, computador, etc. Se você mora em apartamento, tem ainda de brinde, canos de água dentro da parede, fiação elétrica nas quatro paredes, no teto e até no chão (que é o teto do vizinho).

Alguns aparelhos radiestésicos

Flecha regulável

Criado por Enel, este dispositivo é baseado no desenho do pêndulo de cone virtual de Chaumery-Bélizal (Fig. 61). Pode ser executado a partir de um quadrado de madeira com 10 cm de lado, atravessado ao centro por uma vareta também de madeira com um diâmetro de 1 a 2 cm, cuja ponta

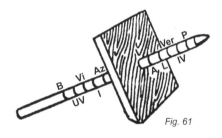

Fig. 61

será afiada em cone. Projetando-se a vareta mais ou menos para fora da prancha, obtém-se um cone virtual em relação à borda do quadrado. Ao longo da vareta serão indicadas as vibrações-cor correspondentes, que podem ser encontradas usando qualquer tipo de pêndulo cromático. Fixa-se, a certa distância da ponta da flecha, o desenho do órgão a tratar junto ao testemunho do paciente, e se ajusta a flecha na cor indicada para o tratamento. Desejando-se aumentar o influxo energético, pode-se colar um barbante entre a traseira da flecha e a parede mais próxima, para que a radiação proveniente da terra carregue o aparelho. Uma chapa de metal branco, como, por exemplo, o alumínio, pode ser colocada entre o dispositivo e a mesa para evitar a perda de corrente. O resultado da aplicação deste aparelho é muito bom em doenças benignas. Sua ação é suficientemente suave para poder se fazer longas aplicações sem perigo.

Cilindros helicoidais

Criados por Enel, estes dispositivos têm a vantagem de poder enviar uma onda-cor, única, absolutamente livre de outras emissões parasitas (Fig. 62). Pequenos cilindros de madeira com um diâmetro de 3 cm e comprimento de 10 cm terão uma dimensão média adequada para o fim em vista. Sobre cada cilindro será colado um papel raiado com tinta nanquim, segundo o seguinte modelo: riscos no sentido do comprimento do cilindro produzem Verde Positivo, riscos no sentido oposto, ou seja, formando círculo à volta do cilindro, geram Verde Negativo. As demais cores serão obtidas a partir de linhas helicoidais, diferindo entre si numa inclinação de 15°. As espirais dextrogiras emitem as cores negativas (azuis), as espirais levogiras geram as cores positivas (vermelhos). Cada cilindro terá num dos topos um furo de 2 cm de profundidade, onde será fixada a haste de sustentação, a qual deverá ser de alumínio. Todo este conjunto, encontra-se apoiado sobre uma base de cobre. A utilização dos 2 metais é indispensável para isolar o conjunto da mesa sobre a qual for montado. Um barbante colado entre o alumínio e a parede assegurará uma carga energética suplementar oriunda da terra. O testemunho do paciente deverá ficar, aproximadamente, a 75 cm do cilindro. Como a emissão deste conjunto é bastante forte, aconselha-se um controle maior de tempo e, sobretudo, não fazer longas exposições, que ultrapassem o período de carga total que é o de 48 horas.

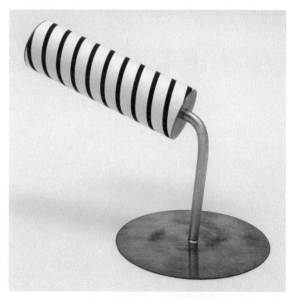

Fig. 62

Escargot-Seletor

O Escargot-seletor pode ser considerado como uma ampliação do equador do Pêndulo Universal (Fig. 63). Escalonado em 400 graus, permite, com um pêndulo à cone virtual, a detecção de qualquer onda-desequilíbrio a partir de um testemunho, e a detecção, também, de sua onda-corretora. Este aparelho foi realizado por Bélizal e Morel. Ele é composto de: uma base em madeira, encaixada, na qual se encontra uma forma de concha indiana (escargot) em zinco, uma bússola, uma segunda forma de concha, em cobre – móvel chamada de seletor –, uma agulha de pesquisa presa num eixo, sobre o qual é colocado ora um disco metálico ora uma esfera cromada, segundo o objeto da pesquisa. Esta agulha serve para explorar a circunferência dividida em 400 graus e assim materializar a vibração detectada pelo pêndulo. São necessários, ainda, um pêndulo neutro e um pêndulo de cone virtual.

Baseado no estudo da concha indiana, este aparelho é uma régua de análise sofisticada que permite, também, a emissão a distância. Toda a descrição para o uso com régua, junto às respectivas tabelas, podem ser encontradas no nosso livro *Os Novos Gráficos em Radiestesia*. O Escargot-seletor pode ser usado como aparelho para emissão a distância quando for necessário um aparelho de baixa potência. Coloca-se o testemunho do paciente junto ao desenho do órgão a tratar, no prolongamento da linha da cor escolhida. No centro do aparelho, coloca-se um emissor ativo tipo *areia radiante* ou outro. Como alguns outros aparelhos, o Escargot-seletor apresenta o inconveniente de emitir todo o espectro de vibrações-cor à volta do mesmo, podendo interferir nos demais instrumentos presentes no local.

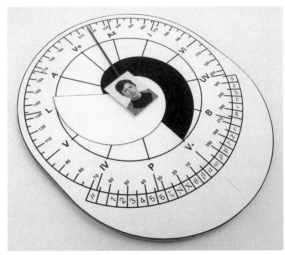

Fig. 63 – Escargot-seletor com testemunho

Baguá

De origem chinesa, este instrumento, cuja criação se atribui ao lendário imperador Fuh-Hi, foi alvo do estudo de vários radiestesistas. A maior questão se refere à distribuição exata dos trigramas, pois até os Baguás de origem chinesa nos chegam com múltiplas variantes. A versão aqui apresentada é a de Chaumery-Bélizal (Fig. 64), que emite em fase indeterminada, ou seja, o espectro eletromagnético. Quando alinhado norte-sul ganha em potência. Sobre um testemunho, colocado em seu centro, é possível detectar a vibração-doença e também a vibração-remédio. Nas cores vermelho e verde é um gráfico emissor de boa potência. Alguém, cujo testemunho tenha sido colocado sobre o *yin-yang*, no centro do Baguá, percebe-se, com uma razoável rapidez, os efeitos benéficos da emissão deste instrumento. Quando os trigramas Khien (sul) e Khouen (norte) não se encontram alinhados, é inútil colocar um *yin-yang* central.

Existe alguma diferença entre a utilização deste instrumento para Feng Shui e para a radiestesia. A radiestesia impõe a estrita observância dos fatores físicos relacionados. Os aspectos subjetivos ou místicos devem ser, por princípio, descartados.

Em radiestesia, o *yin-yang* em giro anti-horário, assegura a não-inversão de polaridade da emissão.

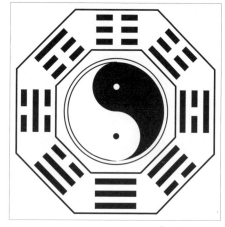

Fig. 64 – Baguá

Características das ondas de forma

As denominações de "ondas de forma", em qualquer de suas variantes, constituem um erro, pois não se tratam realmente de ondas, por não terem caráter ondulatório. A forma, apenas, faz esta energia emergir, a concentra e a emite. A energia catalisada pela forma está presente em todos os pontos do universo. A conjunção dos fatores, *forma* e *influências* atuantes no local, apenas fazem *emergir* a energia do campo difuso circundante, transformado-a em um feixe direcionado.

Pesquisadores da Fundação Ark'All (França), liderados pelo radiestesista, físico e matemático Jacques Ravatin, denominaram a "energia devida à forma" de EIFs. Esta sigla significa: Emergences, Influences, Formes (Emergências, Influências, Formas e o "s" de plural).

A natureza intrínseca das EIFs ainda é desconhecida e, por isso, as diversas definições existentes são incompletas e inadequadas.

Para melhor compreensão das EIFs vejamos algumas de suas características e propriedades:

1. Possuem duas fases, uma "magnética" e outra "elétrica".
2. Possuem polaridade positiva ou negativa.
3. Existem em três níveis: físico, vital e espiritual.
4. Existem na Natureza mas podem ser criadas artificialmente.
5. São transportadas por meio de um fio condutor ou isolante (metal, barbante, linha, etc.) de cilindros de metal, plástico ou madeira, de feixes luminosos, de ondas hertzianas e de correntes elétricas ou magnéticas.
6. Sofrem reflexão e difração na interface de vários materiais: espelho, prisma ou lente de madeira, etc.
7. Suas fases são invertidas ao passarem no eixo de uma espiral negativa (com giro para a esquerda).
8. São altamente penetrantes, atravessando paredes, rochas, massas metálicas (ferro, chumbo, etc.) porém, são barradas por malhas metálicas ou têxteis e, ainda, por malhas bidimensionais, como um simples papel quadriculado. A eficácia de uma malha, como barreira as EIFs, é inversamente proporcional às dimensões de suas quadrículas.
9. São amplificadas ou reduzidas por transformadores elétricos.
10. Preenchem os volumes fechados e semifechados, tais como caixas, vasos, baús, apartamentos, fossas sanitárias, galerias e tubulações desativadas, etc.
11. O pensamento pode criar, modificar ou anular as EIFs. Tal ocorrência depende muito da energia psíquica do operador.
12. As EIFs naturais são emitidas verticalmente
13. Fendas, fissuras e rachaduras (simples ou múltiplas) mudam completamente a sua qualidade.

14. O Verde Negativo Magnético só existe na Natureza: nos animais de sangue quente que o sintetizam e têm boa saúde. Por outro lado, o Verde Negativo Elétrico existe em toda a Natureza: e seu excesso, em alguns seres vivos, é sinal de doença.
15. O Verde Negativo Elétrico pode servir de onda portadora de outras EIFs.
16. Influenciam muito, por ação catalítica, os sistemas dinâmicos em curso, tais como: reações metabólicas, fecundação, divisão e multiplicação celular (mitose), polimeração, fermentação, revelação fotográfica, saponificação, envelhecimento de vinhos e licores, germinação, etc.

A influência da Lua

Vimos, durante o estudo da esfera, que os raios solares exercem uma influência sobre o Espectro de Ondas de Forma. Também a Lua exerce sua influência neste processo, sobretudo, durante o período noturno e também em função da fase lunar. A começar, na lua nova e progressivamente até dois dias depois da lua cheia a influência é favorável, tendo seu máximo durante a lua cheia. Desde o terceiro dia, depois da lua cheia, o efeito se inverte e se torna desfavorável.

A energia da pirâmide

A pirâmide, de base quadrangular, é um sólido concentrador de energias de forma. A pirâmide de Quéops, além de energias de forma e outras energias sutis, capta também energias cósmicas e produz energia elétrica a partir dos seus cristais de quartzo (piezoeletricidade).

As quatro lajes acima da Câmara do Rei têm a função de aumentar a captação de raios cósmicos e projetá-los num feixe unidirecional na direção do sarcófago e da base da câmara. Nesse feixe, encontra-se o misterioso *Raio Pi* com o qual, o radiestesista francês, Enel, curou inúmeros cânceres.

A pirâmide cria em seu interior um débil campo magnético que funciona melhor quando sua base está alinhada no eixo norte-sul. Os efeitos da pirâmide variam de um dia para outro devido às variações do campo geomagnético e das energias sutis à sua volta.

O engenheiro tcheco Karel Drbal, descobriu uma fórmula matemática para determinar o comprimento de onda ressonante da pirâmide. Eis esta fórmula:

$$L = 2(A-h)$$ onde   L = comprimento de onda
A = apótema
H = altura

Obtido o comprimento de onda, pode-se calcular a frequência de ressonância da pirâmide pela seguinte fórmula:

$$f = \frac{30.000}{L}$$

A frequência (f) obtida será em hertz e o comprimento de onda (L) deverá estar expresso em centímetros. Se L estiver expresso em metros, a fórmula deverá ser a seguinte:

$$f = \frac{300}{L}$$

A frequência da pirâmide não depende do seu tamanho, mas, sim, do ângulo do vértice. Por isso, conhecendo-se a frequência de um órgão, basta achar seu comprimento de onda e construir uma pirâmide, cuja diferença entre seu apótema e sua altura seja a metade deste comprimento de onda. Deste modo teremos o ângulo do vértice para uma pirâmide, de qualquer tamanho, ressonante com o órgão considerado.

Segundo Patrick Flanagan, piramidólogo e físico americano, a pirâmide gera *nano-ondas de radiação* que se concentram em seu centro. Na área da Câmara do Rei, a radiação, cuja faixa de comprimento de onda é de cerca de 10 nanômetros, é transmitida por ressonância às moléculas ou átomos que aí estejam.

As energias sutis contidas na Câmara do Rei são capazes de produzir estados alterados de consciência e, por isso, neste local eram realizadas iniciações de caráter esotérico.

Alinhando-se uma pirâmide no eixo norte-sul, e fazendo-o coincidir com o espectro de Chaumery-Bélizal (Fig. 65), teremos os pontos de emissão de ondas de forma. Nesses pontos da pirâmide alinhada constatamos, com pêndulos especiais, essas emissões, o que permite sua captação, ampliação e uso para fins terapêuticos. Assim como no caso das pilhas radiestésicas, a pirâmide permite fazer emissões a distância, por meio do emprego de um testemunho e um corretor, usando as precauções necessárias para não causar nenhuma saturação no destinatário.

A pirâmide de Quéops também foi alvo do estudo de Chaumery-Bélizal. Eles constataram que o ápice emite Verde Positivo, e que na base estão presentes as 12 vibrações do equador da esfera.

A 1/3 da base da pirâmide, bem no eixo vertical, existe um poderoso V- que tem uma forte ação desidratante. Alguns anos antes dos trabalhos e publicações de Enel, Chaumery-Bélizal, o físico e radiestesista Antoine Bovis tinham encontrado animais mortos dentro da Grande Pirâmide, que não apresentavam nenhum sinal de putrefação. De volta a Paris construiu réplicas da pirâmide e, após alinhá-las no eixo N-S, constatou que podia produzir a desidratação de alimentos e de pequenos animais mortos, impedindo sua decomposição. Foi exatamente na década de 1920 após a divulgação das observações de Bovis, que começou o interesse mundial pelos até então estranhos fenômenos produzidos pela forma piramidal. O citado eng° tcheco Karel Drbal, conseguiu patentear um

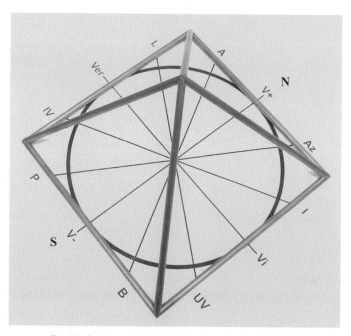

Fig. 65 - O Espectro de Ondas de Forma na base da pirâmide

dispositivo para afiar lâminas de barbear tipo Gillette, aquele modelo antigo com duas lâminas. Quer a receita? Obtenha uma pequena pirâmide de 12 a 15 cm de base, pode ser tubular ou de cartolina, alinhe com auxílio de uma bússola uma das faces para o norte, na base da pirâmide, no centro, coloque um pedaço de cortiça (rolha), sobre ela insira uma Gillette usada, na vertical, uma lâmina virada para o norte, outra para o sul, a um terço da altura da forma, ou seja, na altura da Câmara do Rei. Da primeira vez deixe por dez dias, a partir daí pode passar a usar a lâmina regularmente, bastando toda vez recolocar a mesma no suporte de cortiça. Boas barbas!

A Câmara do Rei não recebe o poderoso V- da pirâmide porque não está em seu eixo vertical; recebe, porém, o misterioso Raio Pi descoberto por Enel, e o V- (de menor potência) produzido pela pilha de quatro lages de granito existente acima do sarcófago aí colocado.

Classificada pelos antigos como uma das Sete Maravilhas do Mundo, a Grande Pirâmide causa admiração a todos que a vêem ou dela ouvem falar há mais de 4.000 anos, seja pela imponência de sua dimensão, seja pelo mistério da razão que motivou sua construção. Situadas na margem oeste do rio Nilo, perto da cidade do Cairo, erguem-se dez pirâmides de pedra, sendo que três delas de imponentes dimensões. A maior de todas foi edificada em 2650 a.C. a mando do rei Khufu, conhecido como Quéops, resultado da transliteração errada de seu nome feita pelos gregos.

A primeira pirâmide data de 2780 a.C. e foi construída durante o reinado de Zoser, projetada por seu vizir Imhotep, misto de sacerdote, cirurgião, arquiteto e filósofo que hoje é tido como uma figura quase mítica. A pirâmide escalonada de Zoser deve seu nome ao fato de ser, basicamente, uma mastaba com outras cinco menores empilhadas em cima. Ao todo podem ser encontradas mais de 70 pirâmides em toda a região pela qual se espalhou a civilização egípcia. Boa parte delas encontram-se reduzidas a um amontoado desfeito de pedras. O método de construção, em alguns casos, foi o responsável pelo desmoronamento do edifício, já que algumas pirâmides foram erguidas a partir de um morro de terra revestido externamente de pedra ou de tijolos, enquanto outras foram destruídas como passar dos séculos sendo seus materiais utilizados na construção de edifícios mais novos. Um exemplo vivo disso são as grandes mesquitas do Cairo, construídas com as pedras do revestimento externo da Grande Pirâmide de Gizé.

Calcula-se que cerca de 100.000 pedras foram retiradas da Grande Pirâmide, permanecendo no local cerca de 2.200.000 blocos de calcário, em sua maioria pesando algo em torno de 2,5 toneladas e alguns grandes blocos atingindo perto de 12 toneladas. Hoje, é difícil entender como um grupo de trabalhadores, apenas munidos de ferramentas de bronze, não fazendo uso de tração animal nem de rodas, puderam talhar com perfeição a impressionante quantidade de pedras, deslocá-las apenas usando trenós de madeira e içá-las cada vez mais alto, mais alto, até 130 m. Face ao inexplicável, as mais bizarras hipóteses foram levantadas, como, por exemplo, a de Erik Von Däniken, que acredita em obra de extraterrestres. É no mínimo engraçado pensar em alguém vir de um planeta distante para ficar construindo pirâmides maciças de pedra no, então, primitivo Planeta Terra. Êta ET maluco!

De autor para autor existem variações quanto às dimensões da Grande Pirâmide. Os números seguintes são aproximados, resultado de pequenas variações de cálculo em função do mau estado da pirâmide. A base é um quadrado com 230,27 m de lado, havendo uma variação de cerca de 0,20 m do lado maior para o menor. A altura atual é de 137,46 m.

O número-chave que presidiu a construção da Grande Pirâmide é o Phi ou número do Ouro ou Seção Áurea, que pode ser obtido matematicamente $(5+1)/2 = 1,618033$, ou pela constante da divisão de uma série Fibonacci. A natureza nos mostra nas mais variadas formas a existência desse número. Ele está presente na proporção das folhas de plantas, de certos animais, etc. (Fig. 66).

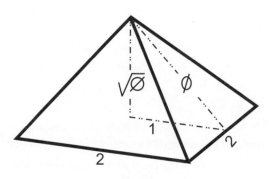

Fig. 66

Capítulo XIII
OS GRÁFICOS

Para outro tipo de pesquisa, que não seja a hidromineral em campo, o pêndulo terá como coadjuvantes obrigatórios os gráficos radiestésicos.

Os primeiros gráficos radiestésicos surgiram um pouco antes da Segunda Guerra. Eram, na maioria, semicírculos divididos num certo número de casas, e serviam, sobretudo, para sintonizar as cores, números, e certas aplicações em medicina ou em astrologia, sendo que boa parte desses gráficos caíram em desuso. A maioria dos gráficos em uso derivam do trabalho de Chaumery-Bélizal e Morel, e ainda dos irmãos belgas Servranx que, durante duas décadas, publicaram um opúsculo de umas quinze folhas, o EXDOCIN (Experiências – Documentação e Instruções sobre as novas ciências interessando os RADIESTESISTAS, revista mensal salvo janeiro, fevereiro, julho e agosto). Alguns desses trabalhos foram reimpressos por seus herdeiros, que hoje exploram essa fonte obrigatória de consulta (à venda na Bélgica e França). Nos anos 1970, Jean de La Foye, ao introduzir a radiestesia cabalística, injetou uma nova fonte de subsídios permitindo novas abordagens ao tema.

Um gráfico para análise funciona como um separador de padrões vibracionais, emanados do testemunho e informados ao pêndulo pela mente do operador. Ainda que se opere por simples radiestesia mental, isto é, sem o uso de testemunho, o gráfico sempre funcionará como um excelente facilitador do trabalho radiestésico (Fig. 67).

Na prática, nos utilizamos de círculos ou semicírculos divididos em 100 ou 360 unidades, assim como de réguas para se obter uma avaliação aproximada, mesmo que este dado represente um conceito abstrato.

EXDOCIN

EXpériences - DOCumentation et INstructions sur les
SCIENCES NOUVELLES intéressant les RADIESTHESISTES

EDITIONS SERVRANX-11 r. Fossé-aux-Loups , BRUXELLES-Belgique

N° 5   SEPTEMBRE 1957

L E S   A P P A R E I L S   A   G U E R I R

(S U I T E)
Les   MONTAGES   RADIONIQUES   ACTUELS

Est-ce encore de la Radiesthésie ?

L'action à distance à l'aide d'appareils constitue plutôt une science connexe ,- la RADIONIQUE , appelée aussi "PSIONIC" par les américains.

Des spécialistes éminents de cette Radionique , comme la Doctoresse Drown ou Mr de la Warr , prétendent qu'ils ne sont pas radiesthésistes et que leurs instruments ne doivent rien à la recherche pendulaire , - que notre art vienne ou non confirmer leurs résultats . D'autres spécialistes , tout aussi en vue , comme le Major Cooper-Hunt ou Mr Bruce Copen , sont radiesthésistes et le proclament ouvertement .

Ce qui met en présence deux catégories d'appareils :

- les uns , les moins nombreux à la vérité , se règlent au pendule ou à la baguette ; c'est à dire que dans la manoeuvre des dispositifs d'accord , on se sert des instruments ordinaires du radiesthésiste pour vérifier la résonance ;

- les autres appareils de radionique , les plus nombreux , comportent un détecteur spécial qui ne nécessite pas l'usage d'un pendule ou d'une baguette pour contrôler l'accord . Empressons-nous de dire que ce détecteur spécial dépend comme la radiesthésie de la sensibilité humaine et qu'il peut , dans tous les cas , être remplacé avec avantage par le pendule . Au cours de notre exposé nous décrirons deux types de détecteurs spéciaux , non radiesthésiques , - mais nous en traiterons uniquement pour que notre travail soit complet . Nos lecteurs étant tous radiesthésistes obtiendront des signaux bien plus nets de leur pendule que de tout autre indicateur tactile .

Reprodução da primeira página de um exemplar do EXDOCIN.

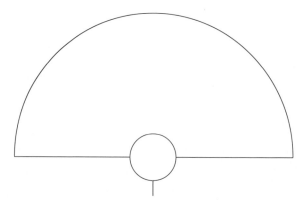

Fig. 67 – Desenho padrão para gráfico radiestésico a partir do qual podem ser elaborados gráficos específicos

Todos os corpos e fenômenos da Natureza emitem vibrações que lhes são próprias. Nessas vibrações, estão moduladas as características dos elementos que as compõem, de suas propriedades, das famílias a que pertencem, da época de sua formação, de sua força, medidas e dimensões, de sua energia e das energias que lhe são afins, etc. Os padrões energéticos dos corpos e fenômenos serão melhor sintonizados se o gráfico for específico.

Os gráficos radiestésicos têm, antes de tudo, uma finalidade simplificadora. Em vez de utilizarmos testemunhos naturais ou artificiais, usamos um gráfico que nos permitirá pesquisar todos os elementos que nos interessam. Como vantagem, um gráfico pode incluir fenômenos cujo testemunho, natural ou artificial, seria de dificílima obtenção. Além disso, pode-se deixar num gráfico para análise, setores vazios para colocação de elementos ainda não conhecidos, ou um setor com a palavra "Outros"; com isso poderemos saber se algum outro elemento (energia, cor, substância, etc.) é a resposta procurada ou faz parte dela. Quando se tem uma série grande de elementos, pode-se dividi-los em dois ou mais gráficos. Neste caso, convém incluir em cada um deles, além do setor "Outros", um setor com a palavra "Nenhum". Quando o pêndulo indicar o setor "Outros", muda-se para o gráfico seguinte da mesma série; se a resposta for "Nenhum", encerra-se a pesquisa em relação a esta série.

Para criar um gráfico separador de vibrações, um determinado número de fatores devem ser considerados:

- As dimensões da figura, a escolha da forma mais adequada, a quantidade de divisões, a orientação eventual do gráfico acabado, padrão numérico ou alfabético a adotar, possibilidades de amplificação, etc.
- O gráfico deve ser simétrico em sua forma, impresso em tinta preta sobre fundo branco, ter um tamanho suficiente para se visualizar bem o que está impresso (letras, números, palavras ou símbolos) e qual a divisão apontada pelo pêndulo.

Um gráfico em madeira (serigrafada) é mais potente do que se feito em papel, também em função de sua massa.

Um gráfico de pequeno tamanho tem sua capacidade de ação reduzida pela dimensão.

A menor dimensão para um gráfico radiestésico é: que possa ser inscrito dentro de um quadrado de 15 x 15 cm. Sua dimensão ideal será: se inscrever na área de um quadrado de 30 x 30 cm.

A título de referência, podemos citar que o Labirinto de Chartres utilizado na França para pesquisa e emissão, tem uma dimensão que varia de 80 cm a 1 metro de diâmetro.

Gráficos em dimensões menores que as citadas acima não têm finalidade objetiva em radiestesia.

Gráficos circulares divididos em graus deverão ser orientados no eixo norte-sul, com o ponto zero ao norte. Gráficos semicirculares serão orientados da mesma forma, ficando a parte reta alinhada leste-oeste. Réguas, como o Biômetro de Bovis, devem ser posicionadas sobre o eixo norte-sul. O zero da régua ao norte. No caso do Biômetro *modelo de régua comprida* o quadrado negro deve ser alinhado para o sul, ficando o radiestesista de frente para o oeste.

É possível subtrair um gráfico da orientação magnética terrestre lhe impondo Campo de Forma Artificial descoberto por Jean de La Foye. Para se imprimir o Norte de Forma a um gráfico, basta colocar ao longo do seu eixo longitudinal, um círculo preto de um lado e um círculo branco do outro. O círculo preto determina o Norte de Forma e o branco, o Sul de Forma.

Em suas múltiplas utilizações os gráficos permitem:

a) Selecionar um corpo ou fenômeno entre uma série de outros: cores, vitaminas, hormônios, corpos simples, etc.

b) Avaliar a ordem, a classificação, o grau, a força de uma coisa ou fenômeno: percentual, pH, voltagem, temperatura, pressão (arterial e outras) resistividade sanguínea ou do solo, etc.

c) Relacionar um elemento a um fenômeno mais geral: corpos sutis, raios fundamentais, chakras, influências astrológicas, 7 raios da Natureza (conceito esotérico), etc.

Determinados gráficos podem também ser emissores de influências sutis tais como: EIFs, intenções, raios fundamentais de remédios, cores, pedras, ímãs, solenoides, luz e energias diversas.

Se é a primeira vez que você está lendo um livro de radiestesia, neste momento, deve estar se perguntando: mas como é que um simples desenho pode emitir algo a distância?

Associado às mais diferentes culturas, existe a prática de portar, junto a si, desenhos que se acredita que possam trazer influências benéficas para o portador, na forma de pingentes, anéis, medalhas, tais como: o selo de Salomão, a cruz, yin-yang, mandalas, etc. Da mesma forma, também é comum se levar para a própria residência o mesmo tipo de objetos na forma de quadros, painéis, etc. Podemos perceber que está presente no inconsciente coletivo a forte crença de que tais práticas possam ser benéficas; ou que o homem, de uma forma inconsciente, as reconhece como positivas. Sabemos, também, que a teoria radiestésica do raio-testemunho ou raio-união nos diz que dois corpos da mesma natureza ou um corpo e sua representação icônica ou lexical mantêm entre si uma união energética, passível de ser detectada, analisada e transmitida a distância por meio de alguma onda portadora.

Talvez, seja imperceptível para a maioria das pessoas, mas a natureza tem uma forma de organização absolutamente geométrica. Podemos constatar isso nas proporções fixas da espiral do DNA, no complexo desenho simétrico de doze arestas formado pela composição carbono, hidrogênio, nitrogênio e magnésio, responsável pela fotossíntese vegetal, na forma pentagonal de algumas flores e no arranjo logarítmico das sementes na corola. Maravilhados, percebemos a fantástica sinfonia da harmonia própria da vida, nas estruturas cristalinas, nas relações entre a unidade e a seção áurea presentes nas proporções de animais e plantas.

Os gráficos em radiestesia, arranjos geométricos mais ou menos complexos, fazem uma mímica da natureza entrando, assim, em sintonia com correntes energéticas em estado potencial e metamorfoseando-as em energias dinâmicas.

Na filosofia geométrica, o círculo representa a unidade não manifesta e o quadrado, a unidade serena prestes a se manifestar, ou ainda, o plano espiritual e o plano físico. Talvez, todos os outros arranjos geométricos que conseguimos conceber possam representar a multiplicidade de energias em estado latente à nossa volta.

Cada conjunto de formas, letras e suas medidas e proporções combinadas geram instrumentos radiestésicos (gráficos), cujas características intrínsecas os tornam aplicáveis para finalidades distintas. Por essa razão, propomos, pela primeira vez, o agrupamento dos gráficos por famílias.

Podemos classificar os gráficos radiestésicos nas seguintes categorias:

1. Gráficos para análise:
a) Biômetro de Bovis (Fig. 69).
b) Escargot-seletor de Bélizal (Fig. 63).
c) Psicométrico.
d) Disco Equatorial de Jean de La Foye (Figs. 68 e 84).
e) Régua para análise geobiológica.

RÉGUA PARA ANÁLISE GEOBIOLÓGICA – Tenho visto nestes anos em que trabalho com radiestesia, alguns radiestesistas dotados de uma certa habilidade de se confundirem e emitirem pareceres equivocados pelo fato de se limitarem a fazer uma radiestesia supostamente "mental", simplista, baseada em "positivo" e "negativo". Toda e qualquer avaliação radiestésica deve ser qualificada e quantificada. Melhor um valor numérico, mesmo abstrato, do que valor nenhum, razão de sobra para usar sempre um biômetro. Por exemplo, sabendo que 6.500 UB é o valor ideal para a manutenção do equilíbrio energético, que tal um diagnóstico de "a sua sala está negativa", em vez de "sua sala apresenta uma energia de 6.200 UB". O que seria bem mais "positivo" do que 4.800 UB!!

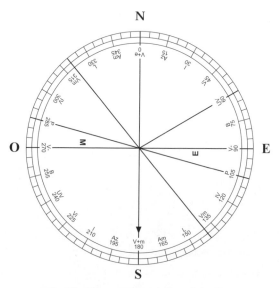

Fig. 68 – Disco equatorial de Jean de La Foye

António Rodrigues | 179

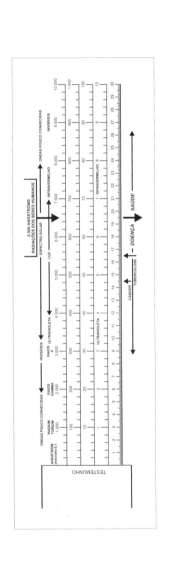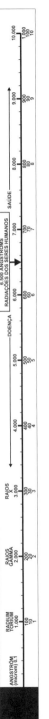

Fig. 69 – Biómetros ou réguas biométricas

2. Gráficos para dinamização, valorização ou materialização radiestésica:
a) Alta Vitalidade de Busby + Ômega Alfa.
b) Decágono (Fig. 70).
c) Hiranya.

DECÁGONO – Está gostando da radiestesia? Vamos fazer um exercício? Pegue um pedaço de papel alumínio na cozinha, amasse-o até formar uma pequena bola. Numa pequena tira de papel branco escreva a palavra ALUMÍNIO, coloque os dois lado a lado, pendule sobre a palavra enquanto com a mão livre aponta a bola de alumínio. Se os dois materiais têm o mesmo padrão energético? A resposta será NÃO! Coloque agora o papel escrito com a palavra dentro do círculo anexo (Fig. 71), espere uma hora ou mais, retire o papel e volte a pendular como anteriormente. Pois é! A resposta mudou, agora é SIM, a bola de alumínio e a tira de papel com a expressão "alumínio" grafada contêm a mesma energia. Você acabou de fazer uma materialização radiestésica ou valorização lexical.

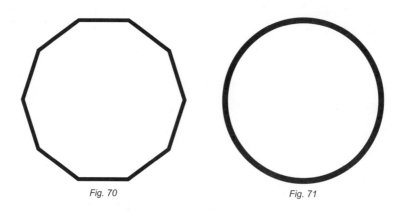

Fig. 70   Fig. 71

Os irmãos Servranx perceberam que palavras recém-escritas não emitiam energeticamente seu significado, para que isso ocorresse era necessário esperar alguns dias, como se lentamente a palavra fosse incorporando a energia de seu significado. Isso impossibilitava a utilização imediata de testemunhos escritos. Após realizarem a experiência que você acabou de fazer, puderam constatar que a palavra ganhava um *quantum* energético muito mais rapidamente. Pesquisaram durante um longo período qual a forma gráfica que permitiria reduzir o tempo da operação aliada ao fator de maior potência impregnada. A forma encontrada foi o decágono, polígono regular de 10 lados (Fig. 70).

Com um decágono de raio maior que 6 cm e uma espessura de fio de 3 mm, pode-se obter materializações radiestésicas de remédios homeopáticos para casos urgentes nos seguintes tempos:

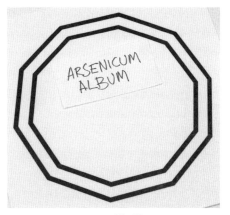

Fig. 72

5	minutos	M	ou XM da homeopatia
10	minutos	200	ou 7 CH
15/20	minutos	30	ou 5 CH
30/45	minutos	6-3	ou 4-3 CH
60	minutos	1-2 X	

- 90 a 120 minutos, efeitos semelhantes aos das tinturas-mãe.
- 3 a 7 horas para impregnações destinadas às aplicações externas, que no caso se mostram as menos eficazes.

Os nomes ou frases (a se potencializarem) devem ser escritos em pequenas tiras de papel com tinta preta. A parte de baixo da linha escrita estará virada para o centro do decágono. Os vidros contendo água ou algum material inerte, obrigatoriamente destampados, só serão fechados após o ato radiestésico.

Sobre um papel a valorização dura cerca de 72 horas, período após o qual o valor energético decai, se estabilizando num valor mais baixo. Quando for processada sobre água, a duração será comparável à de um remédio homeopático, se estocada sob determinadas condições.

Para valorizações rápidas, um decágono duplo, com aproximadamente 30 cm de diâmetro e uma espessura de traço de 0,5 cm, será adequado (Fig. 72).

Não produz nenhum resultado colocar no decágono para valorizar fotos ou amostras biológicas, como cabelo, saliva, etc. O decágono em radiestesia tem aplicação na impregnação de um suporte para escrita, com a energia da palavra ou frase nele grafada, na impregnação de água ou outro líquido, ou ainda diferentes materiais inertes, com a energia da frase colocada anexa. É só!

Todo tipo de testemunho lexical deve ser valorizado no decágono para aumentar sua impregnação pelo raio união e melhorar a eficácia do trabalho. Deve-se pesquisar o tempo de valorização necessário para uma impregnação de 100% e, com total eliminação de energias estranhas (remanências, ondas nocivas ambientais, influências do material do decágono e do papel onde se escreve o testemunho lexical, etc.).

3. Gráficos para reequilíbro ambiental e compensação de determinadas energias:

a) Keiti da Ilha de Páscoa (Fig. 73).
b) Símbolo Compensador de André Phillippe (Fig. 74).

KEITI DA ILHA DE PÁSCOA – A escrita indecifrável dos pascoenses nos legou um objeto de inestimável valor, as tabuinhas keiti, apresentadas pela primeira vez em 1936, por Chaumery-Bélizal em seu livro de estréia, e hoje utilizadas em radiestesia na forma de gráficos para compensação energética ambiental. Não requerem orientação espacial, facilitando ainda mais seu uso, não se saturam, e funcionam num amplo espectro de desequilíbrios. Basta pendular quantas vezes usar e em que pontos, conforme o espaço a tratar (Fig. 73).

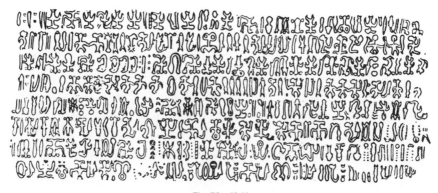

Fig. 73 – Keiti

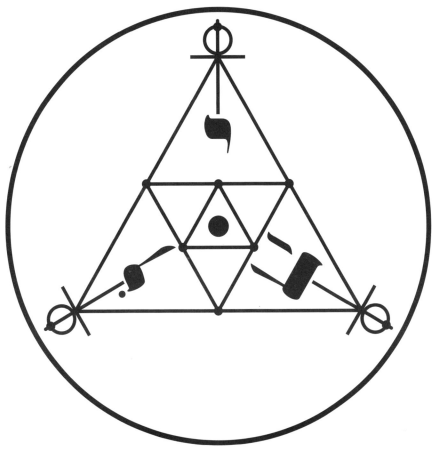

Fig. 74 – SCAP

Símbolo Compensador de André Phillippe – A esta altura você deve estar se dizendo: "mas esse Símbolo Compensador de André Phillippe serve para tudo?" Na verdade ele tem uma ampla gama de aplicações com uma boa eficácia. Hoje, a versão comercializada amplamente é, na realidade, o resultado do gráfico original combinado com minha própria combinação (mais detalhes no livro *Os Novos Gráficos em Radiestesia*), devendo, em todo o caso, serem observadas, constantemente, certas regras de caráter geral, no que tange a cores, dimensões e locais de aplicação.

É com certa tristeza que vemos a comercialização de gráficos radiestésicos de pequena dimensão na forma de adesivos, que os mais desavisados ou crédulos carregam para casa movidos pelo desejo de se protegerem contras as más energias e efeitos nocivos dos aparelhos eletrodomésticos. Chegaram ao extremo de venderem um adesivo SCAP (Símbolo Compensador de André Phillippe) com 2 x 2 cm impresso em preto para colar nos telefones celulares pretos (Fig. 75). Isso demonstra um total desconhecimento dos princípios básicos de funcionamento dos gráficos em radiestesia ou, na pior das hipóteses, má-fé. Enquanto isso, as quase micro-ondas dos 800 Mhz do celular continuam promovendo a agitação molecular do líquido presente nas células e cozinhando o cérebro do "telefonista". Veja as termo-fotos abaixo onde as zonas mais escuras correspondem às temperaturas mais elevadas. "Há 2.000 anos uma voz se levantava contra os vendilhões do templo..." (Fig. 76).

Fig. 75 – Close de telefone celular com gráfico radiestésico colado

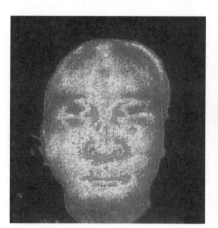
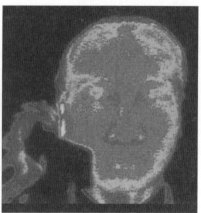

Fig. 76

4. Gráficos emissores:
   a) Tricírculo de Jean de La Foye (Fig. 77).
   b) Símbolo Compensador de André Phillippe (Fig. 74).
   c) Mesa d'Amiens.
   d) Turbilhão.
   e) Disco Equatorial de Jean de La Foye (Fig. 68).

f) Peggotty Board.
g) Telerradiador (Fig. 78).
h) Cruz Atlante.

O grupo anterior brilha pela unanimidade, todos gráficos excelentes, diferindo entre si apenas por características intrínsecas, o que determinará sua escolha conforme a aplicação desejada. Quando o fator distância for importante será aconselhável a utilização de algum método de amplificação, já que existe alguma perda de potência.

5. Gráficos com aplicação em magia e proteção:
a) IAVE de Jean de La Foye (Fig. 79).
b) Símbolo Compensador de André Phillippe (modelo cabalístico, Fig. 74).
c) Selo Salomão (Antimagia).
d) Nove Círculos (Fig. 80).
e) Bouclier.
f) Símbolo Místico.
g) Quadrado mágico.

IAVE – Em 1988, deparei-me com um gráfico da autoria de Jean de La Foye no livro *Místicas e Magia* de Jean Gaston Bardet. Nessa mesma época percebia, amiúde, nas pessoas que atendia, algumas enviadas a conselho médico, portadoras de "quadro patológico indefinido", como que uma certa barreira, ou impedimento energético que impossibilitava a realização de um diagnóstico radiestésico aprofundado. Sabendo que a radiestesia é um fantástico instrumento, capaz não só de detectar os desequilíbrios físicos presentes, mas até os fatores predisponentes a certas doenças, a dita dificuldade encontrada me incomodava. Foi quando comecei a colocar o testemunho desses clientes por um período de 15 a 20 minutos sobre o tal gráfico.

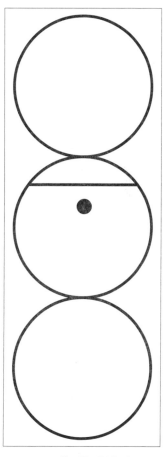

Fig. 77 – Tricírculo

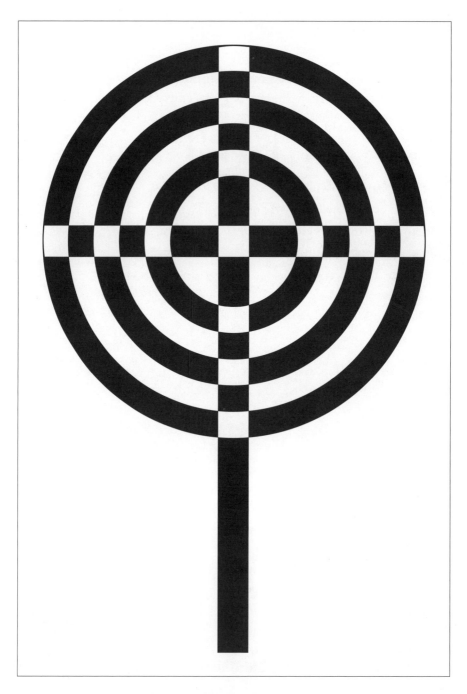

Fig. 78 – Cruz atlante

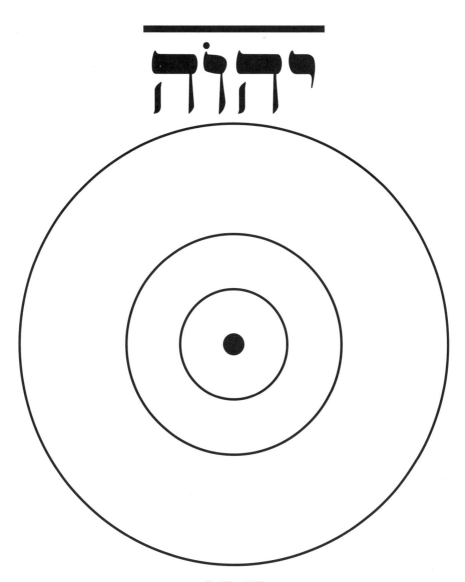

Fig. 79 – IAVE

188 | *Radiestesia Prática e Avançada*

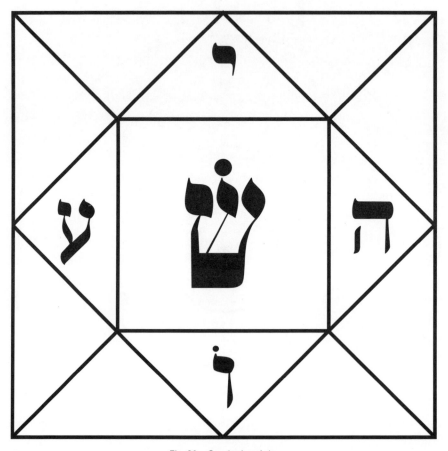

Fig. 80 – Quadrado mágico

Surpresa, funcionou, era como se abrisse uma pequena porta pela qual podia dar-se uma espiada no lado oculto. Refiz o gráfico inserindo sete círculos dentro de um múltiplo da "divina proporção", pontuei o Waw – *comme il faut* e adicionei –, uma pequena reta. Gostaram tanto que todos copiaram. Anos mais tarde modifiquei os círculos, usando o acorde maior da música. Prefiro!

Os gráficos para fins mágicos ou para proteção em radiestesia têm um âmbito limitado, não espere milagres para desgraças maiores, remédios mais fortes, etc.

Além dos gráficos avulsos encontrados comumente no comércio, é possível formular conjuntos específicos para fins determinados, exemplo: caderno de gráficos para diagnóstico em saúde e prescrição de tratamento, caderno de gráficos para análise geobiológica, etc.

Criar um novo gráfico radiestésico é bem mais complexo do que o resultado gráfico final deixa transparecer. Muitos "gráficos" à venda no mercado nada mais são do que uma sopa de formas, inabilmente combinadas, resultando num esforço psíquico adicional do operador.

Os decágonos, assim como todos os outros gráficos utilizados em radiestesia, devem ser desenhados com esmero, com tinta nanquim, sobre papel branco, ou impressos sobre material lavável como o plástico. O único fator que conta é a perfeita representação da figura geométrica, aliado à massa, se possível. Só no Brasil se usam gráficos confeccionados em fenolite com cobre, aos quais são atribuídas erroneamente qualidades especiais. Os gráficos neste material foram feitos, pela primeira vez, em 1989, por um amigo nosso técnico em eletrônica, como uma opção mais durável para nossos gráficos em papel, penosamente desenhados com tinta nanquim. Em 1991, passamos a usar o plástico branco com impressão em preto, retornando assim ao conceito original do contraste maior, das duas cores neutras opostas.

Gostou do tema? Tem mais sobre o assunto no livro *Os Novos Gráficos em Radiestesia*, de António Rodrigues, único livro no mundo sobre o assunto! Todos os gráficos, seus autores, sua história, para que servem e como usar estão lá. Todos os gráficos em tamanho natural. Radiestesia na saúde? Tem um caderno completo com o método para diagnóstico.

A régua biométrica

Como foi dito anteriormente, em radiestesia tudo deve ser obrigatoriamente medido. Só desta maneira podemos concluir que um índice de vitalidade de 70% é bem melhor que um de 60%. Sem medir, apenas saberíamos que este estava alto ou baixo, vago não?

Múltiplas réguas foram construídas ao longo do tempo. Temos modelos de oito metros de comprimento, (haja casa e pernas), até pequenos exemplares de vinte centímetros, passando por todas as conformações, medidores retos, medidores semicirculares, discos de 360 graus, com marcadores pretos, reequilibradores de prata, etc, etc.

Finalmente o engenheiro francês Antoine Bovis, em parceria com André Simoneton, estabeleceu uma régua de trinta centímetros de comprimento, escalonada em Angström, padrão de medida de comprimento de onda, indo de 0 a 10.000 UB. Bovis percebeu que qualquer organismo em bom estado de equilíbrio emite uma onda de comprimento médio de 6.500 UB. Bovis não previu patamares acima de 10.000 UB, hoje tão em voga nas mentes fantasistas.

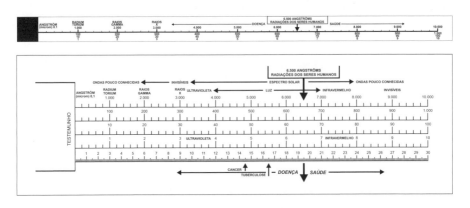

Os dois modelos encontráveis no comércio:

O baseado nas pesquisas do renomado Enel, régua biométrica, cuja ponta negra deve ser orientada para o sul, sobre a qual será depositado o testemunho a medir, e o modelo baseado em Bovis, e alterado pelos Servranx, mais completo, mas também mais poluído.

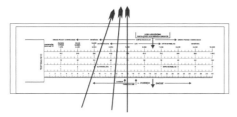

Na primeira régua, para um testemunho desconhecido, o pêndulo foi lançado na altura dos 3.000 UB. Após se inclinar para a direita, este foi trazido até ao ponto em que balançou transversalmente à régua, indicando, afinal, uma vibração de 5.000 UB.

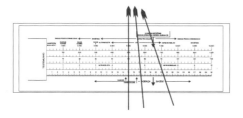

Na segunda régua temos exatamente o oposto. O pêndulo lançado nos 7.000 UB finalmente se equilibrou no patamar de 5.000 UB.

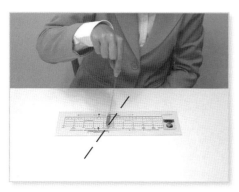

O exemplo da foto indica que o pêndulo lançado num comprimento de onda baixo, por seu desvio para a direita, indica que a medida em UB é mais alta.

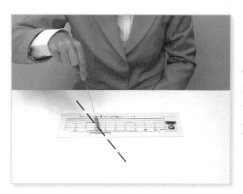

Mais uma vez o exemplo oposto, o pêndulo lançado num alto patamar inclina-se para a esquerda, indicando um comprimento de onda inferior para este testemunho.

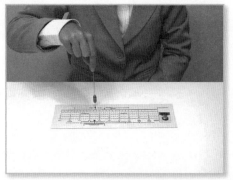

Lentamente fomos corrigindo o último exemplo e, progressivamente, à medida que trazíamos o pêndulo mais para a direita, o ângulo por este produzido foi diminuindo, até que finalmente balançou transversalmente à régua de Bovis e pudemos ler o índice de vitalidade em 6.500 UB.

Capítulo XIV
RADIESTESIA NA ÁREA DA SAÚDE

R adiestesia Médica – este era o nome atribuído à prática da radiestesia na área da saúde. Hoje, cientes da complexidade de aspectos legais envolvidos preferimos utilizar o nome do título, já que ele expressa melhor esta especialidade da radiestesia.

Como disse, a radiestesia é passível de aplicação em todas as áreas da atividade humana. Na área da saúde, a radiestesia se constitui numa disciplina completa, permitindo investigar todos os aspectos físicos, sutis e fatores predisponentes a determinadas diáteses (diátese: estado constitucional predispondo a uma doença ou grupo de doenças). Possibilita, também, a escolha da terapia adequada e, por vezes, permite estender seu campo de atuação quando então passa a ser uma técnica terapêutica.

Uma das aplicações mais nobres e também mais usuais da radiestesia é, sem dúvida, na área da saúde.

Os abades Bouly e Mermet foram os primeiros radiestesistas de expressão com atuação nesta especialidade. Alexis Bouly realizou pesquisas em culturas de bactérias em diferentes hospitais com a aquiescência do corpo médico. Alexis Mermet, em consequência de sua extraordinária habilidade, começou a ser procurado por doentes para que lhes diagnosticasse seu mal. Entre 1930 e 1950, são publicados, na França, uma série de trabalhos que abordam sempre a chamada radiestesia médica. Seus autores são: Alexis Bouly, Alexis Mermet, Emile Christophe, Lacroix--à-l'Henry, Antoine Bovis, Dr. Naret, Henry de France, Louis Turenne, Jean Louis Bourdoux, W. Herrincky-Servranx, etc. Propondo os mais variados métodos de análise. O tempo passou, mas o trabalho desses pioneiros nos permitiu definir uma metodologia racional e segura.

O diagnóstico radiestésico, quando efetuado por um radiestesista treinado e munido do instrumental de trabalho adequado, alcança níveis de acerto e poder-se-ia dizer de "previsão", só possíveis na medicinal ortodoxa ao fim de numerosos exames de laboratório. Para o cidadão comum, o diagnóstico preventivo está fora do alcance de seu bolso, devido aos altos custos da medicina atual e também porque quase só a homeopatia tem uma visão holística e aborda os fatores predisponentes a determinadas patologias.

Por se tratar de uma área de pesquisa onde o fator ético é preponderante, nos estenderemos um pouco a respeito do tema.

Nos últimos anos temos visto demasiados diagnósticos radiestésicos falhos, o que só vem prejudicar a radiestesia como disciplina, sobretudo, devido ao despreparo de seus praticantes. Um diagnóstico baseado na falta de determinada "cor" e, consequente emissão da mesma, revela-se, no mínimo, primitivo. Tal como o diagnóstico de "desalinhamento de chakras e causas cármicas" tem como objetivo empurrar para o subjetivo, metafísico, o que na maioria das vezes não o é.

Este trabalho não tem como proposta incentivar a prática de qualquer tipo de medicina por pessoas não habilitadas, outrossim, destina-se àquele profissional da área da saúde que em sua prática diária defronta-se com as dificuldades próprias de um diagnóstico, e que encontrará na radiestesia uma preciosa ferramenta auxiliar.

O diagnóstico radiestésico não se propõe a substituir o diagnóstico e a orientação médica. O diagnóstico radiestésico não investiga o corpo físico, sua área de abrangência é o corpo etérico, conhecido na teosofia como duplo etérico, cópia fiel sutil do corpo físico.

Atualmente, pratica-se radiestesia na área da saúde segundo diferentes abordagens que podem ser resumidas em três grupos ou conjuntos de métodos:

1º método: Pesquisa direta do remédio sem a elaboração de um diagnóstico

Técnica de Jean Louis Bourdoux. Para este método, o diagnóstico da doença é julgado secundário, bastando encontrar o remédio, pois o enfoque é o da brevidade e da cura rápida.

ASPECTOS POSITIVOS: simplicidade da pesquisa radiestésica aliada à rapidez; nenhuma ideia preconcebida acerca de doenças; todo remédio pode ser testado, qualquer que seja sua aplicação clássica. O radiestesista não precisa ter conhecimento terapêutico, basta ser um prático sensível.

Aspectos negativos: a ausência de um fio condutor pode determinar a dificuldade de escolha para um melhor tratamento para o paciente. Grande número de remédios a testar, limitando a seleção àqueles disponíveis na botica homeopática do radiestesista.

2º método: Diagnóstico radiestésico e valorização do remédio

Técnica dos pioneiros da radiestesia: Bouly, Mermet, Bovis, etc., etc.

Pesquisa dos indícios das doenças; localização anatômica, números de série, raios fundamentais, regulagens, cores, índices de doenças, índices de órgãos, etc.

Encontrada a doença se pesquisará o(s) remédio(s) a se prescrever. Normalmente é usada sempre a mesma gama de produtos.

Aspectos positivos: o diagnóstico radiestésico é controlado por um fio condutor lógico. Normalmente, o número de remédios limita-se a uma botica, tornando fácil conhecer suas características e dominar suas formas de aplicação.

Aspectos negativos: o largo espectro de aspectos possíveis das doenças se apresentarem pode induzir o radiestesista a pistas falsas. A complexidade do diagnóstico demanda um longo tempo de análise, aumentando assim o fator erro.

3º método: Pesquisa tipológica e medicina psicossomática

Técnica inspirada nos métodos dos radionicistas, sobretudo em David V. Tansley.

Este tipo de pesquisa analisa todos os aspectos da anatomia sutil do homem, corpos, chakras e raios. Análise dos fatores emocionais, astrológicos, cármicos, etc. O tratamento objetiva a causa profunda tentando reconduzir o paciente a sua condição original.

Aspectos positivos: diagnóstico mais abrangente em virtude da análise dos fatores sutis e dos aspectos psíquicos. Tendência para curas mais demoradas, porém mais profundas que nos outros métodos.

Aspectos negativos: o radiestesista precisa ter sólidos conhecimentos em áreas tidas como esotéricas, ocultas e que, por falta de algum tipo de ensino ortodoxo, são normalmente apresentadas como formas de religião, magia, misturadas com crenças, superstição e atavismos. Êta terreno escorregadio!

A radiestesia na área da saúde revela-se de uma extraordinária utilidade quando usada em conjunto com outras técnicas de diagnóstico, por exemplo, a cinesiologia, a pulsologia, o RAC, ou o *O Ring-Test*.

Utilize sempre um testemunho do paciente para fazer o diagnóstico, mesmo que o paciente se encontre à sua frente. Desta maneira, facilitará seu questionamento mental. No caso de proceder à análise a distância, é obrigatório o uso de testemunho, se tentar o mesmo exclusivamente por sintonia mental, seu índice de erro será tão maior que o objetivo da pesquisa "radiestesia na área da saúde", ou o bem-estar dos outros, não será alcançado.

A técnica para a escolha de remédios deverá ser sempre a mesma, independentemente do método usado. Coloque na sua frente a botica de remédios (caso não encontre uma à venda poderá confeccioná-la, bastando uma caixa baixa ou pequena maleta e remédios homeopáticos em baixa dinamização em vidros de dose única; faça uma separação de cartão entre as várias fileiras de vidros). O testemunho do paciente deverá ficar à sua direita, sob o pêndulo. Com o indicador da mão esquerda ou com um ponteiro vá indicando um a um os remédios, retire da botica aqueles que o pêndulo indicar pelo seu giro horário. Ao fim desta primeira parte, afaste um pouco a botica e disponha os remédios escolhidos em fileira à sua frente. Repita a operação de escolha. Irá constatar que dos sete ou oito remédios iniciais serão agora selecionados provavelmente um máximo de quatro.

Qualquer que seja a análise a efetuar, proceda sempre da forma descrita acima: material a investigar colocado à sua esquerda ou à frente e o testemunho do paciente sempre à direita, num local que seja confortável para operar o pêndulo, de jeito que o braço direito não fique em posição incômoda.

Ao trabalhar sobre atlas anatômico, lista de remédios, lista de especialidades terapêuticas, utilize sempre um ponteiro de ponta fina. Todos os aspectos envolvidos devem ser medidos no biômetro de Bovis. O diagnóstico radiestésico é uma tarefa demorada.

Todos os remédios, homeopáticos, extratos florais, vibracionais de gemas, fitoterápicos, etc. devem ser escolhidos radiestesicamente, assim como suas diluições, dinamizações, formas de aplicação e horários.

Todos os testemunhos lexicais novos devem ser valorizados obrigatoriamente no decágono.

O que se segue é uma proposta de trabalho, seguramente haverá outras.

Cabe aqui um trecho do texto de La Foye "O pêndulo não pode fazer tudo, nem resolver tudo, e – excluindo faculdades excepcionais bastante raras – não é seguro empregá-lo fora de sua própria atividade profissional que permite controles."

Boa parte dos pacientes que procuram alguma técnica de terapia alternativa, ou alguma das chamadas "artes da cura", são aqueles para os quais a medicina ortodoxa não apresentou resultados positivos, aqueles que não reagiram positivamente a nenhum tratamento.

Trabalharemos na execução do diagnóstico em dois tipos de campos distintos.

1) Procederemos à elaboração do diagnóstico clássico, dos aspectos físicos presentes. A vantagem deste procedimento é de se obter um parecer que pode ser comparado aos exames clínicos que, seguramente, o cliente terá e, assim, consolidar uma opinião sobre o caso.
2) Análise dos fatores energéticos, impossíveis de serem pesquisados pela medicina tradicional.

Para se obter bons resultados em radiestesia na área da saúde, algumas condições se fazem necessárias:

1) Radiestesista bem treinado – treinamento com respostas aferíveis e afinidade com o trabalho em saúde.
2) A análise partiu de um pedido expresso do paciente? Ele está ciente do fato?
3) Tem sua anuência para realizar uma eventual terapia energética?
4) Um sistema racional de diagnóstico que permita progredir na pesquisa, como por exemplo:
    a) Um conjunto de pranchas, gráficos ou listagens, contendo todos os sistemas do corpo humano, por onde se iniciará o trabalho.
    b) Listagem dos órgãos divididos por sistemas.
    c) Lista dos principais fatores causadores de desordens.
    d) Lista da anatomia sutil do homem.

e) Lista de causas esotéricas causadoras de desordens.
f) Repertório de técnicas terapêuticas.
g) Repertório de remédios homeopáticos e energéticos vários.
h) Botica com os principais remédios homeopáticos e energéticos.
i) Conjunto de pêndulos para radiestesia cabalística, pêndulos para uso geral, bússola, biômetro de Bovis, conjunto de gráficos emissores apropriados, pilhas radiestésicas ou emissores do espectro diferenciado, equipamentos radiônicos.

5) Avaliação intelectual do diagnóstico obtido, para o que se faz indispensável o conhecimento de anatomia, patologia, psicologia, etc.

A energia imanifesta

No homem, em condições normais de saúde, a força vital anima a matéria física e mantém todo o organismo numa operação harmoniosa. Quando a pessoa adoece é porque esta força vital, sempre presente, foi afetada pela influência de algum agente mórbido inimigo da vida. Assim se expressava Hahnemann em 1810, no "Organon...". Postulava também a existência de padrões de desequilíbrio da energia vital a que chamou miasmas.

A ação do miasma está relacionada com a expressão de certas forças atuando na matéria, no caso matéria viva.

Miasmas não são infecções causadas por micro-organismos; são desequilíbrios de origem energética habitando o corpo etérico, resultado de práticas ou hábitos, de doenças ou contaminações, podendo ser também, uma consequência de padrões hereditários.

Os miasmas estão relacionados com a constituição e temperamento do indivíduo e são a base de toda condição crônica. Por serem de natureza dinâmica, só podem ser eliminados dinamicamente. O mais importante dos miasmas é a *psora* e é a base constitucional de qualquer doença. Quando do tratamento, este é o último miasma a ser eliminado.

Sífilis e tuberculose são hereditários. Toxinas adquiridas em infecções da infância, vermes, tosse comprida, varíola, sarampo, *estafilococus aureus*, coli bacilos produzirão sintomas crônicos mais tarde na vida. O miasma crônico da tuberculose é causador de uma grande quantidade de doenças: asma, condições alérgicas, sinusite, distúrbios mentais, equizema, problemas de laringe e faringe, enxaquecas, colite, diabetes, doença de Hodgkin, leucemia. O miasma da tuberculose está relacionado com o aparecimento do carcinoma na idade avançada.

Alguns aspectos da civilização ocidental, sua tecnologia e algumas práticas terapêuticas acrescentaram alguns miasmas aos já existentes. Miasmas: câncer, tuberculose, sífilis, sicose, psora, petroquímico, metais pesados e condições miasmáticas decorrentes de vacinas, toxinas, vírus, etc.

Este é, por excelência, um campo ideal de aplicação para a radiestesia, já que não é possível a detecção de um ou mais miasmas por qualquer técnica de diagnóstico que não a anamnese. Um radiestesista plenamente afinado com a doutrina homeopática poderá ser de inestimável ajuda ao definir com exatidão um diagnóstico.

Um bom material de consulta para o terapeuta radiestesista é o livro *Medicina Psiônica*, de J. H. Reyner, que introduz a *teoria unitária das doenças* do dr. McDonagh, o qual propõe que as doenças nascem de uma desarmonia da energia vital no corpo, é responsável pela formação de proteínas, base para a medicina psiônica do Dr. Georges Laurence. O livro conta ainda com uma interessante abordagem ao diagnóstico radiestésico, base da técnica aí descrita.

A pesquisa na área da saúde, baseada em novos paradigmas, não é apanágio "nosso". A aceitação do trabalho astrológico de Carl Gustav Jung, de certa forma legitima novos campos de abordagem.

As desordens que originam a doença podem ser encontradas nos corpos físico, etérico, astral e mental. Para além dos remédios relacionados com a patologia presente é aconselhável pesquisar a terapêutica para as causas sutis.

Todas as terapias energéticas de cunho radiestésico ou radiônico demandam do terapeuta uma grande atenção e vigilância quanto aos tempos de aplicação das referidas terapias. Os resultados fantásticos obtidos durante anos a fio pelos Laboratórios Delawarr, na Inglaterra, nos dão a certeza da eficiência dos processos. Os desastres pessoais de Léon Chaumery e de Enel servem de alertas acerca dos perigos envolvidos. Por seu caráter energético, este tipo de terapia não nos dá indícios imediatos sobre eventuais desacertos. Problemas relacionados com más avaliações, com exposições prolongadas, etc., poderão fazer surgir mais tarde no paciente seus efeitos lesivos, portanto, não subestime os perigos envolvidos.

Dentro da área da saúde, a radiestesia e a radiônica têm uma estreita relação: as duas técnicas permitem a elaboração de um diagnóstico *in loco* ou a distância e, assim como a radiônica o faz, também certas técnicas da radiestesia permitem a aplicação de um tratamento a distância.

Os melhores terapeutas em radiônica são, em sua essência, pessoas dotadas de uma mente ativa com capacidade de raciocínio abstrato.

Os dispositivos gráficos serão acionados não fundamentalmente por uma mente, mas, sim, por energia passiva, onde o gráfico feito interceptor disparará o processo dinâmico.

Num livreto datado de 1966, na realidade um manual de operação de máquinas radiônicas, Georges De la Warr escreve: "Radiônica é a ciência da interação entre a Mente e a Matéria." Em Radiônica não se diagnostica o corpo físico diretamente, se acessa e interage com o Corpo Etérico, contrapartida energética do corpo físico."

Este texto foi amplamente difundido, quer por radionicistas quer pelos radiestesistas belgas, os irmãos Servranx, que lentamente começaram a introduzir em sua publicação periódica (EXDOCIN) conceitos relacionados com o aspecto sutil do homem. Lentamente o universo preparava o campo para uma abordagem mais sutil; a dos aspectos energéticos, pois, conforme expressava o texto de De la Warr, se a leitura não era a do corpo físico, mas, sim, a do sutil, por que não levar mais longe esta possibilidade? Em 1970, David Tansley, radionicista, radiestesista e autor de alguns dos melhores livros sobre o tema, publica: *Radiônica e a Anatomia Sutil do Homem*. Pela primeira vez um trabalho de radiestesia/radiônica se lança ao estudo dos aspectos sutis do ser humano. Estudioso do trabalho de Alice Bailey, Tansley introduz com maestria a análise do estado energético dos chakras e estabelece um mapa confiável da anatomia oculta do homem. Todos os trabalhos publicados nos anos subsequentes beberam nesta fonte. Tansley, em seus trabalhos posteriores, continua a exploração do tema (ver bibliografia).

A anatomia sutil do homem

O homem tem uma anatomia sutil que o relaciona tanto com as forças que o rodeiam, como com as força do universo em geral, das quais depende a forma física para expressar a vida. Qualquer desequilíbrio na interação recíproca de energias entre os diversos aspectos da anatomia sutil, ou entre o homem e as forças que o rodeiam, tem como resultado a enfermidade.

A anatomia sutil do homem é constituída por sete planos, que de cima para baixo são os seguintes: o Divino, o Monádico, o Espiritual, o Intuitivo, o Mental, o Emocional e finalmente o Físico-Etérico.

Os planos ou corpos sobre os quais vamos nos deter são os três últimos.

O aspecto mais elevado do homem se encontra sobre o plano monádico. Este aspecto utiliza a alma como veículo de expressão, a qual se encontra nos planos mentais superiores. A alma, por sua vez, utiliza o ser inferior para obter experiência nos três mundos dos planos mentais inferiores, o plano emocional e o plano físico.

O homem se manifesta por uma triplicidade de espírito, alma e corpo. O espírito puro é análogo ao Pai nos céus, a alma é o ser superior, e o corpo o ser inferior. O ser inferior é de natureza tríplice, sendo formado pelo corpo mental, corpo emocional e corpo físico-etérico.

O corpo mental é constituído de substância mental, ou *chitta*. É o mais sutil dos corpos utilizados pela alma.

O corpo astral é o veículo pelo qual se experimenta a emoção. É por onde se experimentam os pares de opostos, tais como prazer e dor, temor e coragem, etc. A maioria dos indivíduos funciona muito fortemente por meio deste corpo, e como resultado disso, surge uma grande quantidade de enfermidades, pela constante e caótica intercalação das energias no seu interior. Quanto maior for o grau de evolução do homem, menos serão os padrões vibratórios de seu corpo astral. O homem desenvolvido apresenta apenas cinco padrões, enquanto o homem comum terá de nove a cinquenta, ou mais.

O corpo etérico é o mais denso dos mecanismos sutis, vitaliza e dá energia ao corpo físico e integra o indivíduo no campo de energia da Terra.

O corpo físico composto de diversos sistemas orgânicos, e que compreende materiais densos, líquidos e gasosos, permite à alma, em sua plenitude, expressar-se sobre o plano físico.

O corpo etérico tem três funções básicas inter-relacionadas, ele atua como receptor, como assimilador e como transmissor de energias. Se cada uma destas funções se mantém em estado de equilíbrio, o corpo físico refletirá este intercâmbio de energias como um estado de boa saúde. Vários fatores podem perturbar a circulação de energia pelo corpo etérico. Estes bloqueios são: os miasmas, as toxinas, as anomalias físicas, as áreas traumatizadas ou enfermas e os estados de magia.

Os principais miasmas são três: sífilis, psora e sicose, se bem que atualmente sejam considerados miasmas a tuberculose, o câncer e o químico/industrial, que podem ter origem hereditária ou terem sido contraídos durante a vida.

Algumas doenças de infância podem deixar resíduos tóxicos, que mais tarde podem afetar a saúde do indivíduo adulto. Vacinas e resíduos tóxicos industriais também são causadores de desequilíbrios no corpo etérico. A maioria das pessoas apresenta problemas relacionados com o uso de panelas de alumínio.

A falta de coordenação entre o corpo etérico e o corpo físico pode debilitar a saúde física. Isso acontece, muitas vezes, nos casos de mediunidade, em que o corpo etérico é separado do físico para permitir a entrada da entidade desencarnada. Também acontece nos casos de obsessão, encantamento, magia, de uma forma menos visível mas seguramente mais insidiosa.

As emanações energéticas provenientes dos corpos sutis, dos chakras, das formas pensamento, etc., produzem ao redor do corpo físico um fenômeno multicolorido, estreitamente relacionado com a qualidade das energias presentes.

Este fenômeno denominado aura, do latim *aurum*, é conhecido desde os mais remotos tempos. Temos um exemplo disso nos santos da igreja católica, o aro dourado acima da cabeça representando a elevada espiritualidade; a auréola.

No indivíduo normal a aura se manifesta com cores extremamente brilhantes, projetando-se para fora do corpo físico com uma suave vibração.

Os chakras

A palavra Chakra ou Tchakra, do sânscrito, significa roda.

Cada chakra é composto de três espirais de energia concêntricas e interligadas, cuja rotação se intensifica na medida do desenvolvimento interior do indivíduo.

As energias captadas podem ser originárias das mais diversas fontes; origem cósmica, do inconsciente coletivo, dos planos físico, astral e mental, etc.

Os chakras do corpo etérico têm origem onde as linhas de energia se cruzam.

Os chakras têm três funções principais: vitalizar o corpo físico; realizar o desenvolvimento da autoconsciência e transmitir energia espiritual a fim de elevar o indivíduo a um plano espiritual.

A energia dos chakras circula pelo corpo físico por meio de canais energéticos: os nadis.

Chakra base – Muladhara

Localizado no final da coluna vertebral, este chakra está relacionado com as glândulas suprarrenais e rege a coluna vertebral e os rins.

As suprarrenais são constituídas por uma medula interna coberta por um extrato, denominado córtex. A medula suprarrenal consiste de um tecido cromafínico, e é uma extensão endócrina do sistema nervoso autônomo.

A medula suprarrenal produz o hormônio adrenalina.

A substância do corpo físico é animada pelo chakra base. As energias da Kundalini, uma vez despertadas e controladas em plena consciência, progridem coluna acima, seguindo um padrão geométrico similar às duas serpentes entrelaçadas no caduceu, símbolo das artes curativas. Curiosamente, pode-se ver o mesmo padrão na dupla hélice das moléculas de DNA, que contém o código da vida.

Chakra sacro – Svadhistana

Localizado na pélvis, relacionado com as gônadas. Governa o sistema reprodutor. Uma das consequências da vida moderna é a superestimulação das energias deste chakra.

A propaganda e os meios de comunicação estimulam nossa imaginação no sentido de um aumento do desejo sexual. Boa parte dos atuais produtos de consumo são divulgados induzindo à compra, por meio de uma conotação sexual.

Muitas vezes uma experiência mediúnica produz um período de desequilíbrio sexual, principalmente em pessoas portadoras de desajustes sexuais. O místico, ao conectar energias superiores, encontra algumas que se manifestam por meio dos centros criativos inferiores, em vez de se expressarem pelo centro criativo superior que é o chakra da garganta. Isso conduz à estimulação da atividade e imaginação sexuais, conduzindo finalmente a uma patologia de natureza tanto física como psicológica.

Chakra do plexo solar – Manipura

Rege o pâncreas, esta glândula tem uma função tanto exócrina como endócrina. A maior parte da glândula segrega suco pancreático, cujas enzimas ajudam a digestão das proteínas, carboidratos e gorduras. A parte endócrina da glândula está formada por pequenos grupos de células chamadas *Ilhotas de Langerhans*, que secretam insulina, a qual representa um papel importante no controle do metabolismo do açúcar.

É comum encontrar este chakra desregulado, já que a maioria das pessoas atua fortemente pelo corpo astral. A sociedade atual estimula sobremaneira o comportamento nervoso, agressivo, as emoções fortes, os esportes radicais. A televisão tem contribuído negativamente para o agravamento deste quadro ao explorar a miséria humana e nos impingir isso à guisa de informação. Quando nos identificamos com acontecimentos remotos, somos vítimas de um desequilíbrio em nível de corpo astral. A repetição diária terminará por produzir mudanças psicológicas e físicas.

Acredita-se que a disfunção do chakra do plexo solar seja uma das mais importantes causas do câncer.

Chakra cardíaco – Anahata

Se conecta com a glândula timo. Pouco se conhece sobre esta glândula. Acredita-se que esteja relacionada nos casos de *lupus eritematoso*, artrite reumatoide, colite ulcerativa e miastenia. O timo é proporcionalmente maior na criança. À medida que a criança avança em seu crescimento, o timo diminui.

A elevação de energias do chakra do plexo solar até o do coração acontece em indivíduos que estão desenvolvendo a capacidade de pensar e atuar em termos grupais.

As doenças de coração, sistema circulatório e sangue podem ser tratadas por meio deste chakra.

Chakra laríngeo – Vishuddha

Se comunica com a glândula tireoide. Estas glândulas estão relacionadas com o crescimento e com os processos oxidativos, e as paratireoides com o metabolismo do cálcio.

Este chakra governa os pulmões, brônquios, voz e trato digestivo. Um choque emocional pode resultar em problemas asmáticos. Desequilíbrios deste chakra podem acarretar problemas de vertigem, alergias, anemia, fadiga, irregularidades menstruais e transtornos respiratórios.

Chakra frontal – Ajna

Governa a glândula hipófise. A medicina atual reconhece a hipófise como a glândula que controla o sistema endócrino. Este chakra desempenha papel importante na expressão da personalidade e, quando ativo, gera um indivíduo atraente e magnético, rico de recursos e com capacidade de liderança. Quando em desequilíbrio, este chakra é responsável por doenças no cérebro, olhos, nariz, ouvidos e sistema nervoso.

Chakra coronário – Sahasrara

Este chakra se encontra localizado no topo da cabeça e se relaciona com a glândula pineal. Governa a parte superior do cérebro e o olho direito. O pleno desenvolvimento deste chakra cria uma vasta aura de luz, cuja beleza e magnitude eclipsa qualquer outro chakra e indica o florescimento do homem perfeito.

Os antigos reconheciam a importância das glândulas timo e pineal como exteriorizações dos chakras cardíaco e coronário. Ensinaram que o princípio da vida se ancorava no coração por um fio de energia, e que o princípio da consciência se ancorava no centro pineal. Este cordão de energias enlaça os corpos físicos com os mecanismos sutis. O fio conectado na cabeça se desconecta enquanto dormimos e a consciência física nos abandona. O fio da consciência é temporariamente cortado nos ataques epiléticos e outros estados de inconsciência.

Triângulo prânico

A vitalidade orgânica está estreitamente relacionada com o funcionamento do chakra do baço. A saúde do corpo físico depende de uma boa absorção de *prana*. A popularização do *yoga* no Ocidente tem induzido algumas pessoas à prática do *pranayama*, exercícios respiratórios para aumentar a absorção de *prana*. Contudo, a condução errada de tais exercícios pode provocar uma superestimulação do corpo etérico, acarretando transtornos psíquicos e fisiológicos.

Algumas escolas esotéricas apresentavam o chakra do baço como um dos principais, no lugar do chakra sacro, isso no intuito de mantê-los em número de sete. No entanto, o chakra do baço, cuja função é distribuir o *prana* no corpo etérico, faz parte de um grupo separado, composto de três chakras, os outros dois componentes são os subdiafragmático e o supracardíaco.

Os sete raios

Raio é o nome atribuído a uma força particular ou tipo de energia, sete é seu número. Cada ser humano ou forma na natureza está relacionado com um dos sete raios. Os raios determinam as condições físicas e a qualidade emocional, cada raio tem diferentes níveis energéticos e governam chakras específicos. Os raios predispõem o homem a certas qualidades e fraquezas. A energia dos raios determina a constituição esotérica do homem.

Para o praticante de radiestesia, o conhecimento da energia dos raios permite compreender nossas tendências mentais, emocionais e físicas. Com uma sensibilidade adequada e um treino intenso, o praticante poderá determinar quais os raios que estão atuando em determinada pessoa, as condições de seu chakras e sua funcionalidade orgânica.

Mais uma vez me vejo obrigado a fazer referência ao trabalho de David V. Tansley, que em seus dois livros *Chakras, Raios e Radiônica* e *As Trajetórias dos Raios e os Portais dos Chakras* tratou, com o talento que sempre lhe foi peculiar, um assunto tão difícil quanto este, fazendo inclusive a única adaptação conhecida do trabalho de Alice Bailey, para a finalidade proposta. É com reverência ao mestre que vos proponho a sua leitura (ver bibliografia).

A análise dos raios, efetuada radiestesicamente é, sem dúvida, uma das mais difíceis tarefas com que se pode deparar um radiestesista. Nenhuma das técnicas, sejam os gráficos ou os filtros (preparados homeopáticos), mostram-se totalmente eficazes para o propósito. Em minha prática, raras vezes estive totalmente convencido do total acerto da análise, no entanto, quando isso aconteceu, a leitura do perfil resultante foi de tal forma reveladora que justificou amplamente o esforço requerido.

SEGUE-SE UM EXEMPLO DE DIAGNÓSTICO RADIESTÉSICO PARA SAÚDE:

- A análise partiu de um pedido expresso do paciente? Ou este está ciente do fato?
- Tem sua anuência para uma eventual terapia energética?
- Utilize um Biômetro de Bovis todo o tempo da análise para poder determinar os percentuais de desequilíbrio.

Seu cliente apresenta uma queixa? Digamos: dor de estômago:

1) ANÁLISE DOS SISTEMAS:
    a) O sistema XX está relacionado com a dor de estômago de Fulano?
    b) O sistema XXX está relacionado com a dor de estômago de Fulano?
    c) etc.

    Anotar todos os sistemas com resposta positiva.

2) INVESTIGAR TODOS OS ÓRGÃOS RELACIONADOS COM OS SISTEMAS DETECTADOS EM 1).
    Avaliar os percentuais de eficiência dos órgãos em desequilíbrio.

3) INVESTIGAR TODAS AS CONDIÇÕES RELACIONADAS COM OS ÓRGÃOS DETECTADOS EM 2).

4) INVESTIGAR TODAS AS CAUSAS RELACIONADAS COM OS ÓRGÃOS DETECTADOS EM 2).

5) INVESTIGAR DESEQUILÍBRIOS DE GLÂNDULAS.
6) INVESTIGAR FOLHAS DE EMOÇÕES I E II.
7) INVESTIGAR ASPECTOS SUTIS.
   a) Equilíbrio dos chakras
   Causa de desequilíbrio dos chakras:
   Subativo
   Superativo
   Falta de coordenação
   b) Como a energia dos raios está se manifestando nos corpos.
8) TENSÃO GEOPÁTICA.
   (Ver capítulo sobre Geobiologia).

Todos os pacientes residentes em locais com alto índice de tensão geopática não reagirão positivamente a nenhum tratamento, enquanto o padrão não for reequilibrado ou enquanto não passarem a residir em outro local.

9) CAUSAS "MÁGICAS".
   Desequilíbrios psíquicos e de ordem esotérica
   Autoencantamento
   Experiência traumática
   Interferência psíquica
   Venenos astrais
   Padrões comportamentais obsoletos
   Implante psíquico

Por suas características, a radiestesia na área da saúde é um precioso instrumento para análise dos fatores "ocultos" causadores das doenças. Hoje, sabemos que a doença é simplesmente o resultado de um desequilíbrio da energia vital, por isso a grande importância que o radiestesista deve dispensar a esses aspectos.

No capítulo sobre radiestesia cabalística este assunto será abordado com maior profundidade. Muito cuidado com as incursões nesta área. Como escreveu Baudelaire: "A maior astúcia do diabo é nos fazer acreditar que ele não existe".

10) Diagnosticar técnicas de tratamento aplicáveis ao caso estudado.

Algumas técnicas, quando utilizadas em conjunto com a radiestesia/radiônica, propiciam bons resultados: a homeopatia, essências florais, sais de Schussler, cromoterapia, etc.

Quer uma dica? Faça pulsar o tratamento!

Quando ocorrer algum tipo de projeção a distância trabalhe primeiro os sistemas ou órgãos que apresentaram os índices mais baixos no biômetro. Vá sempre aferindo o tempo de aplicação no relógio radiestésico. Uma vez que as primeiras aplicações forem efetuadas, cheque no biômetro os índices resultantes para assim avaliar a eficiência das aplicações. Procure eliminar primeiro as dores ou desconfortos, intercalando as aplicações. Isso terá, como resultado colateral, o aumento de confiança do paciente e a consequente participação positiva dele no processo. Como todas as demais terapias, as relacionadas com a radiestesia e/ou radiônica podem se mostrar pouco eficientes. Não desanime. Procure analisar o caso sob outra perspectiva ou, ainda, reavaliá-lo em função das possíveis transformações havidas.

Todos os gráficos radiestésicos avulsos ou na forma de cadernos especializados podem ser encontrados em nosso livro *Os Novos Gráficos em Radiestesia*.

Na introdução do excepcional livro *Ondas de Vida, Ondas de Morte*, de Jean de la Foye encontramos o seguinte texto: "O pêndulo não pode fazer tudo, nem resolver tudo, e – excluindo faculdades excepcionais bastante raras – não é seguro empregá-lo fora de sua própria atividade profissional que permite controles". Mas, como de médico e louco todos nós temos um pouco, uma das maiores preferências como prática radiestésica é a da área da saúde. Então, o texto seguinte é para você, radiestesista, que, não sendo médico ou outro profissional da saúde, vai deparar-se com algumas particularidades que são próprias da atividade do pesquisador radiestesista:

Quando alguém sente uma dorzinha chata, uma tontura persistente, um desconforto qualquer, o que faz? Vai ao médico! – Bom, e depois da quinta ida ao médico sem solução para o problema, o que faz? Vai no centro espírita ou em algum de seus similares. E quando nem isso resolve? Vai procurar você, amigo radiestesista!

Via de regra, seus clientes serão aqueles de quadro patológico indefinido. Aqueles que não respondem a tratamentos convencionais e que sendo leigos se surpreenderão com as conclusões do diagnóstico radiestésico, e como contrapartida, depositarão uma carga de expectativa de cura ou solução do problema que seguramente transcenderá as possibilidades terapêuticas do radiestesista.

Também quando o radiestesista se propõe a proceder a técnicas de cura a distância, fazendo uso seja de radiestesia ou de radiônica, o paciente acaba transferindo para ele todo o ônus da cura, na maioria das vezes não participando com nenhum esforço reformador de seus hábitos, os quais muitas vezes promoveram o desequilíbrio.

Dependendo de seu local de trabalho, o radiestesista se deparará com dois tipos bem definidos de doentes; os das áreas rurais e os das zonas urbanas. Os desequilíbrios destes últimos normalmente têm um forte componente emocional e de estresse urbano, e ainda, problemas relacionados com a poluição do ar e eletromagnética e outros distúrbios relacionados à baixa qualidade vibracional dos ambientes de moradia e trabalho. Infelizmente, nossas moradias são construídas em função da disponibilidade de espaço e da economia de materiais. Então, hoje moramos em pequenos espaços saturados de fiação elétrica, encanamentos de esgoto, má ventilação, má insolação e orientação aleatória. Tudo isso produz uma soma de fatores com certa propensão para dar errado. A baixa vitalidade biótica, desvitalizando o organismo, abre a porta para o surgimento de patologias oportunistas.

Na entropia positiva, os corpos de maior potencial energético doam energia aos de menor potencial até os dois alcançarem o mesmo patamar. O ser humano, ao permanecer longos períodos sobre locais de baixa taxa vibracional, involuntariamente doa energia para o local na tentativa inconsciente de reequilibrá-lo. Ao longo dos anos vai perdendo resistência, até que um dia, ao atingir um padrão energético bastante baixo, sua saúde se declina, algumas vezes de forma irreversível.

Pessoas desejosas de se protegerem contra os supostos desequilíbrios telúricos entopem a casa de dispositivos radiestésicos de ondas de forma, os "gráficos radiestésicos de proteção e reequilíbrio", aumentando ainda mais o distúrbio, quando ele existe, pois o fazem sem a necessária mensuração inicial.

Desconfie também dos emergentes consultores de Feng Shui dispostos a aumentar a taxa vibratória do imóvel a qualquer custo – muitas construções antigas foram erigidas sob a orientação de conhecimentos hoje ocultos, resultando em locais de alto teor energético. Como em nossa sociedade tudo se vende, na Europa, pequenas igrejas romanas foram vendidas e os coros transformados em quarto de dormir ou escritório. A taxa vibratória demasiadamente alta deixa o locatário com os "pés nas nuvens" o tempo todo, sem nenhum benefício.

Nunca é demais alertar para o uso abusivo de aparelhos eletrônicos. Aos poucos vão surgindo novos dados estatísticos sobre os problemas advindos do convívio com as linhas de transmissão de alta tensão, a maior incidência de tumores nos radioamadores, a degeneração celular em cobaias sujeitas à radiação de aparelhos telefônicos móveis, as alterações do sono em moradores de prédios com antenas de micro-ondas, etc.

Esteja atento para os hábitos alimentares de seus clientes, "nós somos aquilo que comemos". Muito se fala na prevenção do colesterol alto, e nada se fala das alergias alimentares, sobretudo daquelas ao leite para os adultos, a pães com farinhas refinadas e a adição de glúten.

Este texto pode lhe parecer estranho, cheio de esquisitices, mas esse é o trabalho do radiestesista: procurar as esquisitices, aquilo a que ninguém está atento, o indetectável por meios ortodoxos. Não se satisfaça com diagnósticos simplistas baseados na presença ou ausência de uma "cor" em seu cliente. Não esqueça também que você deve ser essencialmente um pesquisador, não obrigatoriamente um curador!

Diagnóstico de saúde

Uma das mais nobres aplicações é, sem dúvida, a do diagnóstico da saúde. A medicina tem, como sabemos, uma grande dificuldade em estabelecer um diagnóstico preciso. Por isso se investe tanto em equipamentos e testes variados, os mais sofisticados. Nas mãos de um radiestesista experiente, afeito à área da saúde, a radiestesia mostra toda sua utilidade. No correr dos últimos anos, militando como pesquisadores entusiastas, temos visto inúmeras vezes radiestesistas estabelecerem os mais bem-sucedidos diagnósticos, assim com a indicação de fatores predisponentes a determinadas patologias, quiçá a detecção de doença em seu estado puramente energético, que viria a se manifestar alguns meses mais tarde.

Quando observado um cuidadoso método de análise, os resultados sempre serão os mais positivos. Sugerimos a leitura de nossa obra *Os Novos Gráficos em Radiestesia*, para todos que não tiverem prática ou conhecimentos suficientes; sigam as sugestões do caderno de gráficos para a análise na saúde.

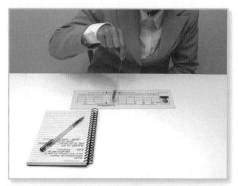

Na posse do testemunho, comece por analisar o índice de vitalidade, com auxílio da régua biométrica. Se o problema presente for algo corriqueiro, ou anteriormente conhecido, talvez baste aferir a vitalidade para poder acompanhar a evolução do tratamento.

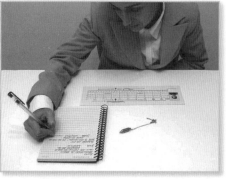

Anote meticulosamente todos os resultados obtidos, para posterior avaliação.

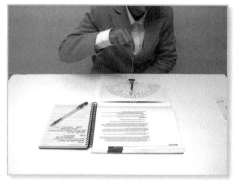

Caso o quadro seja totalmente desconhecido, sugerimos uma investigação, iniciando-se pelos sistemas e formulando a pergunta do seguinte modo: "O sistema tal está relacionado com os sintomas apresentados por fulano?" Continue a investigação, passando em seguida para os órgãos e fatores causadores do desequilíbrio. Se for o caso, "pendule" também estados psíquicos.

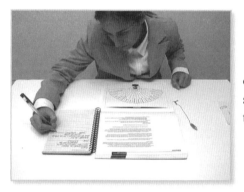

Continue anotando os resultados. Ao final do exame, o diagnóstico será o produto da avaliação intelectual destes resultados.

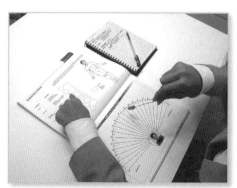

Por fim, verifique também as causas "esotéricas" ou "ocultas". Infelizmente elas se encontram presentes muitas vezes, até como resultado do estado de depressão próprio da doença ou do pessimismo inerente ao indivíduo.

Tratamento a distância

Uma das particularidades mais interessantes à disposição dos praticantes de radiestesia é a possibilidade de efetuar algum tipo de emissão a distância. Não se esqueça, estas técnicas não devem substituir os tratamentos ortodoxos aplicados por profissionais gabaritados.

O nome correto para estas práticas é: estabelecer uma influência a distância. Isto nos diz algo sobre o perfil de nossa disciplina. Nós, radiestesistas, não curamos ninguém, não somos médicos, também não somos magos que, investidos de poderes supranormais, poderiam alterar o curso dos eventos. Nós acreditamos tão somente no poder transformador de determinados padrões energéticos. Imitamos a natureza e, com o uso das formas adequadas, conseguimos impor os fatores predisponentes para que o padrão próprio da cura se faça presente e o sistema imunológico consiga nos trazer de volta a saúde.

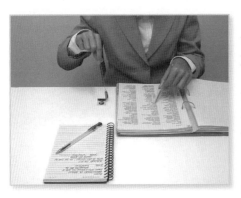

Pesquise qual das técnicas de tratamento ortodoxo seria indicada para o caso em análise.

Caso estas opções se apresentem, "pendule" listas organizadas de remédios fitoterápicos, homeopáticos, etc.

Analise também quais as emissões energéticas a distância seriam aplicáveis no caso.

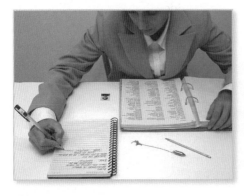

Como sempre, anote cuidadosamente todos os resultados obtidos, qual substância, qual posologia, etc.

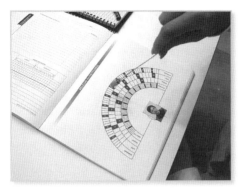

Analise cuidadosamente todos os tempos, usando um "relógio radiestésico". Isto é válido tanto para os remédios a serem ingeridos quanto para os a serem enviados por algum dispositivo de "influência a distância".

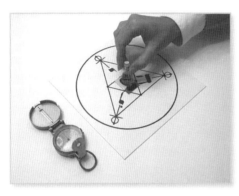

Sua análise detectou a ação positiva de uma emissão por meio de um gráfico radiestésico. Alinhe sempre na direção do norte todos os gráficos e demais dispositivos até aqueles cuja forma os dispensa deste cuidado. Esta precaução tende a diminuir as influências externas sobre o instrumento. Como consequência, teremos uma emissão mais estável, impondo continuamente o mesmo padrão, independentemente dos ciclos horários.

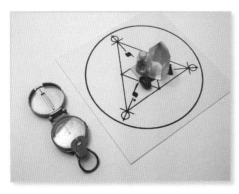

Você começou por colocar sobre o gráfico emissor, cuidadosamente escolhido na radiestesia, o testemunho, no caso uma foto 3x4, sobre a qual um pequeno vidro tipo "dose única", do remédio a ser projetado. Sobre o mesmo conjunto colocamos uma ponta de cristal de quartzo. Os cristais são dotados de qualidades emissoras extraordinárias, se bem que fortemente influenciáveis pelo meio. No caso da foto, foi usado um SCAP, gráfico dos de maior potencial energético.

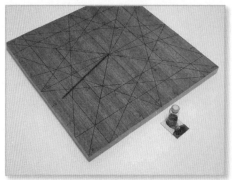

O quadrado emissor permite selecionar a onda portadora dentro do Espectro de Ondas de Forma. Ele apresenta a vantagem adicional que sua emissão se faz por escolha em fase magnética. Como se não bastasse, ainda se desliga automaticamente, uma vez atingido o ponto de saturação.

Como nem tudo é perfeito, sua capacidade de emissão a distância é bem limitada. Melhor para os objetivos mais próximos.

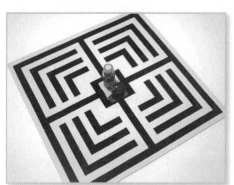

Atualmente sofremos a doença "do mais potente", acreditando que quanto mais forte, melhor. É bem fácil constatar por meio da radiestesia o quanto este conceito aplicado às emissões a distância pode estar errado.

Escolhemos, então, um gráfico radiestésico para emissão a distância que brilha por sua suavidade, permitindo, no caso, emissões mais longas.

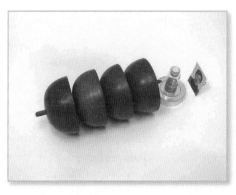

Este é seguramente o exemplo diametralmente oposto ao anterior. A pilha Radiestésia é dotada de uma potência, que obriga a uma cuidadosa vigilância do progresso do "tratamento". Não esqueça que a onda portadora é o V-.

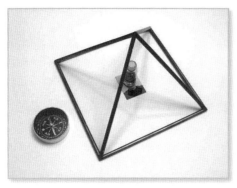

O mais clássico dos exemplos, a grande pirâmide, uma vez alinhada, produz uma ótima emissão a distância, adicionando às qualidades do corretor suas próprias qualidades intrínsecas, as da reorganização celular.

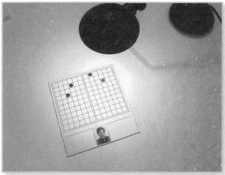

Um dos mais pitorescos casos é o do Peggotty, seu criador, apaixonado por estes estudos, descobriu não ter a menor aptidão para o uso dos tradicionais instrumentos de detecção. Engenheiro aeronáutico, partiu de premissas diferentes das tradicionais, construindo uma série de dispositivos inovadores.

O Peggotty é indicado para todos os casos de problemas ósseos, musculares ou das cartilagens. Uma pequena luz a 45 graus, completa o conjunto.

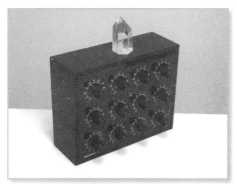

Os mais afortunados seguramente não abrirão mão das qualidades únicas das Black Box, máquinas radiônicas. A da foto do lado é uma Delawarr de tratamento. Sua eficiência é inquestionável. São bem conhecidos dos estudiosos do assunto os resultados das pesquisas do renomado laboratório inglês ao longo dos trinta anos de existência.

A característica da afixação dos índices numéricos, permitindo uma emissão qualificada, torna este equipamento, e os demais radiônicos, preferenciais, não fosse seu preço.

Capítulo XV
O ESPECTRO DIFERENCIADO

Jean de La Foye, engenheiro e radiestesista francês, falecido em 1982, teve um papel fundamental no estudo das ondas de forma, tanto é, que podemos dividir este estudo em dois períodos: antes e depois de La Foye. Seu livro *Ondas de Vida Ondas de Morte*, nos revela um radiestesista de dons excepcionais. Quis a sorte que ele fosse aluno de André de Bélizal e colaborador de Jean Gaston Bardet, o criador dos princípios da radiestesia cabalística. Jean de La Foye aperfeiçoou a maioria dos instrumentos de Bélizal, baseando-se em novos conceitos.

Pesquisador brilhante e inquieto, deu-se conta de certas nuances questionáveis no corpo do estudo das ondas de forma elaborado por Chaumery-Bélizal. Objeta a respeito da denominação "cores", pois se trata, na realidade, de emissões não cromáticas, no que tange as então chamadas "ondas de forma", atualmente denominadas EIFs. Elabora uma proposta teórica a respeito da definição dos EIFs, que para Bélizal eram "o resultado da inserção de uma forma geométrica no espaço que, uma vez saturada pela energia em estado potencial dos EIFs, quebrava o estado, transformando-o em dinâmico, resultando numa emissão dirigida, segundo a orientação da forma".

Segundo de La Foye são necessários três fatores *polarizados* para que surja um EIF:

1. Um campo em estado potencial e difuso, não obstante orientado. (Denomina-se campo, o meio em que se manifestam as ondas ou porção do espaço onde ocorrem os fenômenos).
2. Um interceptor do fluxo polarizado, em tese, independe de sua forma, contando apenas sua linha de polos (+ e -).

3. Gravidade terrestre, que parece agir sobre a fase Elétrica ou Magnética dos EIFs, não obstante a massa interferir com a potência.

Sua primeira grande descoberta foi o espectro diferenciado. Munido de um Pêndulo Universal e andando à volta de uma árvore, segurando entre o polegar e o indicador da mão livre, uma folha de uma planta qualquer, usada como artifício para detectar as vibrações que não seriam sintonizáveis. Visto a árvore, uma saudável nogueira, estar em harmonia com as vibrações do ambiente, pôde constatar a presença das 12 emissões características do equador da esfera (no corpo da árvore). O corpo da árvore ou Corpo Polarizado faz brotar do campo de forma difuso as cores do espectro, detectáveis com artifício. Para além deste, as polaridades (+ e -), respectivamente a leste e a oeste e, numa distância igual ao dobro do raio do corpo polarizado, uma emissão verdadeira (em estado dinâmico; detectável sem artifício) denominada *aura*, apresentando as 12 cores do espectro em fase Elétrica, a leste, e as mesmas 12 cores em fase Magnética, a oeste (Fig. 81).

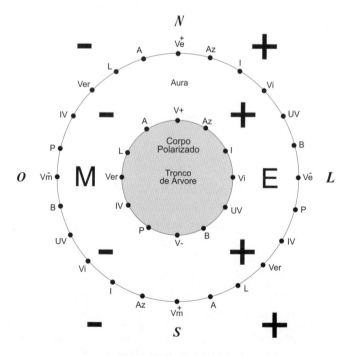

Fig. 81 – O Corpo Polarizado

Além deste círculo virtual, só se detectam as polaridades numa distância que, de La Foye supunha ser função do raio do tronco. Em radiestesia, as polaridades são decorrentes da rotação da Terra.

O Corpo Polarizado material, em equilíbrio, parece ser um patamar entre as polaridades positiva e negativa que ele provoca (assim como a aura). Num plano horizontal, suas próprias cores são indiferenciadas e todas as detecções exigem um artifício.

Dando continuidade a seu trabalho, de La Foye colocou sobre uma mesa um círculo de madeira em cujo centro, furado na vertical (furo passante), introduziu um arame de cobre reto com uma extremidade dobrada em 90º. Fazendo girar a parte horizontal do fio no eixo (Fig. 68), constatou que:

a) O eixo de rotação cria uma vertical negativa.
b) O eixo horizontal N-S, no plano da agulha, passando pelo eixo de rotação é positivo.
c) Uma circunferência virtual, cujo raio é o comprimento da agulha, dividida em dois semicírculos de polaridade positiva a Leste e negativa a Oeste.
d) A extremidade horizontal do fio é positiva, o diâmetro virtual oposto é negativo.
e) As ondas de forma são emitidas ao Sul, fora do círculo virtual, e correspondem às cores diferenciadas da aura correspondentes à cor apontada pela agulha.
f) O ângulo de 320º anula todas as polaridades, é o ponto de equilíbrio do campo de forma.

Esta experiência indica que a criação das ondas de forma parece ter origem numa repartição das polaridades, o que explicaria sua presença detectável pelo PU em várias manifestações energéticas, químicas, acústicas, elétricas, etc. Num capítulo anterior sobre ondas de forma, nos referimos à teoria de La Foye sobre a gênese das Fases e sua relação com as polaridades dos materiais utilizados para fazê-las emergir.

Com um PU, pode-se detectar o corpo polarizado na chama de uma vela e a aura no dobro do comprimento do raio da chama. Apagando-se a vela, tudo some. O mesmo fenômeno será detectável sobre uma reação química em curso.

Os Níveis

Fazendo passar as ondas emitidas por um novo dispositivo por meio de um prisma de madeira (semelhante ao prisma ótico de Newton), de La Foye constatou, por meio do PU regulado sobre a cor de emissão, duas emissões na saída do prisma: uma desviada em relação ao eixo de emissão, e outra que seguia seu curso sem desvio aparente. Entretanto, convidado a prestar sua colaboração técnica em radiestesia a Jean Gaston Bardet, na pesquisa para a realização do livro *Mystique et Magies*, teve o primeiro contato com a língua hebraica. Com as palavras hebraicas fornecidas por Bardet pôde, então, comprovar que existem três níveis de emissão de ondas de forma. As palavras usadas sobre pêndulos cilíndricos despolarizados foram as seguintes:

Para a primeira emissão desviada em relação ao eixo original da emissão, utilizou a palavra H hA R Ts (Haarets) – A Terra, e nomeou a emissão de nível "Físico".

A emissão não desviada pelo prisma foi então interceptada pelo testemunho de uma planta ou animal *vivos*. L N Ph Sh cH Y H (A Nefesh Raiah) – O Sopro de Vida foi a palavra usada presa ao pêndulo cilíndrico, e este nível de emissão tomou o nome de "Vital".

Um terceiro e último nível pôde ser detectado para lá do testemunho anterior, o interceptor desta vez foi o testemunho de um ser humano *vivo ou morto*, a palavra hebraica usada: R W cH (Ruah) – O Espírito, para emissões em nível "Espiritual".

Finalmente, após este testemunho, nada mais é detectável. Segundo de La Foye, isso é a negação do materialismo puro, demonstra que o homem tem algo mais que o animal. Tem toda a razão, veremos isso mais adiante em radiestesia cabalística.

La Foye concluiu que os três níveis de emissão de ondas de forma ocorriam em três campos diferentes: o físico, o vital e o espiritual. Aqui, de La Foye usou a noção científica de campo: porção do espaço onde ocorrem fenômenos. O campo espiritual não foi pesquisado pela complexidade de seus fenômenos e por de La Foye nutrir um razoável repúdio por tal tema.

As formas despolarizadas têm o perigo de apresentarem ressonância com o nível espiritual sob influência consciente ou involuntária, e podem alterar as características dos outros dois níveis. La Foye as denominou mágicas. Deve-se evitar o uso de emissões em nível espiritual, pois saturam os aparelhos, tornando-os impróprios para o uso e provocando erros nas detecções. As formas inacabadas, como é o caso da semiesfera, emitem em espiritual. Para se eliminar o espiritual de uma pilha radiestésica basta gravar dois diâmetros perpendiculares na face chata da última semiesfera; isso aumenta a precisão da emissão e evita saturações por energias intrusas de qualquer natureza. No caso de forma de geometria diferente, o centro das retas é a pesquisar, para não alterar a emissão em "físico".

Apesar da denominação ser a mesma, plano espiritual e nível espiritual, em radiestesia não são a mesma coisa, porém, aparelhos radiestésicos nos quais o nível referido não tenha sido eliminado podem veicular esta emissão do plano, por vontade explícita do operador, mas também involuntariamente. O mesmo vale para atos ou influências mágicas de qualquer tipo.

O Alfabeto Hebraico

Ao ser convidado por Jean Gaston Bardet para colaborar na pesquisa radiestésica para a elaboração do livro *Místicas e Magia*, Jean de La Foye toma contato com um aspecto extraordinário do alfabeto hebraico: ele emite em ondas de forma o valor da palavra. Trata-se aqui do alfabeto quadrado sem acentuação massorética, a excluir o tradicional rabínico ou o deformado dos cabalistas criadores de pantáculos.

O hebraico se lê da direita para a esquerda, têm 22 caracteres numerados com correspondência à sua ordem no alfabeto. Cinco caracteres têm numeração dupla e grafismo diferente, quer eles se encontrem no corpo de uma palavra ou quando termina a palavra.

Os equivalentes latinos das palavras hebraicas, apresentam-se com leitura normal da esquerda para a direita.

Bardet também redescobriu a numeração do alfabeto hebraico, que ele acreditava ser a original, diferente da numeração tradicional da cabala judaica. A de Bardet é sequêncial, de 1 a 27, muito mais adaptada à realidade e permite materializar geometricamente num bastão a *expressão de um número* (Fig. 82). Por exemplo, a palavra Vida (Raiah), o equivalente do Nó de Vida nas duas fases, numericamente 8+10+5 = 23, que será o comprimento total do bastão com uma ranhura a 8 e uma outra a 18, segura, à guisa de antena, pela extremidade 5, permite levantar informações.

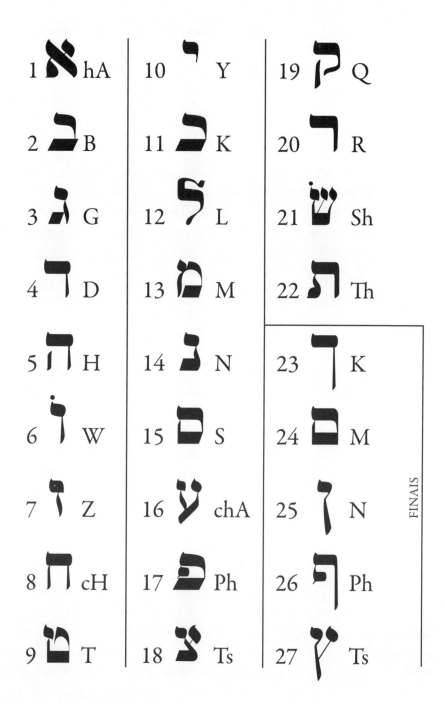

Fig. 82 - O Alfabeto Hebraico

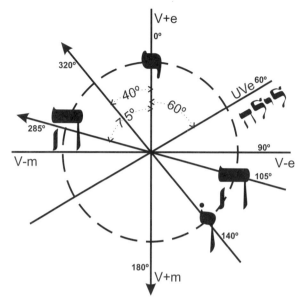

Fig. 83 – Os eixos diretores

Nos livros *Tesouro Secreto de Israel*, e *Mystique et Magies* Jean Gaston Bardet discorre longamente sobre o Tetragrama hebraico Y H W H, uma das expressões possíveis para Deus, e cujo caráter, de tão sagrado, impede ser pronunciado. La Foye é levado ao estudo radiestésico desta expressão quando do trabalho junto a Bardet.

O Tetragrama hebreu YHWH (Jeová) é formado por letras representativas dos números que definem o pentágono, o hexágono e o decágono: Yod (Y) = 10, He (H) = 5 e o Waw (W) = 6. Analisando a direção de emissão destas três letras, La Foye descobriu que o Yod emite Verde positivo Magnético (180º), o He emite Preto Elétrico (105⁰) e o Waw emite, a 320⁰, entre o Laranja e Vermelho magnéticos. Desenhando os eixos de emissão desta letras, La Foye constatou que os caracteres hebraicos por si só bastavam para criar um campo de forma detectável sobre o perímetro de um círculo virtual. Esses eixos do grau da emissão foram chamados de Eixos Diretores do Campo de Forma. Como anteriormente, quando do estudo das formas de pentágonos, hexágonos, decágonos, constatou a necessidade da adição do raio correspondente ao UVe a 60° (Fig. 83).

O Disco Equatorial, na forma de um gráfico desenhado sobre papel ou num disco recortado em madeira, é a primeira aplicação prática do que acabamos de ver. Sobre um disco de madeira com 30 cm de diâmetro e 2 cm de espessura, La Foye ranhurou os eixos diretores (Fig. 83).

1. O diâmetro norte-sul artificial, o Yod, 0°-180°.
2. O diâmetro do Waw, 140°-320°,
3. O diâmetro dos He, 105°-285°.
4. O diâmetro perpendicular dos Verdes Negativos, 90°-270°, para anular as emissões em nível espiritual.
5. O raio do UV Elétrico, 60° (que La Foye verificou ser o orientador do campo).
6. Um furo vazante no centro do disco na interseção dos eixos.

O disco equatorial de Jean de La Foye funciona com uma agulha de cobre dobrada em "L", encaixada no furo central. Quando esta agulha é do tamanho do raio do disco ou um pouco menor, ocorre uma emissão no 180°, relativa à vibração para a qual a agulha aponta. Esta emissão é a do espectro diferenciado. No entanto, se a agulha for igual à metade do raio do disco ou um pouco menor, a onda enviada será do espectro indiferenciado. Vejamos algumas características desse disco (Figs. 68 e 84):

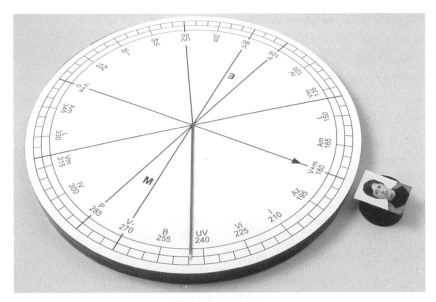

Fig. 84 – Disco Equatorial

Com o Disco Equatorial é possível detectar a vibração emitida por uma forma ou um testemunho colocados diante do Verde Positivo Magnético (180°). Pode-se, deste modo, conhecer a onda-doença e a onda-curadora de um doente. Para tratar um ser vivo (homem, animal ou planta) basta submeter seu testemunho à ação de sua onda-curadora, obrigatoriamente em fase magnética. Com o tratamento pelo Disco Equatorial não existe nenhum perigo, porque a emissão cessa automaticamente sempre que ocorre uma saturação.

Com a agulha em repouso em qualquer ponto do disco, e um testemunho colocado frente aos 180°, detecta-se sobre o centro do disco polaridade (-) e no eixo 0°/180° polaridade (+).

A detecção da onda-doença em fase elétrica obrigatória nos dará polaridade (-) sobre o testemunho e (+) embaixo do mesmo. A emissão-cura em fase magnética nos dará o oposto nas polaridades e o Shin na vertical do testemunho.

A análise de qualquer forma mágica nos dará na ressonância (+) sobre a forma. No oposto, embaixo, na rotação de 180° nas cores do espectro, a aura permanecendo estável.

No disco equatorial, uma agulha sobre o 320° anula as polaridades. O 320° é o ponto de equilíbrio do conjunto de ondas de forma, no entanto, detectável com artifício.

O disco equatorial é um sofisticado instrumento de detecção para todos os que trabalham dentro da especialidade "Ondas de Forma". Mas falta-lhe potência para que possa ser utilizado com eficiência enquanto instrumento de emissão. Torna-se absolutamente indispensável o uso de qualquer artifício amplificador, por exemplo, um solenoide de bom tamanho na saída e para a entrada ao norte alguma pilha radiestésica fora de uso, a tábua com o acorde maior sobre algumas pranchas ou, ainda, a ligação nos 110 Volts. Escolha, radiestesicamente, sua opção.

A vantagem de ranhurar os Eixos Diretores do Campo de Forma é que nos permite construir aparelhos, independentemente dos campos naturais.

O campo de forma (físico e vital) possui uma orientação própria descoberta por La Foye. Com uma agulha imantada dentro de um círculo em fio de cobre, constatou-se que, sobre o fio (Corpo Polarizado) e sobre o círculo virtual de raio duplo (aura), as emissões estão desviadas 5° (de norte para oeste) em relação ao eixo longitudinal da agulha.

O desvio de 5⁰ do campo de forma em relação ao campo magnético foi constatado no oeste europeu e, portanto, é necessário verificar se no Brasil esse desvio é ou não de 5⁰.

O Campo Vital

Depois de inúmeras pesquisas, La Foye concluiu que a estrutura do Campo Vital é gerada por uma lei exponencial de base 2. A multiplicação celular (mitose), com a divisão em dois, de cada célula-mãe, demonstra cabalmente o caráter exponencial (de base 2) do Campo Vital. Segundo La Foye, o Campo Vital banha o Campo Físico, e este não poderia existir sem aquele. Por isso, ele pesquisou a expressão geométrica desses dois campos a partir dos dois círculos representativos do Corpo Polarizado (espectro indiferenciado, Fig. 81) e da aura (espectro diferenciado). Inscreveu círculos sucessivos de diâmetros duplos em relação aos seus precedentes imediatos, isto é, com diâmetros em progressão geométrica de base 2. Nas interseções desses círculos pôde então inscrever e circunscrever sucessivos hexágonos, e nessa estrutura, verificou a possibilidade de inscrever pentágonos e decágonos. A relação do hexágono, do pentágono e do decágono com o reino mineral e com os seres vivos é facilmente percebida nos cristais de quartzo, nas flores, nas mãos, etc.

Jean de La Foye pôde detectar o Campo Vital sobre uma planta sem a utilização de artifício, inclinando fortemente o vaso. Isso abalou o equilíbrio da planta, fazendo com que a emissão passasse do potencial para o dinâmico (Fig. 85).

O Campo Vital descoberto por Jean de La Foye possui três componentes básicos, assim distribuídos e denominados por seu descobridor:

1. Nó de Vida no Eixo leste-oeste.
    a) A oeste o Nó de Vida em fase magnética.
    b) A leste o Nó de Vida em fase elétrica.
2. Eq no eixo norte-sul.
    a) Ao sul o Eq em fase magnética.
    b) Ao norte o Eq em fase elétrica.
3. Shin no eixo Vertical.

O Nó de Vida pode ser detectado com um pêndulo cilíndrico neutro com o desenho de 2 círculos tangentes na linha horizontal; a fase magnética a oeste e a elétrica a leste. Com uma rotação de 90⁰ este símbolo detecta a vibração Eq, a fase magnética ao Sul e a elétrica ao Norte. O componente vertical é detectado com a letra hebraica Shin pontuada no meio (Fig. 85).

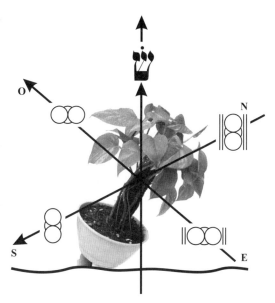

Fig. 85 – Campo vital

Como o Campo Vital existe na forma potencial (não explícita), é necessário um artifício para detectá-lo. Pode-se usar uma folha de qualquer planta entre o polegar e o indicador da mão livre ou apoiar o polegar sobre o dedo mínimo dobrado. Com o testemunho no centro de um círculo e os pêndulos do Campo Vital nos pontos cardeais e o Shin no meio, detecta-se isoladamente cada um dos cinco componentes. Seres vivos quando atingidos por doenças graves, ou processos de magia, os componentes leste-oeste (Nó de Vida) podem se apresentar total ou parcialmente invertidos, ou seja, o leste passa para oeste e vice-versa.

O ser vivo equilibrado não emite de forma perceptível o Campo Vital, só em estado potencial. Para sua detecção, faz-se necessário o uso de algum artifício, apoiar o polegar da mão livre sobre o mínimo dobrado; segurar um "canhão" 8+10+5 ou então 8+10+10+24; ou, ainda, segurar a ponta de uma folha entre o indicador e o polegar.

O Nó de Vida: seu equivalente em hebraico é cH Y H (Viva-feminino 8-10-5 e cH Y (Vivo-masculino 8-10) que emitem a fase Magnética pela ponta 5 ou 10 de um "Canhão" com as ranhuras correspondentes aos valores das letras e a fase Elétrica pela outra ponta.

cH Y Y M (Raim) as Vidas 8-10-10-24 emitem a fase Magnética nas duas pontas do "Canhão".

A emissão do Nó de Vida encontra-se no espectro em fase Magnética a 200° e a 20° em fase Elétrica. Essa onda pode ser detectada à altura do solo nos vegetais, no cérebro e no umbigo dos animais. O Nó de Vida também está presente na boca dos humanos mortos e nos orifícios respiratórios dos animais vivos. Presente no temporal esquerdo dos humanos, indica o estado de vida do mesmo. No caso de um vegetal grosso como a árvore da pesquisa inicial, essas vibrações tangenciam a árvore.

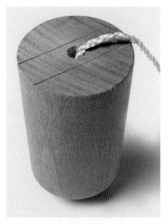

Fig. 86 – Pêndulo cilíndrico

A vibração Nó de Vida também é gerada pelo movimento (que é uma das manifestações da Vida) e, por isso, pode ser detectada na vertical de uma corrente de água subterrânea. La Foye constatou que o cruzamento de duas emissões de Nó de Vida gera uma emissão de Verde Negativo Elétrico. Por esta razão, o cruzamento de duas correntes de água subterrânea emite em sua vertical esta onda de forma (Fig. 86).

Pêndulo cilíndrico

Este instrumento finalizado por de La Foye apresenta a vantagem de não ter polaridade. Como temos visto até aqui, as polaridades desempenham um papel significativo em radiestesia. A despolarização foi conseguida com a inserção de duas ranhuras paralelas ao eixo central. Anteriormente, a fabricação de um pêndulo neutro era bem mais difícil.

Pêndulo Equatorial

Apresenta-se como uma esfera de madeira com 6 cm de diâmetro, tal como o PU. Conta com uma única ranhura à altura do equador. Nesse mesmo plano vão ser perfurados os orifícios relativos ao Eixos Diretores do Campo de Forma, o diâmetro dos verdes negativos e o raio do UVe. Um outro furo – polo norte-polo sul – assegurará a passagem do fio de suspensão. Finalmente, um fio de cobre fechado pela torção de suas extremidades permitirá a seleção de qualquer uma das 24 cores do espectro diferenciado. Qualquer forma emissora detectável, tanto em elétrico como magnético, indicará uma emissão indiferenciada.

Pêndulo Equatorial Unidade

Com dimensões iguais ao anterior, este instrumento, no entanto, é baseado num princípio diferente. A palavra hebraica hA cH D (Ehad) "Um", numericamente 1+8+4 = 13, é utilizada para imprimir a este instrumento o equilíbrio correspondente à Unidade (Figs. 19 e 87). Uma ranhura equatorial e mais outras duas dos meridianos, assim como os furos nas interseções dos mesmos com o equador, mais um unindo os polos e uma cintura de cobre acabada num índex, compõem o instrumento. Finalmente, tomando-se um quarto de círculo superior de um meridiano ranhurado, divide-se em 13 partes, perfura-se dois finos orifícios na direção do centro da esfera a 1/13 e a 9/13 de arco. Quando suspenso pelo fio com os furos para cima, indica a fase magnética da cor selecionada, com os furos para baixo, a fase elétrica. Quando girar indiferentemente nas duas fases, será indicativo de uma emissão ou EIF indiferenciado.

Para o estudo de Ondas de Forma, a orientação usual é ao norte a 355⁰ ou a leste a 85⁰. Para evitar a influência do campo magnético natural basta colocar a forma em estudo dentro de círculo desenhado ou executado em fio de cobre, uma pequena abertura em seu perímetro adicionado de duas pequenas retas paralelas inferiores ao raio, projetadas na direção do centro. A forma deve ter seu norte orientado para a abertura do círculo. A emissão será vertical no centro do círculo, permitindo a análise dos três níveis. Pode-se usar outros artifícios, como um norte de forma artificial ou ainda redução do campo de forma, limitando porém a análise dos níveis (Fig. 88).

Um dos ideogramas da Ilha de Páscoa emite o Vi.m em "Físico" e os Sh D Y M (Shadaïm), as Potências Demoníacas, em R W cH. Esta forma é constituída por duas "amêndoas" concêntricas alinhadas norte-sul. Geralmente,

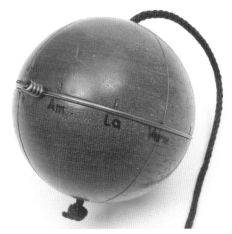

Fig. 87 – Pêndulo Equatorial Unidade

as formas concêntricas são subtrativas, no entanto, a forma única no mesmo alinhamento norte-sul emite Ts R W R (Tsoror) gerando aí V+m. Quando na horizontal, ou leste-oeste, emite em magia a onda de carga Z+ do magnetismo vital. Quando se insere no grafismo duas retas perpendiculares elimina-se a "Magia", passando este a emitir em "Físico" (Fig. 89).

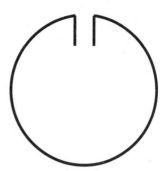

Fig. 88 - Forma anti-campo magnético natural

Quando for o caso de formas abertas, é necessário levar as retas ou os eixos diretores até à borda do papel do desenho, ou traçar os diâmetros perpendiculares.

Também é possível transformar de Magnético para Elétrico uma forma simétrica. Basta adicionar dois pares de retas paralelas, respectivamente a leste e a oeste. Para obter-se o inverso, é necessário que o jogo de retas adicionais seja feito a norte e ao sul. Estes traços paralelos funcionam como condensadores. Se a forma for assimétrica, a simples rotação da mesma de norte-sul para leste-oeste basta para conseguir a inversão. Isso demonstra o perigo representado pelas formas assimétricas dos objetos, móveis ou formas de construção tão em gosto hoje em dia.

Magnético

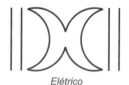

Elétrico

Fig. 89

Não são apenas as formas tomadas da geometria que têm a propriedade de emitir, alguns símbolos e alfabetos também o fazem de forma clara: os hexagramas do *I Ching*, os hieróglifos egípcios, as figuras da Ilha de Páscoa, etc.

O estudo das Ondas de Forma, os EIFs, e em particular o trabalho de Jean de La Foye, será objeto de um próximo livro nosso, já em fase de elaboração.

Capítulo XVI
RADIESTESIA CABALÍSTICA

A expressão "Radiestesia Cabalística" difundiu-se no Brasil para designar a prática da radiestesia com pêndulos contendo palavras em hebraico, todavia, esta denominação não se faz presente no trabalho de La Foye, nem no de Jean Gaston Bardet. Foi usada pela primeira vez por Jacques La Maya em 1983, no livro *Medicina da Habitação*. Inicialmente, ele se refere a ela como A Radiestesia da Verdade (técnica cabalística nova), mais adiante no trabalho acabou por reduzir para Radiestesia Cabalística. Contudo, em todos os trabalhos publicados a seguir na Europa, esta expressão não é utilizada. Denominação cômoda, mas falha, já que induz a algo cujo significado é falso.

Cabe aqui um esclarecimento: não se deve confundir a expressão cabalística com prática da cabala hebraica ou conhecimentos ocultos, místicos, de qualquer estirpe. Esta técnica de radiestesia originou-se nas pesquisas do hebraísta, urbanista francês, Jean Gaston Bardet, e do radiestesista também francês Jean de La Foye.

Bardet foi o descobridor de um fato que veio revolucionar o estudo da radiestesia de ondas de forma. Ele descobriu que as letras do hebraico bíblico são emissoras, e que as palavras escritas nessa língua emitem em EIFs o seu próprio significado. Somente o hebreu quadrado do *Pentateuco* possui esta propriedade, pois o hebreu moderno, com os chamados pontos massoréticos, não é emissor de EIFs. Com o concurso da radiestesia, Bardet descobriu ainda que o Waw e o Shin só são emissores se possuírem um ponto na parte de cima. Concluiu que nos primórdios do hebraico estas letras deveriam ser pontuadas.

Em uma de suas obras, *A Assinatura do Deus Trino*, Bardet relata o fato curioso que motivou esta descoberta:

"Eis como descobri esta propriedade das letras hebraicas. Eu estava na Espanha, Jean de La Foye me escreveu da Bretanha... Um cigano que ele tinha desalojado de sua residência secundária havia magiado a propriedade. Excelente radiestesista, portanto, com um psiquismo muito mais sensível, Jean de La Foye tinha 40º de febre e não sabia como se defender. Eu lhe disse para experimentar com um pêndulo: K Sh Ph (Magia). Ele detectou imediatamente os *encantamentos* e neutralizou sua ação nefasta. Se tratava, no caso, de *vibrações mágicas* e não de *ondas de forma* as quais este radiestesista dominava, por razões agrícolas."

Os pêndulos com letras ou palavras hebraicas são emissores por si próprios, e seu uso não necessita de nenhuma convenção mental. O operador deve ficar com a mente neutra e aguardar que a emissão do objeto entre em ressonância com a onda de forma emitida pelas letras do pêndulo, produzindo o movimento pendular. A maioria das emissões relacionadas com assuntos passíveis de serem detectados por meio da radiestesia, são dextrogiras, isto é, partem do emissor, daquilo que as gera, em linha reta, mas com a forma de uma espiral dextrogira. Também a emissão própria das letras hebraicas é dextrogira. Assim, quando as duas emissões têm as mesmas características, o pêndulo livre, suspenso sobre o testemunho gira, espontaneamente, em sentido horário (no sentido da rotação da espiral energética), demonstrando a presença da energia compatível com a expressão hebraica. Giros para a esquerda e oscilações, em radiestesia cabalística, são desconsideráveis. Eles são o resultado da ação involuntária do operador sobre o pêndulo. Estes movimentos não significam um "não"

No hebraico clássico, a todas as letras do alfabeto são atribuídos números; Bardet constatou que essa numeração não representava o valor energético real próprio de cada letra, introduziu então uma nova numeração, esta sequencial; de 1 a 27. Mais tarde, Jean de La Foye descobriu ser possível criar um emissor que reproduza a vibração própria da expressão de uma palavra hebraica. Para isso, basta usar um cilindro de madeira cujo comprimento em centímetros seja igual ao número correspondente à soma dos valores das letras da palavra em questão. Exemplifiquemos:

A palavra hA W R (Haur = luz) emite UVm e seu valor numérico é 1+6+20 = 27. Um cilindro de madeira de 27 cm de comprimento, com ranhuras circulares a 1 e a 7 cm (1+6) da mesma extremidade, emite

UVm na extremidade oposta, desde que o eixo longitudinal do cilindro coincida com o eixo norte-sul de Forma (Norte de Forma a 355⁰). A emissão será sempre ao Sul de Forma. Para se imprimir o Norte de Forma ao cilindro, fazendo-o emitir em qualquer posição, basta colocar um pequeno prego no sulco (a partir do fim da palavra). Este cilindro é denominado canhão e emite em fase magnética na extremidade que correspondente à última letra da palavra; a extremidade oposta emite em fase elétrica. Esta experiência demonstra que a nova numeração atribuída por Bardet às letras hebraicas está correta e permite expressar o valor real das expressões grafadas com este extraordinário alfabeto.

Os pêndulos "encamisados" com as palavras em hebraico e usados com rigor, segundo as indicações prescritas por Bardet/La Foye:

a) Possibilitam a investigação especializada de qualquer estado ou emissão em qualquer área da atividade humana, bastando para isso dispor da palavra adequada oriunda de boa fonte, tendo em vista as dificuldades impostas pelo hebraico ou outros alfabetos capazes de emitir o sentido da palavra escrita, ou ainda o gráfico ou ícone dotado das mesmas qualidades. (Ter em mente que a radiestesia é uma prática investigatória que faz uso da faculdade suprassensorial do tato, ou seja, qualifica o homem como um sofisticadíssimo instrumento capaz de detectar as mais variadas emissões, nas mais variadas circunstâncias).

b) Permitem a investigação em uma área extremamente complexa e de difícil designação (magica, espiritual, esotérica, parapsicológica, etc.) em que todos os cuidados são poucos e que: "A mais bela astúcia do Diabo é nos persuadir de que ele não existe" dizia Baudelaire, conhecedor das *Flores do Mal.*

Uma aplicação típica da alínea (a) foi-nos dada por La Foye para a prospecção de água: usa-se a expressão hebraica "Jorrará água" (Y Ts hA W M Y M). Com o texto a direito, detecta-se os locais onde se pode furar, onde existe uma pressão de água, geralmente sobre um cruzamento de correntes de água subterrânea. Com o pêndulo com o texto invertido, ela passa a só reagir sobre as correntes de água e não mais sobre os cruzamentos. Na vertical de uma corrente de água subterrânea, o pêndulo Nó de Vida também gira e, por isso, pode ser usado na prospecção.

O componente leste-oeste do Campo Vital sofre um desvio de 90° sob a ação das correntes subterrâneas.

A física moderna modificou alguns de nossos conceitos tradicionais em relação à matéria. Por exemplo, hoje sabemos que a simples presença do observador modifica as reações do fenômeno sob observação. E que a visão pode, involuntariamente, influir, gerando um pensamento motor, transmitido até às fibrilas dos dedos das mãos, movimentos que serão amplificados pelo pêndulo. Assim sendo, em radiestesia, não se deve olhar fixamente o objeto da pesquisa, deve-se olhar sem ver e fazer foco atrás do objeto.

Radiestesia Cabalística e Magia

Originalmente, este estudo faz parte do trabalho de Jean de La Foye e está circunscrito ao estudo das ondas de forma. Jean Gaston Bardet, ao utilizar a radiestesia com pêndulos com palavras hebraicas para comprovar os fenômenos relacionados ao estudo do hebraico, entreabriu uma porta mais tarde escancarada por um restrito grupo aqui no Brasil. Enquanto os pudores e a forte orientação cristã impediram os criadores da disciplina de ampliar seu estudo na direção do "oculto" da prática mágica tradicional, nós, por influência do meio, desenvolvemos certo "gosto" pelo tema, o que nos permitiu, de certa forma, "completar" aquela lacuna deixada no campo espiritual. Reportar-se ao livro *Ondas de Vida Ondas de Morte*, capítulo XI.

Um novo tipo de magia branca surgiu com a radiônica e a radiestesia de ondas de forma, no caso específico da radiestesia este assunto foi tratado em especial pelos irmãos Servranx da Bélgica. Esta é uma forma de magia ritual. Conhecedores do perigo do choque de retorno, quando da prática de emissões a distância, dado que o fechamento do circuito se faz sobre aquele que envia, estas emissões não funcionam como um tiro, atirador-alvo, mas, sim, como um circuito elétrico pilha-lâmpada-pilha, para fechar o circuito, o receptor comporta-se como um filtro passivo ou receptor inconsciente. Os irmãos Servranx acreditavam ter criado um estado de "consciência ativa" capaz de mantê-los ao abrigo do efeito do choque de retorno. Sua morte por congestão cerebral, assim como seus discípulos mais bem-sucedidos, provou de forma inconteste seu erro. O grupo afirmava sofrer efeitos nefastos em série em sua vida cotidiana, atingindo, inclusive, os familiares. Toda tentativa de criar uma influência capaz de inverter a ordem natural, cria um desequilíbrio.

Não vamos nos aprofundar na explicação de conceitos sobre o que é magia, existem demasiados livros tratando do assunto. Gostaríamos, no entanto, de alertar o leitor para os perigos envolvidos nesta área, em que o fio condutor é de tal forma tênue que se torna invisível a maior parte do tempo, e que os erros cometidos são extremamente penosos.

A magia inverte o componente vertical do Campo Vital, tanto em seres vivos quanto em ambientes. Como disse de La Foye, a magia é uma inversão da ordem natural, é ainda uma transferência, pois o demônio nada cria. A foto de uma planta com as raízes para o alto emite magia, forma de ação mágica involuntária, já a estrela de cinco pontas do mago, emite magia como forma de ação voluntária. Papus tinha o cuidado de praticar a magia cerimonial só após a execução de exorcismos.

Ainda dentro do campo das formas, Jean de La Foye constatou que tudo que é baseado nas proporções egípcias, ou números irracionais, é mágico, e que os dispositivos criados a partir de expressões hebraicas com números inteiros, não o são mais.

Os polígonos ímpares isolados emitem em R W cH e em Magia.

As formas que fazem reagir o pêndulo K Sh Ph ou o "Ilha de Páscoa", o Necromancia ou o Shin invertido, sem polaridade definida, devem ser consideradas mágicas e serem descartadas. Pode-se, no entanto, eliminar o aspecto nocivo de R W cH, traçando duas retas perpendiculares no centro da forma.

Todas as formas magnéticas adicionam carga, em consequência, não são perigosas, já as elétricas produzem o oposto.

A rotação do espectro indiferenciado em 180º sobre o testemunho de um ser vivo, dá-nos a indicação da possibilidade da existência de um estado de magia.

Os livros tradicionais da alquimia foram produzidos por dois tipos opostos de escritores: os "caridosos", aqueles que contavam a verdade, se bem que de uma forma velada, e os "invejosos", aqueles que também de forma velada só contavam mentiras com o intuito de lançar o leitor ávido no caminho da perdição. Os livros de magia ocidentais seguiram a mesma tradição, levando os ingênuos magos bissextos para algum descaminho do oculto. São comuns em tais livros fórmulas e pantáculos mágicos com letras e palavras em hebraico, desconfie da maioria.

Os pêndulos para Radiestesia Cabalística podem ser usados de duas formas: a direito, quando suspensos pelo fio do lado superior das letras, ou invertidos, quando suspensos ao contrário, pelo lado de baixo das letras, um exemplo: Magia, a direito e Antimagia com o pêndulo invertido. Nem todas as expressões permitem a inversão.

O Campo Vital e seus cinco componentes (Jean de La Foye)

O ser vivo e equilibrado não emite de maneira sensível e evidente o Campo Vital, só em estado potencial. Para detectar, é necessário usar artifícios: o polegar dobrado sobre o dedo mínimo, segurar um "canhão" 8+10+5 cm (vida) ou então 8+10+10+24 cm (as vidas), ou ainda manter uma folha de planta entre o polegar e o indicador.

A chamada inversão do Campo Vital, sinal de doença ou magia, rotaciona os componentes horizontais e inverte o vertical.

◯◯ Nó de Vida – presente a oeste em fase magnética. Detecta também o estado de vida ou morte conforme se encontra sobre a têmpora esquerda ou sobre a área dos buracos do nariz até à boca. No ser humano adormecido, a emissão do temporal esquerdo desaparece. Ela é substituída como na morte pela emissão pela boca. No entanto, é possível detectar seu estado de vida pela emissão de L N Ph Sh cH Y H (O Sopro de Vida). No animal vivo, encontra-se no alto do crânio e especialmente na boca e nas narinas a onda de vida. No animal morto ou sobre qualquer representação, sejam fotos ou desenhos, nada se detecta. Esta é a morte total, absoluta, diferente dos humanos.

‖◯◯‖ Nó de Vida – presente a leste em fase elétrica.

8 Eq. – presente ao sul em fase magnética.

‖8‖ Eq. – presente ao norte em fase elétrica.

ש SHIN: componente vertical do Campo Vital. Detectável a direito, ou invertido se estiver presente uma doença grave ou um estado de magia, encontra-se também, algumas vezes, em neuroses profundas e psicoses.

Os três níveis de emissão das ondas de forma (Jean de La Foye)

הָאָרֶץ A TERRA – H hA R Ts (Haarets) – para detecção do nível de equivalência físico. Invertido detecta V–e.

לנפש שחיה O SOPRO DE VIDA – L N Ph Sh cH Y H – (A Néphesh Raïah) – (Gênesis 1. 20), Psiché Viva, Os Animados – para detecção das emissões do nível de equivalência vital. – O Campo vital – interfere nos campos psíquicos.

רוח O ESPÍRITO – R W cH – (Ruah) – (A) espírito – para detecção do nível de equivalência espiritual. Tem certa equivalência com o "pneuma" grego ou a anima latina, por oposição à psique ou animus.

Toda emissão espiritual R W cH é imprecisa, por exemplo, um V + m, em R W cH não dá uma emissão V + m, mas sim a emissão da palavra Y H W H (Jeová = eu sou) com o W não pontuado. Para evitar imprecisões é preciso se eliminar o R W cH de todo instrumento (máquina, objeto ou gráfico), principalmente quando se pretende usar as EIFs em terapia.

Detecção de estados de magia

Comece a investigação sempre pelas palavras de teor mais "leve", segundo Bardet basta o fato de "encamisar" um pêndulo com a palavra Shatan e em seguida colocar, por exemplo, a "camisa" Magia para falsear a pesquisa.

O melhor seria ter uma quantidade grande de pêndulos cilíndricos para não ser necessário trocar as "camisas" com as palavras.

Tente pendular o mais rápido possível, sobretudo com as palavras mais "pesadas". Existe o risco real de saturar o testemunho com a energia de determinada expressão e ter que aguardar certo tempo para que esta vibração se desvaneça.

O simples fato de pendular determinado testemunho é uma forma de ataque à entidade obsediante.

Como já dissemos várias vezes, o fato de um pêndulo não responder positivamente não significa que uma energia semelhante não esteja presente, por exemplo, o pêndulo não gira com Magia e gira com Necromancia, que também é um estado de magia.

Quando o espaço a pendular for muito pequeno (têmpora esquerda em foto), use um ponteiro de ferrite com 12 cm de comprimento por 0,7 cm de diâmetro, a ponta aguçada sobre a foto. Pendule sobre a extremidade oposta do ponteiro.

Estritamente do ponto de vista mágico, Magia significa também: encantamento, feitiçaria. Uma menina fortemente apaixonada fica em estado de encantamento. Um dos casos mais comuns de magia é o de automagia, em que a pessoa, julgando-se vítima ou perseguida, acaba por vibrar nesta sintonia. Comida feita por quem reclama, pragueja ou desgosta de você provoca magia. Gostar demasiado de crianças pequenas provoca "quebrante", outro estado de magia. Estados de magia afetam o equilíbrio psicológico e físico. A seguir apresentamos alguns tipos:

- Inveja muito forte provoca Shin invertido, MAGIA e NECROMANCIA.
- Pragas ou maldições com evocação de entidades maléficas provocam Shin invertido, MAGIA, NECROMANCIA e FORÇAS DO MAL.
- Trabalhos de magia ritual ou cerimonial com evocações e oferendas podem gerar: Shin invertido, MAGIA, NECROMANCIA, FORÇAS DO MAL, IAVE INVERTIDO.
- Conforme o ato mágico efetuado e dependendo do panteão usado, podem surgir os estados: Um INIMIGO, POSSESSÃO, DEMÔNIOS, outras grafias para SHATAN.
- A prática da escrita, da pintura e da música mediúnicas é acompanhada, na maioria das vezes, pelo giro dos pêndulos NECROMANCIA e Sh T N – O ADVERSÁRIO DO SENHOR.
- A prática do espiritismo provoca NECROMANCIA, em alguns casos também FORÇAS DO MAL e IAVE INVERTIDO.
- A leitura de oráculos provoca MAGIA. Quando o praticante se arvora em Demiurgo, faz surgir NECROMANCIA, FORÇAS DO MAL, IAVE INVERTIDO e SHIN INVERTIDO, para si e para o consulente.
- NECROMANCIA significa consulta aos mortos. Este tipo de "oráculo" é praticado desde as mais remotas épocas. Certas consultas aos mortos, representantes astrais de pessoas falecidas, são, normalmente, respondidas por seus substitutos demoníacos rapidamente.
- Sobre a representação pictórica de um espírita e seu guia astral, são detectáveis os seguintes estados: sobre o humano gira L N Ph Sh cH Y H – O SOPRO DE VIDA –, característico de todo ser animado e vivo. Sobre o guia apresenta-se Ts R W R cH Y Y M – FEIXE DAS VIDAS – que permanece nos falecidos e também B Th W K K Ph H Q L chA – No VAZIO DA FOSSA.

- As fotos de fantasmas são raras, normalmente elas fazem girar Sh T N. É necessário saber se o "fantasma" viveu sobre a Terra, se conservou o Ts R W R cH Y Y M – Feixe das vidas – também se ele está perto de Deus hA Th Y H W H ou No vazio da fossa. E se está conectado com as forças demoníacas Sh D Y M.
- A Geomancia (o oráculo) deve ser utilizada em paralelo com a radiestesia cabalística na detecção dos estados mágicos. A prática da Geomancia gera Magia.

Os estados de magia

Os principais pêndulos definidos por Bardet para detectar estados de magia são respectivamente:

כָּשָׁף Magia – (K Sh Ph) – Encantamento, Bruxaria, Feitiço.

O pêndulo com esta palavra detecta magia na posição normal e Antimagia invertido.

דרשאלהמתים Necromancia – (D R Sh hA L H M Th Y M) (Isaias 8. 19). O pêndulo necromancia também gira sobre as formas antimagia.

שָׂטָן Adversário – (Sh T N) (Shatan), o adversário do Senhor.

Algumas outras palavras úteis

נִינוּ יהוה se diz Jehovah (O Yahwe atual é uma invenção germânica e um absurdo filológico).

מכשפם ץ מ בכבב Os feiticeiros, os bruxos.

שֵׁדִים Forças do Mal – Sh D Y M – (SHADAIM) (Deuteronômio 32.17). Potências demoníacas, potências negras, demônios.

נֶפֶשׁ Psyché – N Ph Sh – É a ligação entre nossos diferentes níveis de vida. Ela pode abandonar provisoriamente o corpo que continua como que em hibernação, as funções vegetativas continuam asseguradas. Quando fora do corpo, ela continua a assegurar a vida, no caso dos desdobramentos ou das almas separadas depois da morte.

צרור Tsoror – Ts R W R Tsoror contém a noção de envelope, saco, bolsa, grão ou casca protetora da amêndoa. Tsoror é indestrutível.

צרור החיים Envelope das vidas Ts R W R H cH YYM – Este pêndulo gira sobre o corpo de todos os mortos, quem quer que seja, independentemente de suas qualidades. Ele detecta o estado da Psyché depois da morte.

צרור החיים א ת יהוה Perto de seu Deus, Ts R W R H cH Y Y M hA Th Y H W H – Este pêndulo gira sobre numerosos santos e alguns mortos que se encontram Perto de seu Deus, esta palavra fala da proteção do envelope.

בתוך כף הקלע No vazio da fossa, B Th W K K Ph H Q L chA – (1. Sam. 25. 29.) Este pêndulo gira claramente sobre Stalin, Mussolini, Hitler e outros... Aqueles que após a morte fizeram o profundo mergulho no turbilhão do fogo infernal.

את יהוה Perto de Deus, hA Th Y H W H – Para aqueles que, após a morte, encontram-se no meio caminho entre os opostos anteriores. Este pêndulo gira por vezes sobre o peito daqueles e só lá onde se localiza o coração, pois que sem mais vontade própria, só contam com o Amor de Deus.

O sal natural emite YHWH e DBR (o Verbo) e tem de massa atômica Na CI = 58.

Segundo a numeração atribuída por Bardet às letras, a palavra Magia, K Sh Ph = 58.

Também a expressão Jesus sobre a Terra, Y H Sh W chA = 58.

Capítulo XVII
GEOBIOLOGIA

Geobiologia, – uma palavra nova e um novo campo de estudo. Esta ciência estuda a interação dos seres vivos com o ambiente. O elemento fundamental para a manutenção da biosfera terrestre é a interação entre as forças cósmicas e telúricas. O equilíbrio dinâmico entre os raios cósmicos (positivos) e os raios telúricos (negativos) é a base sustentadora da vida. Para que haja uma harmonia do campo vibratório cosmotelúrico, é preciso que haja uma compensação entre as forças de polaridade positiva (raios cósmicos) e as de polaridade negativa (raios telúricos). Quando ocorre uma ruptura de forças compensadas, por consequência, também ocorrerá uma emissão de ondas nocivas, é o que nos diz André de Bélizal.

Segundo Bélizal, uma energia nociva é formada por dois elementos independentes: uma onda portadora e uma onda portada. A onda portadora é sempre o V- ou qualquer emissão do seu espectro, isto é, entre o Branco e o Preto. Sua nocividade, deve-se à sua radioatividade e à altíssima penetração. Essa nocividade é aumentada pela ação da onda portada gerada por falha seca radioativa, água contaminada, emanação de cemitério, rio subterrâneo, etc.

Nas décadas de 1920/30, o físico Georges Lakhovsky, após levantamento das características do solo de Paris, demonstrou, com comprovação estatística, como a natureza do solo pode afetar a interação cósmico-telúrica, debilitar os seres vivos e, em virtude de uma longa exposição, produzir câncer. Quando o solo é permeável aos raios cósmicos, existe uma boa compensação de forças e o ambiente vibratório é saudável; inversamente, o solo impermeável reflete os raios cósmicos para a superfície, deformando o campo local. Os solos impermeáveis são constituídos por argilas, margas, extratos carboníferos, xistos, minérios de ferro, etc. Tais solos são condutores de eletricidade. Os solos não condutores (dielétricos) são permeáveis aos raios cósmicos e são constituídos por areias, saibro, gipso, calcários ou rochas cristalinas. Um solo será tanto mais saudável quanto menor for sua condutividade elétrica.

A geobiologia é uma ciência que pesquisa as diferentes relações entre o meio ambiente e a saúde dos seres vivos. Tal ciência nasceu dos estudos e observações de diversos radiestesistas que comprovaram a relação de causa e efeito entre exposição às emanações telúricas e alterações na saúde. Como, no início, somente as energias telúricas foram consideradas, esta nova ciência foi denominada de Geobiologia. Estudos posteriores comprovaram, entretanto, que as energias cósmicas também interagem com os seres vivos e se propôs o nome de Cosmogeobiologia para designar esta complexa disciplina. Mas não só a Terra e o Cosmo emitem energias que interagem com os seres, mantendo-os saudáveis ou gerando doenças. Também as construções, os aparelhos elétricos e eletrônicos, a rede elétrica das vias férreas, torres de transmissão de energia, os objetos que nos circundam, o campo mental das pessoas e as energias intrusas de origem espiritual, podem nos afetar nocivamente. A Geobiologia utiliza todas as informações fornecidas pelas ciências ortodoxas, medições e análises da geofísica, da geologia, da biologia, da hidrologia, da eletrônica e também da astrologia, da radiestesia e do Feng Shui.

Outros aspectos relevantes que afetam os seres vivos se referem, além dos desequilíbrios naturais, à criação, pelo ser humano, das energias necessárias para o crescimento da civilização.

A criação dos campos eletromagnéticos, da química industrial e da radioatividade permitiram ao ser humano um enorme crescimento social na busca de conforto e melhoria nas condições de vida. No entanto, o que é bom por um lado é negativo pelo outro, pois essas fontes artificiais geram desarmonias no meio ambiente, afetando a vida como um todo. Somados aos efeitos naturais emitidos pela Terra, como a presença de água subterrânea em movimento, fissuras e fraturas, contatos entre rochas, tipos de solos, radioatividade natural, campos eletromagnéticos, características químicas dos materiais terrestres e as cósmicas, como radiações solares e galácticas, tornam difícil a sobrevivência da vida em nosso planeta. Mesmo assim, a vida vem resistindo e se adaptando a todas as variações do meio ambiente ao longo de milhões de anos. Entretanto, nos últimos cem anos, houve um crescimento acelerado da civilização em busca de melhores condições e, nas mesmas proporções, um aumento da desagregação do meio ambiente.

Nesse sentido, a geobiologia tem a função precípua de estudar e diagnosticar todas as anomalias nocivas que afetam os seres vivos e as anomalias benéficas para fins comparativos e buscar soluções que ajudem a alterar, amenizar ou reequilibrar os ambientes nocivos.

Organizou-se o presente texto em uma ordem em que se leva em conta os três aspectos fundamentais que afetam a vida na Terra, o trinômio: TERRA/VIDA/COSMO, sendo a Vida o meio ambiente, que interage com os extremos, a Terra e o Céu. Dentro desse enfoque, procurou-se equacionar os principais efeitos nocivos que afetam a vida: da TERRA: os campos eletromagnéticos, a química terrestre e a radioatividade terrestre; do COSMO: os campos eletromagnéticos emitidos para a atmosfera terrestre, as radiações solares, como as ultravioleta, infravermelha, raios X, ondas de rádio, micro-ondas, etc., e do SER HUMANO: a energia eletromagnética, a química industrial e a radioatividade, além de energias de forma desarmônicas criadas por construções anômalas, contaminações sonoras, de cores, de calor, biológicas e outras infindáveis anomalias desenvolvidas pela domótica moderna.

Existe no mercado uma vasta bibliografia sobre cada aspecto dessas anomalias naturais e as criadas pelo ser humano, portanto, o presente texto tem a função de organizar a pesquisa dos locais a serem estudados, de modo que o estudo tenha uma sistemática de observação e que permita a busca de cada assunto aqui tratado com a função de aprofundar o entendimento dos efeitos nocivos que afetam os seres vivos e os benéficos para fins comparativos.

A Geobiologia só tem fundamento quando se identifica corretamente cada anomalia nociva nos locais estudados, para se conseguir diagnosticar e dar soluções adequadas.

Geobiologia e Radiestesia

Um dos aspectos mais importantes no estudo da Geobiologia é a forma de medição das anomalias nocivas. Utiliza-se o meio mais eficaz e prático que se conhece: a radiestesia, imprescindível na pesquisa dos locais de estudo, pois somente por meio dela se pode diagnosticar correta e rapidamente os fenômenos microvibratórios. Os aparelhos existentes no mercado são úteis para a identificação de uma série de anomalias que afetam os seres vivos, mas são limitados e sofrem influências das adjacências ao problema buscado, além de custarem caro e necessitarem conhecimentos técnicos. Por exemplo, um magnetômetro pode indicar a presença de campo magnético em um local, no entanto, é perigoso haver um cano enferrujado sob o piso, o que automaticamente o aparelho acusaria e as pessoas poderiam supor que haveria um enorme perigo, na verdade não há nada. O mesmo aconteceu numa fábrica de rodas de alumínio. Após a fundição das rodas, elas passam por uma espécie de detector a Raios X, para se verificar se não há bolhas de ar na roda ou qualquer defeito interno que afete a segurança. Interessante notar, que esse aparelho parecendo um barril tem uma espessura de chumbo de cerca de 0,5 cm, e o aparelho oficial de medição (tipo contador Geiger) identifica uma anomalia, dentro dos padrões estatísticos mundiais, como inofensiva. Mas, com a radiestesia, capta-se a radiação num raio 150 m em volta do aparelho, afetando todos os que trabalham no local.

O radiestesista capta anomalias no nível celular, pois, aparentemente, não se percebe a emissão dos raios X pelos cinco sentidos, mas em nível celular o organismo da pessoa reage para se defender de um inimigo invisível extremamente nocivo; essas radiações ionizantes apresentam altíssima frequência eletromagnética (com cerca de 10^{10} Hertz) e comprimento de onda muitíssimo pequeno (cerca de 10^{-10} m de amplitude). Esse seria um dos motivos das disfunções do organismo das pessoas e dos seres vivos em geral, já que o organismo necessita viver em condições equilibradas, sem que haja perda ou ganho de potencial energético. As pessoas devem viver em locais cuja energia seja semelhante à sua, não deve haver excesso ou falta de energia adequada. Se o local tiver menos energia que a pessoa, há perda do potencial maior (pessoa) para o menor (local). Em outras palavras, as pessoas com saúde apresentam uma energia biótica entre 6.500 UB a 10.000 UB de comprimento de onda no Biômetro de Bovis, sendo a média de 7.000 UB. Se a pessoa viver em um local com 1.000 UB ou 2.000 UB de unidades Bovis, ela perderá energia para o local; é um fenômeno físico inexorável; o potencial maior doa energia para o menor até atingir o equilíbrio, ou seja, o menor sobe e o maior desce até atingir a média. Como o local nunca sobe, é a pessoa que perde, até atingir o limite biótico da vida (4.850 UB). Às vezes, a pessoa passa 20 anos num local desses e a energia biótica atinge o limite de 6.500 UB. Ela continua morando no local mais uns 5 ou 6 anos e a energia atinge 6.000 UB; mais uns 3 anos atinge 5.500 UB (nível presente nos portadores de tuberculose), nessa situação, a queda para níveis limítrofes será um pulo. Milhões de pessoas vivem assim e conseguem viver de forma razoável praticando exercícios e caminhadas durante o dia, ou pelas graças de poderem trabalhar em locais energeticamente equilibrados. O problema maior acontece depois de se exporem durante dezenas de anos a essas situações energéticas de baixa frequência, com a idade acima de sessenta anos. Nessa idade, as pessoas andam menos, saem menos dos locais; o seu organismo não é tão resistente às mudanças energéticas, assim ficam mais vulneráveis às doenças, no mínimo a pessoa se sente estressada permanentemente. Os animais, quando confinados em locais insalubres, resistem menos e logo ficam adoentados. As plantas, em geral, resistem muito, acredita-se que a sua adaptação ao meio ambiente seja incalculável, talvez pelo fato de realizarem a fotossíntese e por meio das raízes, seu fio-terra, elas conseguem viver ou sobreviver bem, mas sua energia biótica, em locais de baixa frequência, atinge a faixa dos 4.850 UB e continuam verdes; em locais equilibrados atingem a faixa de 7.000 UB ou mais. Por isso, tomem cuidado ao abraçar uma árvore errada, uma absorve sua energia e a outra o carrega de energia.

 É interessante observar que os animais, naturalmente, evitam dormir em locais insalubres. Não é por acaso que os antigos, quando iam construir uma casa, em fazendas abertas, esperavam ver onde o gado se recolhia à noite para, em seguida, construírem ali sua residência; os romanos, antes de construírem uma edificação, colocavam um rebanho de ovelhas para pernoitarem na área, construindo então no ponto exato onde os animais dormiam. O homem moderno infelizmente não valoriza mais sua própria percepção, utilizando unicamente o seu intelecto racional.

Deve-se entender que as células dos seres vivos atuam em níveis microvibratórios e funcionam sem o controle racional. Elas têm a função de organizar e equilibrar bioticamente o organismo vivo e, quando existem elementos estranhos, fora do organismo vivo, influenciando e tentando afetá-lo, o organismo reage à ação nefasta criando defesas internas. Assim, em vez das células se preocuparem internamente em equilibrar o ser vivo, elas precisam, ainda, se defender da ação desequilibrante externa que tenta aniquilar as defesas internas até vencê-las. O câncer é o inimigo instalado dentro do organismo vivo, enquanto que os locais insalubres representam o inimigo instalado fora do organismo tentando vencê-lo.

Geobiologia e ondas de forma

As ondas de forma ou devido às formas devem ser compreendidas dentro do contexto da Geobiologia. Deve-se ter claro o conceito dos campos físico, vital e espiritual. É importante distinguir os três campos. A geobiologia atua, fundamentalmente, nos campos físico e vital, sendo que o campo vital mais sutil, envolve o campo físico. O campo espiritual envolve energias abstratas mais sutis que as anteriores; portanto, antes de se estudar os campos vital e físico, deve-se distinguir a ocorrência de disfunções energéticas nocivas nos locais onde o geobiólogo irá trabalhar. Caso haja disfunções nocivas abstratas, associadas ao campo espiritual, deve-se identificá-las por meio da radiestesia cabalística ou outro meio, e providenciar a sua eliminação. As formas que emitem ao mesmo tempo nos três níveis são aparentemente despolarizadas, podendo, ainda, serem despolarizantes, causando desequilíbrios energéticos nos seres vivos (Jean de La Foye).

Alguns aspectos de energias de forma serão lembrados neste capítulo, caso precise estudar mais detalhadamente, reporte-se ao capítulo à cerca de ondas vibratórias ou ondas de forma do presente livro ou às obras citadas na bibliografia.

> *As ondas de forma puras se propagam no espaço como vibrações dirigidas e são, então, muito penetrantes, a ponto de parecer que não há suporte material inerte capaz de detê-las. Porém, da mesma forma que as ondas luminosas e um prisma de cristal, pode-se desviar*

as ondas de forma com um prisma de madeira. Pode-se, também, concentrá-las com uma lente convexa de madeira, e refleti-las sobre um espelho inclinado. Elas parecem obedecer, de certa forma, às leis da óptica, como se fossem raios luminosos sem fótons (Jean De La Foye).

As ondas de forma, por analogia com as outras ondas vibratórias, sofrem as mesmas leis de reflexão, difração ou refração (Bélizal e Morel).

As ondas de forma são invisíveis e penetrantes, com comprimentos de ondas que se aproximam dos da luz, emitidas por tudo o que tem forma, que libera energia. Encontram-se na natureza física, química, físico-química, biológica, nas formas geométricas, enfim em tudo que existe no globo terrestre, quiçá no universo e têm enorme influência sobre a saúde dos seres vivos. São ondas microvibratórias que entram em ressonância com a célula viva, com efeitos nocivos ou benéficos, distingui-las é a função da geobiologia.

O subsolo, as rochas, as rupturas como fraturas, falhas, contatos geológicos, a água subterrânea em movimento, águas poluídas com gases tóxicos, águas de pântanos com putrefação vegetal, os edifícios e construções em geral, o mobiliário, os objetos de utensílios domésticos, as máquinas, os veículos, os aparelhos elétricos, os alimentos, as cores, os produtos químicos, as energias calóricas, acústicas, as geométricas, o alto e o baixo, o calor e o frio, o fechado e o aberto, tudo, então, emite ondas de forma. Algumas são nefastas, outras benéficas, a maioria difusas. Tudo se resume à tríade, o positivo, o negativo e o neutro, às forças ativa, passiva e neutra. Essas energias são espaciais e se encontram nos eixos ortogonais x, y e z. Por exemplo, a força ativa representa a ação, a força passiva, a reação e a força neutra, o ponto, a linha, o plano ou o espaço onde ocorrem os fenômenos. Normalmente esse ponto é invisível, mas cada uma das forças podem mudar a sua energia em função da mudança de referencial: a força ativa é ativa em relação a um referencial, mas pode ser passiva ou neutra em relação a outro referencial.

As ondas de formas são polarizadas (+/-) e apresentam frequências e comprimentos de ondas variáveis. A onda de forma pode apresentar potências diferentes em função do meio ambiente onde atuam as energias polarizadas. As energias difusas causam anomalias ou benefícios, pouco atuantes, não sendo motivo de preocupação.

A água comporta-se como um dipolo elétrico ao se movimentar em um campo geomagnético-elétrico, gerado pela própria Terra. Torna-se um dipolo elétrico induzido, emitindo uma anomalia elétrica medida em potência, por exemplo, de unidade em KVA (KiloVoltAmpère) ou pelo gradiente de potencial elétrico ou intensidade de campo elétrico (V/m). E este gera um campo magnético medido em nT (nanoTesla) ou em gauss. Essas anomalias macro a microvibratórias são nocivas aos seres vivos, emitindo uma energia biótica, medida pelo Biômetro de Bovis, de cerca de 1.000 UB a 3.000 UB. Esses valores variam em função da potência gerada pela velocidade da água em movimento, que depende da inclinação do plano onde a água percola e se movimenta. Esse plano inclinado, em relação à vertical, onde atua a força da gravidade, torna-se mais nocivo com o aumento da inclinação e menos nocivo com a horizontalidade do plano em relação à gravidade. Atua, semelhantemente, a uma bola em um plano horizontal e, à medida que se inclina o plano, ela corre com maior velocidade do ponto mais alto para o mais baixo.

Os efeitos nocivos serão mais potentes com o gradiente maior, quando há emissão do V-e, e outras emissões em elétrico. Sabe-se, então, que a onda de forma, sendo perpendicular ao fluxo de energia, emite também em um vetor paralelo ao fluxo e outro paralelo ao eixo da gravidade, no sentido Terra-Atmosfera. Este último efeito é captado na superfície do terreno. Deve-se ter em mente que esses fenômenos são espaciais; o exemplo acima é restrito ao modelo observado na figura 90.

A vida necessita das ondas de forma, por esse motivo as formas despolarizantes são fortemente nocivas, emissoras de V-e, além de emitirem nos três campos: físico, vital e espiritual (Jean de La Foye).

Os seres vivos devem viver em um ambiente em equilíbrio eletromagnético, químico e geometricamente harmônico, com uma natureza de proporções cósmicas ordenadas. A quebra dessas leis de harmonia da natureza destrói o equilíbrio biótico dos seres vivos, trazendo malefícios, obrigando o organismo a atuar se defendendo do agente agressor.

Com a exposição por longo tempo aos agentes desequilibradores, os seres vivos tendem a quebrar a sua resistência interna, adoecendo. O efeito é a despolarização da pessoa e a mudança de posição dos eixos norte/sul-leste/oeste (eixos Eq e Nó de Vida, norte/sul, leste/oeste respectivamente) e a inversão do Shin. A despolarização gera uma mudança energética da pessoa que se torna Yin (-), vibrando com a energia do subsolo.

Configurando um ato de defesa, a doença é um aviso da presença de agentes desarmônicos e desequilibradores do organismo vivo.

As denominações de "Elétrico e Magnético", captados pela sensibilidade do ser humano, por meio da radiestesia, não são exatamente de origem elétrica e magnética, pois não se comportam com essas características, desenvolvidas pelo campo da ciência elétrica e eletrônica (Jean de La Foye). Não se pode comparar a percepção pelo ser humano dessas anomalias associadas aos campos eletromagnéticos, com os instrumentos construídos pelo ser humano, e nem seguem as mesmas leis (de Coloumb, de Gauss, etc.). A frequência e o comprimento de onda que o cérebro humano capta são, muitas vezes, mais sutis, não perceptíveis pelos instrumentos. O ser humano capta ao nível da sensibilidade celular e os aparelhos medem em nível menos sutil; a avaliação dos efeitos nocivos pelos aparelhos tem caráter estatístico. Exemplo: sabe-se, mundialmente, que uma pessoa suporta "X" kiloVolt/m de alta tensão a uma distância mínima de 30 m, etc; as casas devem estar distantes 50 m da rede de alta tensão com 400 KV/m, etc. Enquanto com a radiestesia, que capta em nível celular, os efeitos nocivos são percebidos a mais de 150 m. Percebe-se porque a ciência não aceita esses resultados, pois não há meios de se comprovar a veracidade dessas afirmações, a não ser por intermédio das doenças das pessoas que moram próximas desses "linhões". Atualmente, não existem aparelhos capazes de captar nesse nível de sensibilidade, também, provavelmente, não há interesse econômico nesse tipo de pesquisa. Nesse sentido, introduzimos novos termos ao tratarmos dos campos eletromagnéticos que afetam os seres vivos, como: Bioelétrico e Biomagnético.

Sabe-se que energias de frequências diferentes podem coexistir no mesmo espaço sem que se produza uma interação destrutiva. Pode-se perceber esse princípio na sociedade em que vivemos. Somos constantemente bombardeados por ondas de rádio e televisão que passam por meio de nossas casas e corpos. Essa energia eletromagnética não pode ser detectada pelos nossos cinco sentidos, porque se encontra numa faixa de frequência energética situada além do limite de percepção dos nossos órgãos sensoriais. Se acontecer de ligarmos o televisor, porém, essas energias, normalmente invisíveis, são transformadas em energias nas faixas

252 | Radiestesia Prática e Avançada

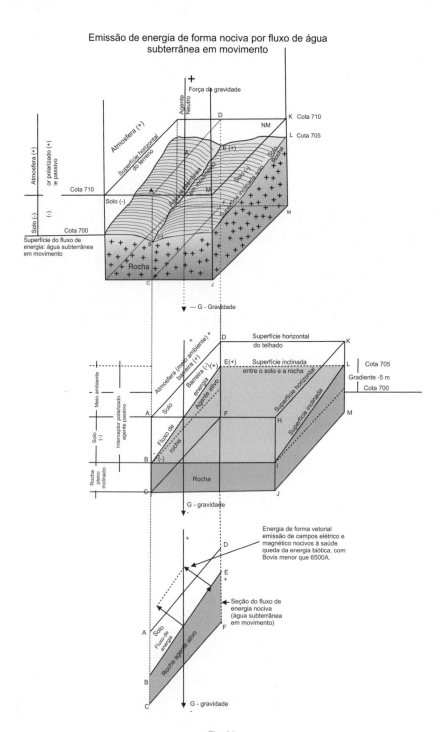

Fig. 90

de frequência da luz visível e dos sons audíveis, as quais estão dentro dos nossos limites de percepção. Quando ligamos o televisor, não vemos as imagens do canal 2 misturadas com as do canal 7. Como as energias são de frequências ligeiramente diferentes, elas podem coexistir no mesmo espaço sem que uma interfira com a outra. É apenas por intermédio do nosso aparelho de televisão, atuando como um prolongamento dos nossos sentidos, que podemos chegar a dizer que essas energias estão presentes (Gerber).

O mesmo acontece com nossa percepção extrassensorial ao utilizarmos a radiestesia como meio de captação de energias eletromagnéticas e devido às formas. Atua-se em nível energético sutil, principalmente relacionado com os efeitos nos seres vivos. Percebe-se em nível etérico, astral e mental, ou além. Esses níveis sutis de percepção atuam no mesmo espaço-tempo que as outras energias, no entanto, devido às frequências diferenciadas, não há interferências de umas com as outras.

O princípio fundamental do estudo da geobiologia consiste no entendimento das ondas de forma. Essas energias atuam no nível biológico e as modificações que se podem aplicar para mudar um ambiente nocivo e transformá-lo em um ambiente benéfico dependem da interferência artificial, por meio de ondas de forma, que modifiquem as características das energias nocivas presentes num determinado local. As mudanças são biológicas e não físicas. As energias físicas continuam presentes nos locais, no entanto, o seu efeito nocivo biológico é transformado em efeito benéfico biológico. Ou seja, as energias bioelétricas são transformadas em biomagnéticas.

Terra

As principais anomalias nocivas emitidas pela Terra correspondem aos campos eletromagnéticos (radioatividade não ionizante), à radioatividade ionizante e química dos materiais terrestres.

Campos eletromagnéticos terrestres

A Terra se comporta como um gigantesco campo magnético que interage com outros campos emitidos pela Lua, o Sol, os planetas do Sistema Solar, com a nossa própria galáxia – a Via Láctea. Nesse sentido a Terra possui um campo magnético que varia constantemente em intensidade e força, que interage com as forças naturais – eletricidade, radioatividade, radiação solar e cósmica, bem como com os fenômenos atmosféricos e geológicos.

A Terra se comporta como uma barra imantada, um dipolo magnético. A intensidade desse campo dipolar é de 60.000 nT (nanoTeslas) nos polos e de 30.000 nT no Equador. A Terra possui um campo magnético cujas linhas de força atravessam o núcleo interior e se expandem a milhares de quilômetros de sua crosta. Mais de 99% desse campo magnético terrestre é, supostamente, produzido no núcleo do planeta, entre 2.900 e 5.000 km de profundidade, por um efeito chamado de dínamo automantido (M. Bueno). O campo magnético observado na superfície da Terra possui fontes situadas no exterior do globo – as correntes elétricas que circulam pela ionosfera, – cerca de 110 km de altitude, na denominada magnetosfera, formando a parte externa do campo geomagnético. Essa camada representa importantes variações temporais, relacionadas com as manchas solares, a radiação cósmica e as tormentas magnéticas produzidas na magnetosfera. As alterações magnéticas podem durar desde milisegundos até alguns anos, com amplitudes muito variáveis. Intervêm, diretamente, os períodos característicos das rotações da Terra e do Sol. Contribuem, ainda, para as variações do campo magnético terrestre, as rochas da crosta terrestre e provavelmente as do manto superior em estado de fusão. O conjunto de linhas de força do campo magnético e suas múltiplas interações combinam-se no que é denominado de magnetosfera, que se forma pela interação do campo magnético da Terra com a matéria ionizada do vento solar, que por não poder cruzar as linhas de força do campo magnético circundam a esfera magnética do Planeta (M. Bueno).

Fatores físicos geradores de campos eletromagnéticos terrestres

Água subterrânea em movimento e descontinuidades terrestres.

Dentre os fatores físicos causadores de estresse e doenças nos seres vivos, a água subterrânea em movimento tem papel relevante. A energia emitida pela Terra, por meio da Crosta Terrestre, em sua grande maioria, é equilibrada bioticamente, no entanto, a água subterrânea em movimento quebra esse equilíbrio, causando uma ruptura de forças. O mesmo acontece com zonas fraturadas e zonas de falhas ou rupturas nas rochas. Elas causam mudanças na emissão de energia bioticamente equilibrada, sofrendo distorções, causando anomalias nocivas. Como citado anteriormente, imaginem que a água forme microprismas ao se movimentar no interior da Terra. Esses microprismas se assemelhariam com um prisma óptico: a luz incide branca de um lado e sofre refração, emitindo em outra face do prisma o espectro de luz visível, polarizada. Cada cor tem um comprimento de onda e uma frequência. Nesse mesmo sentido, poderemos sugerir que a energia vinda do interior da Terra é como a luz branca, com Bovis: 6.500 UB, e ao se encontrar com os microprismas da água em movimento sofre refração, diminuindo a sua força e subdividindo-se num espectro de energias diversas, como as citadas a seguir. Dentre as energias captadas, derivadas da água em movimento, geradoras de anomalias nocivas, observa-se a formação de um campo magnético e outro elétrico. O Campo Magnético é medido em nanoTesla e o Elétrico em kiloVoltAmpére (potência aparente de um circuito percorrido por uma corrente elétrica alternada).

A água é um dipolo, em movimento e em contato com os cristais das rochas e solos, gera um campo magnético, e este, gera um campo elétrico, captável por instrumentos geofísicos do tipo Potencial Espontâneo e Resistividade. A radiestesia capta igualmente essas anomalias eletromagnéticas. No entanto, rupturas nas rochas do tipo: zonas de falhas, fraturas, diques de diabasio, também emitem diferenças de potencial elétrico e magnético. No sentido de busca de água subterrânea, captá-las é útil. Como sabemos, essas energias de formas geram rupturas de forças e insalubridade nos seres vivos.

Deve-se estudar com cuidado o local de moradia, de comércio ou de instalação de uma indústria, evitando essas anomalias insalubres.

Falhas e fraturas secas, ou seja, planos formados por esforços tectônicos que romperam a rocha maciça preexistente, são geradoras de rupturas de forças energéticas, ocasionando anomalias telúricas nocivas. Essas descontinuidades estruturais geram, também, campos elétricos e magnéticos anômalos, causadores de estresse e doenças nos seres vivos que viverem sobre essas estruturas.

Medições, por meio de aparelhos geofísicos (citados acima) identificam a diferença de potencial elétrico superficial. Foi realizada, pelo engenheiro alemão Robert Endros (ver M. Bueno), uma experiência com um bloco de rocha. Colocando medidores de diferença de potencial na entrada e na saída de água em movimento muito lento, por um tubo de cristal sob o bloco de rocha, verificou-se que variava automaticamente o potencial elétrico medido na superfície superior do bloco. E, quando a água estava parada, não havia variação do potencial elétrico. A mesma experiência foi realizada com seres humanos sobre um local com água subterrânea em movimento e sobre um local seco ou com água sem deslocamento. Ligaram os fios do aparelho de um lado e outro do corpo humano, verificando-se uma diferença de potencial de 15 mV/m de diferença de potencial elétrico, enquanto no local seco a variação não chegava a 2 mV/m com alguns picos máximos de 5 mV/m, mostrando que a água subterrânea em movimento altera o equilíbrio celular dos seres vivos, fazendo-os vibrarem mais intensamente devido ao ambiente externo, causando o estresse (Fig. 91).

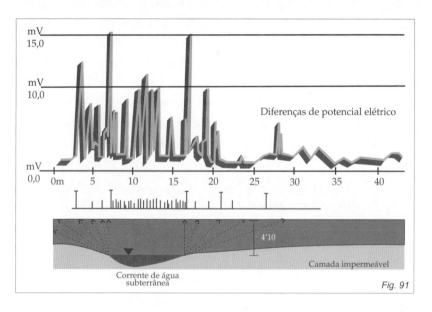

Fig. 91

Podemos constatar isso por meio da radiestesia utilizando um Dual Rod. O enfraquecimento físico, diminuindo a taxa vibracional humana, fará com que as varetas do dispositivo se aproximem muito da pessoa, chegando a encostar nela. Também o Disco Equatorial de Jean de La Foye, indica uma forte emissão em fase elétrica (Bioelétrico). Quando se colocar o Dual Rod sobre uma pessoa em local sem água em movimento, suas varetas se abrem, indicando um movimento positivo e demonstrando que a pessoa está em equilíbrio biótico, gerando energia própria. No Disco Equatorial, a emissão detectável em locais saudáveis será em magnético (Biomagnético), indício de um bom equilíbrio energético.

Deve-se lembrar que essas observações ocorrem em pessoas que se encontram morando há muito tempo sobre esses locais insalubres, caso contrário não há a menor importância em se passar horas ou dias sobre esses locais. Ao se deslocar, o organismo reage e se recupera rapidamente, voltando ao normal.

Radioatividade terrestre

A descoberta da radioatividade por Wilhelm Conrad Roëntgen (1895), que a definiu como sendo a emissão de radiações capazes de atravessar corpos opacos e impressionar películas fotográficas, foi estudado por Henri Becquerel, em 1896, que, trabalhando com sais de urânio, analisou os efeitos das radiações na ausência de luz. Só com o casal Marie e Pierre Curie (1898), que introduziram o nome "radioatividade", foi possível sistematizar e ordenar os processos das emissões radioativas. Esses estudos permitiram ao ser humano desenvolver uma nova ciência denominada geocronologia, que engloba todas as investigações nas quais a escala do tempo, em termos de anos, se aplicaria à evolução da Terra e de todas as suas formas de vida.

A radioatividade pode ser definida como uma emissão espontânea de partículas alfa ou beta, radiações eletromagnéticas, ou descrita em termos da probabilidade de uma partícula nuclear escapar por meio de uma barreira de potencial que a vincula ao núcleo.

As partículas descobertas (alfa e beta) e a radiação eletromagnética, que foram caracterizadas posteriormente por vários pesquisadores como Rutherford, Soddy e Bohr, são as mesmas responsáveis, não só pelo calor primordial da Terra, mas também pelas principais fontes de calor que ainda hoje emanam junto à superfície terrestre. Na natureza, todos os elementos com número atômico (Z) maior que 83 são radioativos. São conhecidos 58 nuclídeos radioativos naturais, os quais, acrescidos dos artificiais e produtos de fissão do urânio, totalizam mais de 1.500 radionuclídeos.

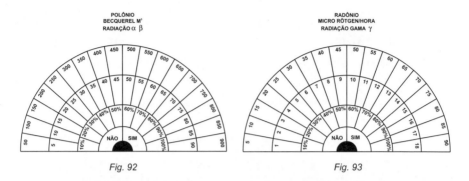

Fig. 92   Fig. 93

Para se medir a radioatividade na forma de gás radônio ou polônio, utilizam-se gráficos radiestésicos (Figs. 92 e 93) com as unidades citadas acima e que foram testadas em locais que emitem essas anomalias, para fins comparativos. Os gráficos devem ser utilizados por geobiólogos radiestesistas que conhecem os efeitos da radioatividade diretamente dos locais onde há emissão. Não se pode utilizar um gráfico de medição de radioatividade sem conhecê-la; o cérebro não será capaz de distinguí-la das demais anomalias emitidas, como água subterrânea em movimento, campos elétricos e magnéticos. Sem conhecer, não se pode aplicar a radiestesia técnica, aleatoriamente.

A radiação é emitida por zonas de falhas, fraturas, solo argiloso derivado de alteração de rochas radioativas por água subterrânea em movimento, tipos de rochas e solos diversos. Há emissão na vertical de energias radioativas com efeitos atmosféricos ionizantes extremamente destrutivos e nocivos à saúde dos seres vivos.

A emissão desses gases nos locais é praticamente inócua pelo tempo de vida útil. Em contato com o ar livre, não ocorre saturação ou efeitos nocivos sobre a saúde dos seres vivos. O problema é o acúmulo desses gases em locais fechados, em prédios de apartamentos, nas garagens dos edifícios, em porões ou adegas de residências. Deve-se, antes de se preocupar, ver se há emissão radioativa nos locais, caso contrário, preocupe-se com os outros problemas eletromagnéticos nocivos.

O ser humano

A domótica moderna permitiu ao ser humano adquirir aparelhos e instrumentos necessários à sua vida atual. A modernidade é necessária para a evolução da sociedade humana. Sem os recursos materiais modernos, como computadores, aparelhos eletrônicos diversos – como os televisores, aquecedores, computadores –, os aparelhos de raios X utilizados na medicina e na indústria, a alta tensão, útil para a movimentação das indústrias, as máquinas robotizadas para a construção de veículos, os agrotóxicos para combater as pragas, bem, uma infindável variedade de máquinas, permitiram ao ser humano explorar a terra, o mar e o Universo. A vida do ser humano cresce rumo ao conhecimento de sua origem, da razão da sua existência e do entendimento do Universo para a preservação da vida e para torná-la cada vez mais eficiente, libertando-se dos limites impostos pela natureza, superando-a.

O ser humano, então, utilizou a energia eletromagnética, a radioatividade e a química dos materiais, mas, como sabemos, esse bem se torna nocivo quando não é controlado adequadamente, como veremos a seguir.

Campos eletromagnéticos artificiais

O presente item tem a função de mostrar a nocividade dos campos eletromagnéticos, os benefícios todos conhecem.

LINHAS AÉREAS DE TRANSPORTE DE DISTRIBUIÇÃO ELÉTRICA DE ALTA E MÉDIA TENSÃO: sua periculosidade depende da tensão, da intensidade e da sobrecarga a que estão submetidas, dependem também da qualidade do material, da limpeza dos isolantes e da manutenção das conexões das torres à terra, da distância de segurança das torres ou da rede elétrica das moradias nas adjacências;

LINHAS ELÉTRICAS SUBTERRÂNEAS: problemas. Se essas linhas estiverem sobrecarregadas, geram um campo eletromagnético nocivo. O difícil é saber por onde circulam esses cabos elétricos e a possibilidade de indução com outras redes de baixa tensão: telefone, água, gás, etc. As pessoas podem estar sobre essas linhas e não perceber; transformadores, centrais de produção elevam a tensão dos alternadores – energia mecânica transformada em elétrica –, alta tensão de transporte: cerca de 400 kV. Centrais secundárias de distribuição convertem a alta tensão em média tensão: cerca de 25 kV, até os transformadores de rede que convertem a média tensão em 380 e 220 volts de uso industrial e doméstico. O problema é a localização dessas centrais nos setores industriais e suas linhas de alta tensão passando por zonas residenciais.

Deve-se afastar das torres e da rede elétrica cerca de um metro para cada quilovolt (1.000 volts) de tensão de linha – recomendações alemãs. Em estudos recentes, Parola e Markel (1994) realizaram estudos experimentais sobre a alta sensibilidade dos efeitos induzidos por ondas eletromagnéticas de baixa frequência (50-60 Hertz) no processo de carcinogênese em seres humanos. Tenforde (1992), considera que há uma interação física inicial dos campos eletromagnéticos de frequência extremamente baixa com os sistemas vivos, ocorrendo a indução de correntes elétricas nos tecidos. Entretanto, como diz Henderson (1994), ainda é difícil compreender como esses campos modificam as cargas elétricas da membrana celular, porque eles são muito fracos para atuar pelos mesmos mecanismos utilizados pelos campos elétricos de frequência mais alta. As antenas de distribuição de rádio e televisão emitem as chamadas micro-ondas, geram campos elétricos e magnéticos muito fortes – altas frequências e comprimentos de ondas muito pequenos. Os problemas gerados por emissões de micro-ondas referem-se às emissões descontroladas de radioaficcionados inexperientes, que emitem essas ondas em zonas residenciais. As emissões de micro-ondas deveriam ser totalmente direcionais, no entanto, sempre há um cone de dispersão, nesse caso, não se deve situar no trajeto entre duas estações; nas residências, deve-se considerar as instalações elétricas, fornos de micro-ondas, transformadores domésticos de corrente elétrica, localização de televisores e computadores.

Mariano Bueno descreve exaustivamente os efeitos nocivos dos campos eletromagnéticos, mas o que se observou nos estudos recentes de Parola e Markel e de Tenforde, já citados, é a geração, nos campos de alta tensão, de ondas de baixa frequência de 50-60 Hertz, pois elas atuam em ressonância com as vibrações cerebrais e possivelmente com o organismo dos seres vivos, alterando-os.

Nesse sentido, as observações dessas frequências com a radiestesia podem ser de fundamental importância para a melhoria das condições de vida das pessoas expostas aos campos eletromagnéticos. Desse modo, o radiestesista pode auxiliar, indireta e diretamente, o meio científico na elucidação dos mecanismos vulneráveis dos seres vivos aos efeitos desses campos eletromagnéticos. Os estudos radiestésicos devem ser estendidos a todos os aparelhos transmissores de campos elétricos, quiçá da radioatividade, e observar se emitem ondas eletromagnéticas de baixa frequência e seus efeitos nos seres vivos.

Radioatividade na vida cotidiana

A radioatividade nos locais de trabalho e residenciais. A emissão de gases do tipo radônio pode ser perigosa quando a emissão ultrapassa os limites estabelecidos mundialmente. Essa radiação é ionizante, apresenta alta frequência e comprimento de onda extremamente pequeno, não perceptíveis pelos cinco sentidos. Essas partículas que emitem os elementos radioativos possuem uma grande energia, capaz de arrancar os elétrons dos átomos que atravessam, afetando inclusive as células humanas. O problema ocorre em lugares fechados, sem ventilação, como a presença de porões, adegas, etc. O gás radônio se dissipa rapidamente, com uma vida média de 3,8 dias, espaço de tempo no qual decompõe-se, transformando-se em polônio radioativo que emite, também, radiações nocivas até tornar-se estável. O problema maior é ficar exposto a essas radiações por 10 anos ou mais, ao dormir 8h/dia, que altera, inexoravelmente, o organismo do ser vivo. Se houver emissão de radioatividade pelo solo/rocha de um local, o problema consiste na concentração anômala nos edifícios sem ventilação, como em garagens fechadas ou no caso do edifício ter sido construído com materiais especialmente radioativos.

Existem muitos elementos que podem emitir radioatividade nos materiais de construção civil ou em locais emissores. Não é aconselhável dizer quais são os tipos de materiais, solos ou rochas que podem ser radioativos, pois o mesmo material, por exemplo, a areia empregada na fabricação do concreto, pode ser radioativa ou não, dependendo da fonte do material, etc. Deve-se, então, fazer a medição dos materiais utilizados, bem como dos locais para a instalação das moradias. Como? Pela radiestesia, um meio barato e um dos mais eficazes e rápidos para a detecção dessas anomalias (utilizam-se os gráfico citado). No entanto, deve-se levar em conta um importante fator: treinar a captação dessa anomalia em locais previamente conhecidos para se estabelecer um parâmetro cerebral com a vibração emitida pela radioatividade. Não se pode empregar o gráfico diretamente nos locais sem antes o seu organismo conhecer a emissão radioativa ionizante.

Contaminação química

A contaminação química é analisada de forma ampla, principalmente no meio atmosférico, na bioesfera, pelo ar que respiramos, e nos líquidos e alimentos que ingerimos no dia a dia. O problema principal ocorre com as condições nocivas invisíveis, vindas do ar, dos líquidos e sólidos ingeridos, bem como daqueles que afetam nossa pele e organismo interno. Na maioria das vezes, distinguimos essa contaminação pelos cinco sentidos, a nocividade evidente de um líquido contaminado, do ar insalubre e de alimentos estragados. O próprio organismo reage se defendendo por meio das manifestações orgânicas de rejeição. No entanto, os elementos químicos mais prejudiciais à saúde são os inodoros, invisíveis, que contaminam o ar, os líquidos e alimentos. Nesse sentido, podemos classificar os poluentes em três categorias principais: poluentes atmosféricos, poluentes das águas (rios, mares e fontes de água potável) e poluentes dos alimentos (hortifrutigranjeiros).

Poluentes atmosféricos

Como sabemos, as principais fontes de contaminação atmosférica são as instalações industriais e as centrais termoelétricas, além da poluição automotiva, principalmente nas grandes cidades. Existe um paralelo entre o crescimento da industrialização, a poluição atmosférica e o agravamento de doenças respiratórias, asmas, alergias e cânceres pulmonares.

As centrais termoelétricas emitem anidrido sulfúrico e resíduos de combustão como fuligens semissólidas; a indústria do petróleo libera hidrocarbonetos, compostos de enxofre, óxidos de nitrogênio, mercaptanos e fenóis; as siderúrgicas, as indústrias químicas, de adubos e fertilizantes, fundições, indústrias do alumínio, do chumbo, zinco, cimento, de agrotóxicos emitem poluentes atmosféricos extremamente nocivos. O mesmo ocorre com a emissão de poluentes durante os processos de combustão, dependendo do tipo de combustível empregado. Alguns exemplos: emissão de substâncias sólidas, óxido de enxofre e nitrogênio, anidridos, materiais e ácidos orgânicos. Nas grandes cidades, todos os cidadãos são atingidos inexoravelmente, afetando diretamente os mais vulneráveis, como as crianças, pessoas idosas e enfermos. A poluição produzida pelos veículos a motores à explosão é uma das mais recentes, porém considerada uma das mais perigosas pelos pesquisadores, catalogada como de máxima periculosidade, pela emissão de chumbo, monóxido e dióxido de carbono e hidrocarbonetos. Nas residências e edifícios, entre os poluentes que demonstraram maior incidência negativa à saúde, destacam-se o formaldeído, o benzeno e o tricloretileno.

A ação contaminante do meio ambiente e da atmosfera, torna-se extremamente nociva com a somatória das diferentes substâncias presentes no ar e o nível de concentração das substâncias que dependem diretamente dos fatores atmosféricos e meteorológicos, como o movimento do ar e dos ventos, da chuva, que facilitam ou dificultam a dispersão, somadas com as diferentes radiações ionizantes (ultravioleta, gás radônio, etc.). Deve-se acrescentar, ainda, as enormes quantidades de minúsculas partículas arrancadas da crosta terrestre pela ação do vento, como poeira, pólen e esporos, responsáveis por transtornos às pessoas sensíveis ou alérgicas (M. Bueno).

Ao se colocar tantos aspectos nocivos existentes na Terra, todos perguntam: o que fazer? Ou dizem que nada podemos fazer e é o preço pago pela civilização moderna! Acredita-se que há a grande possibilidade de mudança nos hábitos desta civilização moderna e de começarmos a repensar em atenuantes e substituir aos poucos os poluentes por produtos eficazes mais naturais e tornar o ambiente novamente equilibrado. Mas essa ação deve começar por cada indivíduo que, ao se conscientizar, consegue convencer muitas pessoas. Ainda não é tarde para um nascimento de uma civilização voltada para a preservação do meio ambiente.

A tabela 6 mostra a possibilidade de mudanças de hábitos familiares, que Mariano Bueno chama de limpeza química do lar. Muitos dos produtos químicos utilizados em nossas casas podem ser substituídos por produtos naturais, baratos e eficazes. Mudando nossos hábitos, a indústria química irá nos acompanhar.

O mesmo ocorre com a limpeza do ar de nossas casas, muito simples: por meio das plantas, que são as nossas maiores aliadas na purificação e limpeza do ar, econômicas, estéticas e agradáveis. Outro aspecto importante é a ventilação dos locais, com a circulação do ar permanentemente (Tabela 7).

A NASA pesquisou, durante mais de 20 anos (M. Bueno), os efeitos descontaminantes e purificador que algumas plantas mais comuns exercem em ambientes fechados. A Aloé Vera (babosa) eliminou em 24 horas os 90% de formaldeído de uma habitação; a margarida reduziu o benzeno em 80%; e a açucena limpou o ar de tricloroetileno em 50%. Os produtos químicos são absorvidos pelas plantas por meio de microporos presentes no verso das folhas. Elementos posteriormente metabolizados pelas raízes e integrados nos processos alimentares das plantas. Associando-se espécies diferentes de plantas poderemos controlar e eliminar os poluentes de nossas residências e ambiente de trabalho.

\multicolumn{4}{c	}{Tabela 6: LAR ECOLÓGICO: LIMPEZA SEM CONTAMINAÇÃO}
PRODUTO E USO	COMPOSTOS QUÍMICOS	TOXICIDADE	ALTERNATIVAS
Descascantes e removedores	Soda cáustica (NaOH), benzeno, diclorometano, produção de fosfógeno ao queimar-se	Intoxicação, queimaduras na pele, cancerígeno (o benzeno)	Lixar, polir, soprar um jato de areia, carbonato sódico, amoníaco
Desentupidores	Soda cáustica (70%), nitrito sódico (15%), cloreto sódico ácidos.	Queimaduras de pele, narcótico	Desuntupidor de ventosa
Desinfetantes para sanitários	Lixívia concentrada, cloro, hidrocarbonetos, formaldeído, fenol,	Germicida, diminui as defesas, cancerígeno, mutagênico	Essência de cedro, de cravo, canela, tomilho e outras, com vaporizador
Descalcificantes para panelas, cafeteiras, etc.	Ácido clorídrico (HCl), ácido muriático), ácido fosfórico, clorantes	Perigo para as crianças	Ácido cítrico, ácido tartárico vinagre
Tira-manchas	Tetracloreto de carbono, tricloroetileno, percloroetileno	Veneno para as células, particularmente as nervosas: tetr. e tri. são cancerígenos e afetam o fígado	Sabão, produtos de fermentação láctea
Limpadores de cristais	Isopropanol (10%), tensoativos (0,1%)	Alergias, eczemas	Álcool diluído, água com vinagre
Limpadores	Vários solventes (toluol, xilol, triclorotileno, gasolina), ceras sintéticas, amolecedores de água, tensoativos (30%)	Diversas moléstias	Sabão verde, sabão em flocos, preparados de cera apícola, lixívia de cinza de lenha.
Impregnadores de tecidos	Ceras sintéticas, parafina, silicone, resinas sintéticas com sulfanamidas, formaldeído, solventes (tricloroetileno ou percloroetileno)	Enjoos, vômitos, erupções, alergias	Amido

Aerosóis para couro, limpadores	Ceras sintéticas, essência de terebentina, gasolina, diluentes para laca, gás propulsor com propano ou CFC	Tosse, inflamação dos olhos, conjuntivite	Preparados de cera apícola
Ambientadores	Paradiclorobenzeno	Contaminação aquática	Airar, limpar, colocar flores
Limpadores de sanitários	Ácido fosfórico, amoníaco, hipoclorito sódico, tensoativos	Irritações cutâneas, alergias perigo infantil	Sabão com um pouco de areia, produtos de fermentação láctea
Produtos para esfregar	Areia de quartzo e tensoativis, aromas, desinfetantes	Alergias e outras moléstias	Cinzas de lenha, vinagre
Lava-louças	Tensoativos, fosfatos, branqueadores ópticos, enzimas, aromas	Envenenamento de animais aquáticos, radioatividade, permeabilidade das mucosas a bactérias e produtos químicos	Soro de leite (ácido láctico), vinagre, tensoativos de óleos vegetais
Detergentes	Fosfatos, tensoativos, branqueadores e branqueadores ópticos, enzimas e outros	Eczemas, conjuntivite, alergias	Sabão neutro, carbonato sódico, produtos de fermentação láctea, lixívia de cinzas de lenha (para roupa escura), fosfato se passar de 60ºC

Tabela 7: PLANTAS QUE PURIFICAM O AR

CONTAMINANTE	FONTES	RISCOS PARA A SAÚDE	SOLUÇÕES
Formaldeído	Isolantes, Compensado, Roupa, Carpetes, Móveis, Artigos de papel, Limpadores domésticos	Dores de cabeça, Irritação dos olhos e/ou das vias respiratórias, Asma (exposição prolongada), Câncer de garganta (raro)	Filodendro Planta do milho Crisântemo
Benzeno	Fumaça de cigarro, Gasolina, Fibras sintéticas, Plásticos Tintas, Óleos, Detergentes, Borracha	Irritação da pele e olhos, Dor de cabeça, Perda de apetite, Sonolência, Leucemia e enfermidades do sangue	Hera inglesa Crisântemo Gerbera Lírio
Tricloroetileno	Tinta, Vernizes, Lacas, Adesivos	Câncer de fígado	Gerbera Crisântemo Lírio

A tabela acima mostra as plantas que podem contribuir para a limpeza do ar das residências.

A radiestesia, como instrumento eficaz de avaliação é utilizada na classificação dos tipos de plantas em relação às anomalias atmosféricas nocivas. Utiliza-se o gráfico prático de Jacques La Maya, o indicador de nocividade aérea e de subsolo. Recomenda-se realizar um controle do ar antes e depois de se colocar as plantas. Verificar por meio do Biômetro de Bovis em que nível a planta se conserva com saúde com cerca de 7.000 UB ou mais, ou doente com 4.850 UB ou abaixo de 6.500 UB de unidades Bovis. Se a planta estiver com saúde, pode significar que ela conseguiu transmutar os elementos químicos nocivos no ar atmosférico e transformá-los em alimento metabolizado pela raiz. Desse modo, podemos comprovar a veracidade das pesquisas realizadas pela NASA e avançar em novas pesquisas com variedades de plantas.

Poluentes dos solos e das águas

O estudo dos poluentes, denominados de resíduos sólidos, é motivo recente da sociedade moderna. Em todas as partes do mundo, é alarmante o caráter avançado da contaminação dos solos e dos aquíferos terrestres. No Brasil, recentemente foi realizado um encontro preliminar sobre os resíduos sólidos (Resid'99) e dentre os debatedores destacamos a pesquisadora Wanda Maria Risso Gunther, com o artigo "Saúde ambiental comprometida pelos resíduos sólidos", que citamos a seguir.

O ser humano gera resíduos diariamente em todas as suas atividades: domiciliares, industriais, comerciais e de serviços, agrícolas, de esporte e lazer, limpeza urbana e outras. O descarte não controlado de resíduos pode acarretar sérios problemas ambientais, sanitários, sociais e econômicos, pondo em risco a qualidade de vida da população e a própria sobrevivência do Planeta Terra e da raça humana. Os chamados resíduos da modernidade tecnológica, como as carcaças de microcomputadores, aparelhos eletrodomésticos de vida útil reduzida, plásticos de todos os tipos, pilhas e baterias para equipamentos elétricoeletrônicos, incluindo as baterias de telefones celulares e de veículos em geral, resultam dos novos hábitos vigentes nas chamadas sociedades modernas, caracterizando um estilo de vida que dificilmente poderá ser mantido sem inviabilizar, a médio prazo, a existência da vida humana no Planeta.

Ambientalmente, a disposição inadequada do lixo pode agravar a poluição do ar, das águas (superficiais e subterrâneas) e do solo.

Os resíduos orgânicos depositados a céu aberto sofrem decomposição anaeróbica, que se inicia quando há falta de oxigênio na massa de lixo. Essa decomposição origina dois subprodutos: os gases e o chorume. Os gases gerados (gás sulfídrico, metano, mercaptanas) possuem odor desagradável característico. O gás metano, por sua vez, é inflamável, apresentando o risco de incêndio e, mesmo quando queimado, é um dos gases que contribuem para o efeito estufa. O chorume, líquido de cor negra, é altamente poluente, podendo escoar superficialmente e chegar até os rios ou lagos, poluindo-os, ou se infiltrar no solo e atingir os aquíferos freáticos, poluindo e contaminando as águas subterrâneas. As águas de chuva que atingem os lixões a céu aberto podem arrastar os poluentes e contribuir para o aumento do volume de líquidos percolados que atingem os mananciais de águas superficiais ou subterrâneos. O grande problema da contaminação desses reservatórios de água é que, uma vez contaminados, eles se tornam impróprios para o abastecimento público. Quando a contaminação atinge os mananciais de águas superficiais ou aquíferos subterrâneos, por meio do carreamento e da percolação de compostos tóxicos, pode acarretar o abandono dos mananciais de água potável subterrâneos, principalmente devido à migração de compostos do solo contaminado, como, por exemplo, contaminação por agrotóxicos para os aquíferos confinantes. Outro caso é a contaminação dos solos que periodicamente é reutilizado para o plantio de culturas de diferentes espécies vegetais. A utilização de terras contaminadas pra cultivo e pecuária, por exemplo, pode causar sérios problemas de saúde, pois os contaminantes podem ser absorvidos pelas plantas e pelos animais, entrando na cadeia alimentar. A contaminação de áreas também pode ter impactos ecológicos. Metais, por exemplo, além de seus possíveis efeitos sobre a saúde humana, podem causar impactos adversos à comunidade microbiana e fungicida do solo.

O lixo é outro grande problema das cidades e grandes centros urbanos. Em termos de saúde pública, a disposição inadequada de lixo propicia o aparecimento dos chamados vetores de doenças, representados pelos animais que, entrando em contato com o lixo, podem funcionar como veículos de transmissão de uma série de agentes causadores de doenças ao ser humano. Os principais hospedeiros e vetores são: os ratos, as baratas, as moscas e os mosquitos. Estes animais são atraídos pelo lixo devido aos alimentos que ali existem. Uma vez no lixo, encontram locais adequados para moradia e acabam se proliferando rapidamente. Como exemplo, pode-se citar a mosca: cada uma põe de 120 a 150 ovos por vez, perfazendo um total de 500 a 600 ovos, em quatro posturas durante sua vida. Os ovos são colocados em substâncias orgânicas em decomposição, facilmente encontradas nos lixões. Estes insetos podem abrigar em seu corpo mais de 100 espécies diferentes de agentes causadores de doenças, tais como: bactérias, vírus e protozoários.

Outro aspecto relevante é o controle dos roedores, pois além de representarem risco sanitário, esses animais podem causar prejuízos de ordem econômica, como danificar sacarias de alimentos, mobiliários, instalações elétricas e hidráulicas, construções civis e outros. Esses animais estragam dez vezes mais do que consomem, chegando a devastar plantações, hortas e pomares. Os roedores são transmissores de inúmeras doenças pela urina, fezes, mordedura ou pelas pulgas que vivem no corpo do rato. As doenças mais conhecidas transmitidas pelo rato são: leptospirose (urina), salmoneloses (fezes), peste bubônica e tifo murino (pulga).

Os mosquitos, insetos que picam o ser humano e outros animais, transmitem os agentes etiológicos (causadores de doenças) por meio da saliva. A dengue, a malária e a filariose são exemplos de doenças transmitidas por mosquitos, os quais se reproduzem em diversas coleções de água. Os depósitos de lixo a céu aberto são locais propícios para a proliferação desses vetores, pois aí se encontram diversos recipientes que podem armazenar água, como garrafas, latas, pneus usados e outros.

Um hábito comum das populações é jogar lixo em córregos, encostas, terrenos baldios, beira de estradas e fundos de vales. Esta prática, além de poluir o ambiente e causar sérios riscos à saúde pela presença de roedores e insetos, pode causar sérios problemas econômicos. Com o entupimento de bocas de lobo e a redução do leito de drenagem dos rios, provocando enchentes por ocasião das chuvas. O desmoronamento de encostas é comum quando o acúmulo de lixo as tornam instáveis. Além das atividades humanas cotidianas, as atividades produtivas são grandes geradoras de resíduos sólidos. Destacam-se os resíduos perigosos, aqueles que apresentam riscos sanitários e ambientais devido aos seus componentes tóxicos, inflamáveis, corrosivos, radiativos, entre outros. Os estabelecimentos de saúde produzem os denominados resíduos de serviços de saúde, muito importantes em termos de saúde pública porque podem conter micro-organismos capazes de transmitir doenças. Os rejeitos radioativos são exemplos de materiais que devem ter um controle mais rigoroso, pois a maioria das substâncias radioativas tem efeito poluidor mais duradouro que os demais resíduos industriais.

A questão dos resíduos perigosos, de risco superior aos domiciliares, também não está equacionada pela sociedade. Estes resíduos podem causar problemas devido à sua manipulação, riscos de transporte rodoviário, estrada de ferro e marítimo, principalmente quando são despejados no ambiente, sem controle.

A geoquímica ambiental é a técnica científica utilizada para equacionar os efeitos nocivos dos contaminantes que afetam o solo, o ar, as águas superficiais do subsolo e subterrâneas, os vegetais, os animais e os seres humanos. A geoquímica ambiental estuda os elementos químicos contidos no meio ambiente, no que se refere ao excesso e deficiência desses elementos.

A tabela a seguir relaciona alguns elementos químicos que podem estar presentes no meio ambiente, com boa probabilidade de serem inseridos na cadeia alimentar de organismos vivos.

TABELA 8: ELEMENTOS QUÍMICOS PRESENTES NO AMBIENTE			
ELEMENTO	CARÊNCIA	EXCESSO	FONTES
FERRO	Anemia; predisposição a infecções, apatia e fadiga	Agente cancerígeno	Frutos do mar, gema de ovo
COBRE	Anemia, anormalidades esqueléticas, lesões cardíacas	Doença de Wilson; degeneração do fígado e rins	Crustáceos, fígado, castanha
COBALTO	Deficiência na síntese de	Ataque cardíaco e policitemia	Vegetais de folhas verdes
NÍQUEL	Dermatites	Doenças do trato respiratório, agente cancerígeno	Vegetais de folhas verdes
MANGANÊS	Deficiência de vitamina K; defeitos nas funções reprodutivas	Demência mangânica (devido a poeira com Mn)	Nozes, cereais integrais, raízes, chás
ZINCO	Acrodermatite, diarreia, infecções secundárias, nanismo, imaturidade sexual	Problemas no crescimento e inanição	Ostra, músculos e nozes
CÁDMIO	–	Doenças pulmonares, anemia e inibe a absorção de cálcio	Enlatados e rins

ELEMENTO	CARÊNCIA	EXCESSO	FONTES
CROMO	Problemas no crescimento; distúrbios metabólicos	Dermatite e agente cancerígeno	Levedo de cerveja, pimenta preta e fígado
FLÚOR	Cárie dentária	Fluorose, osteoporose	Farinha de peixe, águas profundas
CHUMBO	–	Problemas neurológicos, anemia, disfunção renal	Ar poluído
ALUMÍNIO	–	Desmineralização esquelética e Mal de Alzheimer	Utensílios de alumínio, antiácidos
BÁRIO	–	Problemas pulmonares	Sais de bário
ESTANHO	–	–	Alimentos enlatados
CÁLCIO	Osteomalacia, raquitismo	–	Leite, carne, peixe e ovos
MAGNÉSIO	Doenças cardiovasculares	Cálculos renais	Nozes, frutos do mar e vegetais
POTÁSSIO	Causa deficiência na regulação da concentração do plasma	–	Tecidos animais e vegetais
SÓDIO	Não balanceamento hídrico	Hipertensão arterial, diabete, problemas renais e cardíacos	Sal de cozinha

Outro importante elemento químico de alta contaminação é o mercúrio. Os principais garimpos de ouro no Brasil têm causado alta contaminação dos nossos grandes rios, da Amazônia ao Rio Grande do Sul, sem que nada se faça para conter esse mal, sem volta ou possibilidade de recuperar as águas contaminadas. O problema começou a ser valorizado quando houve mortes de pessoas na baía de Minamata, no Japão, afetadas no sistema nervoso ao se alimentar de peixes contaminados com mercúrio. Alguns trabalhos de geoquímica ambiental demonstram a situação grave em que vivemos: "Avaliação de Risco Potencial à Saúde Humana por Exposição ao Mercúrio em Áreas de Garimpo, Região do Rio Tapajós, Est. do Pará, Brasil" (Castilhos et al., 1997); "Contaminação por Mercúrio Antrópico em Sedimentos de Fundo da Cabeceira da Bacia do Rio Doce, MG" (Eleutério et al., 1997); "Diagnóstico Preliminar de Impactos Ambientais na Bacia Hidrográfica do Rio Itapicuru, BA" (Queiroz et al., 1997); "Estudo Preliminar sobre os Níveis de Mercúrio em Sedimentos da Bacia do Rio Vermelho, em Decorrência da Exploração de Ouro Garimpo Lavra, Região de Crixás, GO" (Cerqueira et al., 1997); "Geoquímica de

Mercúrio em Sedimentos da Baía de Sepetiba, RJ" (Martins et al., 1997); "Mercúrio em Sedimentos Fluviais da Bacia do Rio Camaquã, RS" (Pestana et al., 1997). Esses trabalhos exemplificam a gravidade do problema no Brasil. Foram publicados no VI Congresso Brasileiro de Geoquímica – SBG – Salvador, BA – Vol. I, 1997. Centenas de outros trabalhos mostram a contaminação de outros elementos como cobre, chumbo, cromio, zinco e outros altamente contaminantes.

A geobiologia abrange todos os estudos do meio ambiente que afetam os seres vivos. Os estudos são infindáveis e o objetivo principal da presente exposição é a possibilidade da utilização da radiestesia na detecção dessas anomalias nocivas ocasionadas pela natureza e pelo ser humano. Alguns estudos na área de campos elétricos, magnéticos, água subterrânea, radioatividade não ionizante e ionizante já estão sendo questionados e captados pela radiestesia técnica. Outros campos, como os citados, estão abertos a estudos experimentais.

Exemplo de estudo: deve-se coletar água de um determinado local, já conhecidos os seus elementos contaminantes e desenvolver estudos com a radiestesia, comparando-os com os estudos científicos realizados pela geoquímica ambiental. Um estudo não invalida o outro, mas pode-se chegar a resultados satisfatórios com o uso da técnica radiestésica e, em caso positivo, será de grande valia pelo baixíssimo custo e pela rapidez em se obter resultados. Esses estudos podem ajudar os realizados pelos cientistas oficiais e também dar instrumentos de detecção à população, para que ela possa se defender e evitar contaminações por falta de conhecimento. O objetivo principal é tornar as pessoas capazes de aprender radiestesia e, por meios simples, identificar anomalias nocivas que afetam a saúde humana, vegetal e animal.

Arquitetura, construção civil e geobiologia

O crescimento desenfreado das nossas metrópoles levou a uma supervalorização de cada local não habitado. Os bons terrenos são caríssimos e os vagos são encontrados, cada vez mais, em locais insalubres, nas proximidades das planícies de inundação dos rios, muitas vezes nas proximidades de rede de alta tensão e de torres de transmissão de micro-ondas. Os moradores mais pobres se contentam em viver próximos de lixões e córregos não canalizados.

A situação da ocupação humana sem critérios urbanísticos leva as grandes cidades ao caos. Hoje, milhões de pessoas vivem em condições insalubres contraindo as mais variadas doenças. Gastam-se somas imensas de dinheiro com a saúde pública e privada, em caráter mais curativo do que preventivo. Não se analisa atualmente se os problemas de saúde estão ligados, de alguma forma, com os locais de trabalho e moradia, ou os tipos de construções dos edifícios habitacionais, das indústrias, dos comércios e construções em geral. A preocupação principal atual nas construções é a sua funcionabilidade, a sua beleza, o seu custo, mais do que justa, pois o homem moderno busca o conforto para os seus semelhantes. No entanto, não se tem notícia de haver uma preocupação com os locais onde serão construídas as habitações.

Não há preocupação, principalmente com a forma harmônica das construções, com a proximidade aos campos elétricos e magnéticos emitidos pela domótica moderna e locais com água subterrânea em movimento, ou sobre zonas de falhamentos e fraturas. Não se analisa se a construção está sob efeito de radioatividade ionizante devido aos tipos de rocha e solo, bem como devido à tectônica de deslocamento, entre outras situações, onde houve a quebra do equilíbrio biótico, gerando uma ruptura de forças compensadas, que causam danos à vida no planeta Terra.

Algo deve estar acontecendo com a nossa sociedade moderna, perdeu-se o contato com a natureza, com o universo, com a harmonia do bem-estar dos seres vivos. Não se faz referência às energias invisíveis, não perceptíveis pelos cinco sentidos como, por exemplo, a exposição aos raios X em consultórios de dentistas, alguns em prédios de apartamentos. Esses consultórios não são protegidos na sua totalidade, há contaminação por meio das paredes de cimentos para os vizinhos que moram abaixo, acima e dos lados do consultório. Há ainda mistura de prédios residenciais com escritórios e consultórios, não havendo uma regulamentação adequada e eficiente.

Alguns critérios fundamentais devem ser levados em conta, à medida que se conscientize da existência de energias microvibratórias nocivas. A radiestesia de ondas de forma ou devido às formas, descoberta por Chaumery-Bélizal e Jean de La Foye, principalmente, se torna a ferramenta mais poderosa na detecção dessas anomalias invisíveis. É sumamente importante o conhecimento e o estudo das técnicas radiestésicas utilizadas por esses pesquisadores na identificação e caracterização das microvibrações nocivas e benéficas emitidas pela Terra, pelo Cosmo e pela civilização humana. Sem essa ferramenta, não é possível a identificação dessas energias, cujos instrumentos modernos, desenvolvidos pela tecnologia humana, não alcançam, na profundidade necessária, o malefício que essas ondas nocivas microvibratórias podem causar aos seres vivos, principalmente aos vegetais, animais vertebrados e seres humanos. Os instrumentos ultrassensíveis existentes não são acessíveis para a maioria das pessoas, pelo alto custo e os estudos necessários para a sua utilização.

Esse mundo invisível atua permanentemente, quer o ser humano tenha ou não consciência de sua existência.

Fatores que devem ser levados em conta na aquisição de um terreno, na construção da habitação e no meio ambiente que compõe a biosfera:

- O LOCAL DA MORADIA: local saudável, sem a presença de origem terrestre – de zonas tectônicas relacionadas a falhas, fraturas, tipos de solos e rochas emissoras de radioatividade ionizante, água subterrânea no subsolo; origem aérea – proximidades a redes de alta tensão, antenas de micro-ondas, centrais de distribuição elétrica, etc.
- A ARQUITETURA: a forma do imóvel, dos telhados, da disposição espacial, etc.
- A CONSTRUÇÃO CIVIL: instalação elétrica, hidráulica, tipos de material, tintas, calefação, circulação do ar, disposição do imóvel em relação ao norte magnético, posição dos dormitórios em relação aos banheiros, etc.

Nesta parte, daremos ênfase maior à *ARQUITETURA* no que se refere à forma da construção, analisando as insalubridades causadas por construções incompatíveis com a harmonia da natureza, do cosmo, dos seres vivos em geral e, principalmente, com o ser humano. Os aspectos relacionados com o subsolo, com o meio ambiente e o cosmo já foram motivo de estudo em capítulos anteriores.

Cabe ressaltar, que a presente análise não tem a finalidade de julgar os estilos arquitetônicos, as formas criativas desenvolvidas pelos arquitetos quanto à praticidade, beleza, conforto e outros itens necessários. O capítulo em questão tem a finalidade precípua de pesquisar as anomalias nocivas emitidas por energias devido às formas, desarmônicas, que causam danos aos seres vivos. Essas anomalias podem ser emitidas pelos detalhes na construção, como as quinas das paredes, tipos de telhados, disposição dos vários blocos do edifício, enfim certa preocupação com a geometria arquitetônica.

Geometria arquitetônica

Não queremos voltar no tempo, mas gostaríamos de destacar a infinita harmonia cósmica das construções antigas: as babilônicas; as faraônicas; as grandes igrejas da Europa medieval; as mesquitas do Oriente Médio; o Taj Mahal da Índia; nas Américas, as civilizações Maias e Astecas e, muitas outras incontáveis criações do mundo antigo, pois, sem a observação atenta dessas construções, não teremos parâmetros para comparação. A modernidade, resultado do espírito criativo do ser humano, impôs novos paradigmas para a arquitetura com fortes compromissos com a praticidade, a economia, a rapidez nas construções em razão do crescimento galopante das populações, custo da mão-de-obra e outra infinidade de motivos.

Como diz Jean de La Foye, em seu livro – *Ondas de Vida, Ondas de Morte*, sobre arquitetura e ondas de forma:

Um monumento, um edifício e até mesmo uma edícula devem não apenas ser belos, mas integrar-se nos ritmos naturais como faz uma árvore no meio da floresta. Equivale dizer que a imaginação do arquiteto deve curvar-se a certas leis. De outra maneira, ele se arrisca a fazer sair do solo dos imóveis ondas nocivas à saúde das pessoas que os habitam ou ao ambiente... A prancheta de um arquiteto é sem dúvida mais importante para a saúde, para a prevenção do câncer e de outras doenças, do que as somas astronômicas consagradas à pesquisa médica e à cura dos doentes, sem que isso seja acrescentado ao preço do financiamento de um imóvel... E não se trata simplesmente de uma simples criação intelectual de um artista, mesmo obedecendo à solidez, ao equilíbrio estético e ao conforto aparente. Ela é, ainda, submissão a uma ordem. Essa ordem, que queremos clara e luminosa – que os construtores da Idade Média parecem ter possuído durante esse ápice fugidio da nossa civilização – diluiu-se rapidamente em receitas especializadas, para desaparecer na era do concreto armado e da alta tecnologia.

Será possível reencontrar essa ordem?

A abordagem do problema é facilitada pelas ondas de forma e campos de forma, pois, no fundo, o critério será a integração ao Campo de Forma e com o que dele decorre: a harmonia com as formas naturais e o efeito benéfico sobre os seres vivos.

Alguns exemplos, célebres, de erros graves, citados por Jean de La Foye, ilustram as suas declarações:

Caso 1. Em uma cidade a oeste da França foi edificado um imóvel de grande porte, com 10 andares. A forma piramidal do conjunto é coroada por um teto cuja inclinação é invertida (a parte mais baixa está no meio) e cuja emissão de ondas de forma é multiplicada por espécies de alças de peneiras de frituras em cada andar. Essa inversão provoca um poderoso V- Elétrico na vertical (Fig. 94).

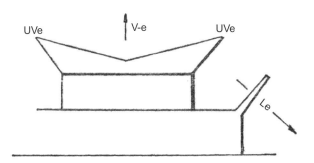

Fig. 94

Caso 2. Num bairro inteiramente novo da região parisiense, construiu-se uma prefeitura, cujos andares vão se alargando de baixo para cima, como uma pirâmide invertida. A justificativa disso era razoável: em cada andar, ultrapassando em largura o andar de baixo, permitiria que o sol entrasse, no inverno, pelo seu movimento baixo no céu, e forneceria sombra no verão quando o sol estivesse alto. O problema é que as formas que repousam sobre o solo e são maiores em cima do que embaixo criam apelo extremamente poderoso de V- Elétrico, ajudado pela captação binária de UV Elétrico sobre o terraço superior. Esse V- Elétrico é acompanhado de uma impressionante série de inversões, incluindo-se aí o Vermelho e o Violeta do Equador Chaumery-Bélizal.

E os comentários de J. G. Bardet, em seu livro *Mystique et Magies*, sobre o mesmo edifício citado por de La Foye "... o interior engendra claustrofobia, tensão, fadiga nervosa. Em menos de um ano, as depressões nervosas se multiplicaram e – quanto ao próprio prefeito, instalado no topo do imóvel – ele declarou-se sem condições de trabalho... por sentir vertigens" (Fig. 95).

Caso 3. Já há algum tempo, espalhado ao acaso nas ruas e quarteirões novos, observa-se um padrão que diferencia as fachadas das casas individuais.

Em vez de continuar a fachada em alvenaria até o cume do teto sem solução de continuidade, o espaço vertical compreendido entre esse cume e a base do triângulo é constituído de um madeiramento coberto de ardósia: um triângulo que se destaca sobrepondo um retângulo. Essa diferenciação é geradora de V- Elétrico no interior da casa, e acrescenta sua nocividade à das amarrações do concreto armado (Fig. 96).

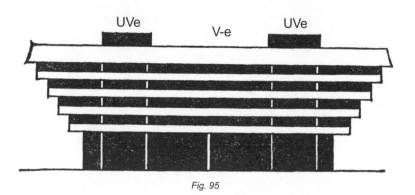

Fig. 95

Verifica-se que em construções com telhado invertido são geradoras de anomalias nocivas e telhados formando um triângulo (um prisma) isolado sobre um retângulo (um paralelepípedo) também gera anomalias nocivas. Deduz-se que há infinitas situações anômalas e a mesma quantidade de situações benéficas. Sugere-se aos arquitetos que ao criarem um projeto arquitetônico construam uma maquete e pela utilização de instrumentos radiestésicos, como o pêndulo universal de Chaumery-Bélizal, do Escargot-Seletor ou Disco Equatorial de Jean de La Foye, identifiquem as anomalias nocivas antes de iniciar a construção propriamente dita, (maiores detalhes da utilização desses instrumentos serão explanados no livro *Os Novos Gráficos em Radiestesia*). Outra sugestão é o estudo de casos: percorrer as construções já existentes e medir esses locais e aprender a identificar as anomalias nocivas.

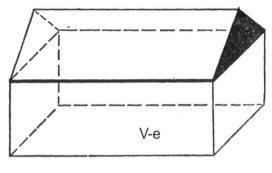

Fig. 96

Observa-se que existe uma fórmula predeterminada para se construir adequadamente; objetos espaciais são diferentes, não se encontrando, por exemplo, dois edifícios iguais. Mesmo sendo construídos com a mesma arquitetura, verifica-se que apresentam anomalias distintas, pois, a influência do local onde foi instalada a construção é diferente, um em relação ao outro; deve-se observar cada um de modo independente. No mundo espacial, tridimensional, não há repetição das anomalias, ou seja, no estudo do mundo espacial não há experiência adquirida teoricamente, é necessário o estudo direto nos locais e cada caso é um caso e deve ser tratado como único.

A verdadeira solução é aplicar os conceitos da geometria de proporções cósmicas, conhecida como geometria sagrada, atribuídos às antigas igrejas (por exemplo, a Catedral de Chartres, na França) serem construídas dessa forma, levando em conta a harmonia da natureza. As construções devem ser harmônicas como os seres vivos; não se pode conceber um projeto sem que haja uma interação entre todas as partes, não se pode mudar o estilo de uma janela após o projeto pronto, neste caso, seria preciso mudar o projeto inteiro. O mesmo acontece com um ser vivo: não se pode colocar um fígado de um macaco em um ser humano e vice-versa. Em projetos harmoniosos não se criam adaptações de última hora, baseadas somente na praticidade. Como hoje é comum, por meio de programas de computador, pode-se esticar ou encurtar uma árvore ao bel-prazer, sem se preocupar se alterou totalmente a estrutura original da árvore, causando uma desarmonia aos nossos *olhos* (percepção), mesmo que os nossos cinco sentidos não se apercebam disso. A nossa percepção tem extremo rigor na observação do invisível, não aceitando qualquer alteração da forma harmoniosa original.

A rede Hartmann

A energia telúrica é gerada no centro da Terra e emitida perpendicularmente na superfície. Diversos radiestesistas pesquisaram de que forma esta energia escapa da crosta terrestre e constataram que ela forma uma verdadeira malha com paredes verticais e perpendiculares entre si. O Dr. Ernst Hartmann, médico e radiestesista alemão, foi quem mais profundamente estudou o assunto entre 1951 e 1961, daí a principal malha energética da Terra ser conhecida hoje como rede de Hartmann. Esta rede é retangular e mede cerca de 2 m no sentido norte-sul e 2,5 m no sentido leste-oeste. As paredes desta rede têm em média 21 cm de espessura e podem chegar até 80 cm durante a lua cheia. Além dos efeitos lunares, as bandas verticais da rede de Hartmann sofrem as influências dos movimentos sísmicos e dos testes nucleares. Pesquisas recentes parecem provar que a rede H só existe até 2.000 m de altitude. Por outro lado, a partir desta altitude, uma outra rede parece existir em placas positivas e negativas. É interessante comentar que os satélites russos comprovaram, por meio de fotos infravermelho, a existência de uma imensa malha icosaédrica envolvendo a Terra.

Simplesmente a título de informação, falaremos de outras malhas.

A malha do Dr. Peyré. Seu estudo foi efetuado no período da última guerra, consta de uma malha quadrilátera orientada norte-sul, formando aproximadamente um quadrado com 7 a 8 m de lado. Suas faixas têm uma largura de 20 a 30 cm e possuem harmônicas. Estas harmônicas parecem ser a hoje conhecida rede Hartmann.

O Dr. Curry, da Alemanha Federal, fez sua descoberta mais ou menos na mesma época que o Dr. Hartmann. Essa rede é mais uma vez um quadrilátero, cujas bandas têm mais ou menos 40 cm de espessura. Sua orientação é em diagonal em relação ao eixo norte-sul, a aproximadamente 45°. As paredes dessa malha apresentam distâncias variáveis periódicas medindo de 4 a 16 m, às vezes mais, às vezes menos. Sua inclinação também é variável. Atualmente é denominada *malha diagonal* e a rede Hartmann, *malha global*.

O físico Lucien Romani esboçou na sua teoria geral, a natureza das leis matemáticas relativas à distribuição das malhas geomagnéticas e efetuou certo número de verificações experimentais. Como resultado, segundo ele, a malha real corresponde a faixas de 1,10 m a 1,5 m de distância. Fica aqui o registro.

Os cruzamentos da rede H (rede de Hartmann), quando são emissores de algum tipo de energia nociva, são chamados de "pontos geopatogênicos", pois emitem raios gama e V-e. Estes pontos podem ainda emitir V+e, Ver+e, raios alfa e raios beta. Quando uma pessoa fica sobre esses pontos por muito tempo (dormindo, trabalhando, estudando ou distraindo-se) ela poderá desenvolver inúmeras doenças, principalmente câncer. Claro que nem todos os pontos de cruzamento da malha de Hartmann são geopatogênicos. Se assim o fosse, o solo terrestre seria uma imensa armadilha natural que conduziria irremediavelmente todos os seres vivos a um fim triste. O livro *Casas que Matam*, e algumas outras publicações lançadas na sua cola, criaram entre os "crédulos-temerosos-esotéricos" a fobia da energia nociva telúrica. Vimos, então, nos últimos anos, proliferarem nas residências os mais diversos reequilibradores ambientais, destinados a subtrair seus moradores das energias nocivas. Vamos colocar os pingos nos is:

Sem a menor dúvida, há a possibilidade de que os locais por nós habitados possam exercer uma influência nefasta sobre nosso equilíbrio biológico, tendo como consequência *à la longue*, a manifestação de algum tipo de patologia.

O temor pelo desconhecido, aliado à moda esotérica há algum tempo em voga, tem conduzido os temerosos a chamar o concurso de algum "especialista", normalmente um prático em radiestesia, para fazer uma avaliação no local de trabalho e mais comumente nas residências. Tem sido com certa melancolia que temos presenciado sempre a mesma situação: sempre o radiestesista encontra um ou vários pontos de desequilíbrio sobre a cama, qualquer que seja o tamanho da residência. Vai ter azar assim lá na China!!

Certa vez fui chamado para fazer uma análise em uma residência num bairro classe A de São Paulo. A queixa do morador era: não tinha um sono reparador havia algum tempo, dormia por curtos períodos e de manhã acordava com a sensação "que tinha sido atropelado", paralelamente a vida profissional tinha entrado em franca decadência.

Antes de mim, já tinham passado pela casa vários radiestesistas; invariavelmente todos tinham achado problemas no quarto de dormir e mais exatamente sobre a cama. A área total da casa é de 700 ou 800 m², a maioria dos cômodos fora decorada com móveis pesados e quadros escuros e pesadas cortinas, apresentava alguma poluição aérea decorrente da decoração e do ambiente pessimista dos moradores, ainda assim, nada de grave. A cozinha tinha também um pouco de poluição aérea provocada pelos eletrodomésticos, mais exatamente pela geladeira e freezer, ainda assim tolerável, coisa facilmente constatável pelo bom humor das duas empregadas presentes no local. Por fim, chegamos ao quarto de dormir. Para minha surpresa nenhum desequilíbrio de ordem telúrica fazia-se presente. No *closed*, que funcionava de passagem para o banheiro, tinha um índice de Verde negativo maior que o normal, em consequência de ser um cômodo fechado, nada que uma boa ventilação não pudesse eliminar. Lá vamos de volta para o tão visado quarto de dormir: no momento em que fui soltar a bússola sobre a cama, verifiquei com surpresa um giro total da agulha da mesma. Coisa bem normal aliás quando se tem um colchão magnético, o tremendo causador dos problemas de sono. Todos os radiestesistas (meus antecessores) tinham detectado um tipo de perturbação sobre a cama, todos tinham avaliado mal a energia presente, primeiro por não usarem o material adequado à pesquisa, segundo por uma avaliação incorreta baseada em conceitos errôneos. Por total desconhecimento das chamadas energias nocivas, a expressão telúrica, – *tellus* = terra –, virou sinônimo de local ruim, de energia nefasta. O solo terrestre como um todo é um lugar equilibrado, saudável e bom para se viver. Eventualmente, pelos motivos expostos, podem ocorrer distúrbios que farão emergir alguma onda nociva. Podemos constatar isso caminhando ou voando sobre plantações simétricas como, por exemplo, laranjais. O mesmo em condomínios fechados construídos dentro de locais de mata e divididos com cercas vivas. Vamos encontrar aqui e ali uma cerca mais amarela e cujos galhos retorcidos parecem querer fugir do local onde estão as raízes. Num artigo publicado em 1975, na revista francesa *Radiesthésie Magazine*, intitulado *As Ondas Ditas Nocivas Têm às Vezes uma Qualidade Terapêutica*, o autor Michel Grenier defende a tese do título, afirmando que uma pessoa debilitada por algum tipo de doença seguramente será afetada por algum tipo de "onda nociva", no entanto, num indivíduo em bom estado físico, sua faculdade de adaptação ao meio jogará favoravelmente e, por um fenômeno de autodefesa, o organismo reagirá contra esta forma de agressão e ele se tornará mais forte.

As linhas da rede H, nos dois sentidos, são na maioria das vezes alternadamente de carga positiva e de carga negativa. Assim sendo, os pontos geopatogênicos poderão ser de três tipos: positivos (+ com +), negativos (- com -) e bipolares (+ com -). A exposição a esses pontos gera o chamado "estresse geopático", que debilita o organismo e favorece os processos patológicos. Os efeitos fisiológicos do estresse geopático incluem, entre outros, os seguintes:

a) Trocas de polaridade da membrana celular, gerando ionizações anômalas;
b) Alteração da ressonância protônica das moléculas protéicas;
c) Anomalias das ligações de hidrogênio;
d) Anomalias da regulação basal do mesênquima;
e) Desequilíbrios hormonais;
f) Desvio dos valores do pH;
g) Fomento de anomalias vegetativas;
h) Alteração da oscilação da coluna vertebral.

Dependendo da polaridade do ponto geopatogênico, as manifestações do estresse geopático serão diferentes. Vejamos algumas dessas manifestações.

1 – Estresse negativo (Yin)

Neste caso, o campo negativo extrai energia do organismo, gerando desordens hipoenergéticas e o predispondo aos processos degenerativos e malignos. Como exemplo, temos fadiga crônica, artrite, hipotensão arterial, esclerodermia, esclerose múltipla, câncer. É frequente a inversão do *spin* das moléculas protéicas.

2 – Estresse positivo (Yang)

Neste caso, o campo positivo leva a um acúmulo de energia, gerando desordens hiperenergéticas tais como hipertensão arterial, enxaqueca, derrame, infarto do miocárdio, psicose. Há, ainda, a predisposição ao alcoolismo e, nas crianças, aos ataques epileptiformes.

3 – Estresse misto (yin-yang)

Neste caso, as manifestações patológicas são mistas devido ao caráter bipolar do ponto geopatogênico. As alterações mais frequentes serão aquelas relacionadas à polaridade predominante.

Nem toda pessoa exposta a esses pontos nocivos da rede H irá apresentar doenças. Os fatores condicionantes da geopatogenicidade são, entre outros, os seguintes:

a) Grau de resistência biológica;

b) Grau de resistência psicológica;

c) Gênero de vida (alimentação incorreta, uso de tabaco, álcool e/ou drogas, intoxicação medicamentosa);

d) Poluição eletromagnética ambiental;

e) Ondas de forma nocivas ambientais;

f) Fatores potencializadores dos pontos geopatogênicos: veios de água, cruzamento de rios subterrâneos, fissuras geológicas, cavidades subterrâneas (cavernas, galerias, tubulações, poços, etc.), veios metalíferos, ruptura na composição do subsolo (por exemplo, areia com argila formando uma falha seca), coincidência com um cruzamento da rede de Curry, existência de material radioativo (inclusive gás radônio).

Será que as energias telúricas emergem unicamente por causas naturais? Claro que não! O ser humano, cobrindo cada pedaço de terreno vago com os mais variados tipos de construções, tem contribuído bem para isso. Tomemos um terreno vago, isolado, vamos abrir um primeiro buraco, grande, bem grande (a piscina das crianças), como o terreno é em ligeiro declive, façamos um segundo buraco (sala de jogos, banheiro da piscina, etc.). Algumas estacas bem enfiadas na terra, uma grade de ferro cobrindo toda a área da construção e, por cima, cimento, bastante cimento. Acabamos de criar as fundações de uma casa e, por uma acupuntura às avessas, um desequilíbrio no local. Nossos alicerces profundamente fincados no solo farão emergir energias decorrentes da vibração telúrica. O restante você já sabe.

Já discorremos bastante sobre os problemas. Neste ponto, o leitor deve estar se perguntando o que fazer para melhorar sua qualidade de vida ou se prevenir no caso de iniciar uma construção. A maioria das publicações versando sobre o assunto geobiologia, refere-se à radiestesia como forma de detecção, mas não dá a menor indicação de como fazê-lo. Um exemplo claro é o último livro do conceituado Mariano Bueno, em que o maior enfoque é para os aparelhos eletroeletrônicos. O boletim do GEA n⁰ 20, em um artigo da autoria de Raul de la Rosa, começa assim: "A radiestesia tem sido, até à data, a grande esquecida entre os temas aparecidos dentro de nosso boletim." O livro, *Os Gráficos em Radiestesia*, tem um caderno especial de gráficos para a prática da geobiologia. Acreditamos assim estarmos contribuindo para a inserção da radiestesia como instrumento efetivo dentro da geobiologia.

A geobiologia nos projetos

Esta é sem dúvida a situação ideal para a aplicação dos princípios da geobiologia, vá ver o terreno, observe a vegetação local e a topologia. Uma vez o terreno limpo e aplainadas as desigualdades, faça um levantamento da malha de Hartmann, anote os resultados sobre a planta do local, se necessário quadricule a mesma em 2 x 2 cm e meça o índice biométrico de cada cruzamento.

Ao projetar um edifício, tente colocar toda a tubulação na parte externa, num corredor lateral, por exemplo. A fiação elétrica é um problema de difícil solução, uma possibilidade é o cruzamento dos fios dentro da mesma sala (campos elétricos opostos se anulam).

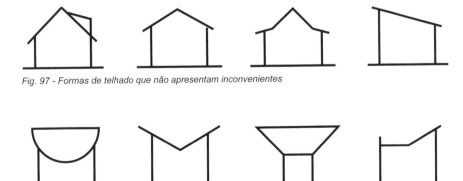

Fig. 97 - Formas de telhado que não apresentam inconvenientes

Fig. 98 - Formas de telhado a evitar

O medidor e os disjuntores deverão ser instalados obrigatoriamente numa área neutra da malha geomagnética. A fiação de 220 volts será inserida dentro da casa apenas nos pontos de utilização, com cabo blindado aterrado. Use fio-terra de bitola maior em todas as tomadas de geladeira, fogão elétrico, chuveiro, micro-ondas, computador, etc., (sempre aterrados).

Não faça o dormitório sobre a área da garagem, a importante massa metálica do carro deforma o campo vibratório.

Evite a instalação da antena de TV e outras na vertical do dormitório ou do escritório.

No projeto, questione o fator iluminação natural de acordo com as épocas do ano.

A melhor combinação de materiais para telhado (visando a absorção de altas frequências eletromagnéticas, isolamento térmico, etc.) é: estrutura de madeira, revestida de filme de alumínio sobre o qual são finalmente colocadas telhas de barro.

Dê preferência a forrações de fibras naturais, as sintéticas promovem um aumento de eletricidade estática.

Não é aconselhável o uso de aparelhos eletrônicos dentro do quarto de dormir, em especial TVs e rádios relógios. Um simples relógio com mostrador de cristal líquido, quando sobre um cruzamento geomagnético nocivo, torna-se um potente emissor.

Conjuntos de dormitório, em que a cabeceira da cama fica inserida no espaço do armário que a rodeia, são emissores de V-e no vazio do armário ou seja sobre a cabeça do usuário. Se possível, alinhe a cama sobre o eixo norte-sul, o sono será mais tranquilo.

Por razões lógicas e estéticas o forno de micro-ondas, com lugar garantido nas cozinhas modernas, deveria ser deslocado para a área de serviço, ou outro local menos frequentado e mais ventilado. Abra a porta do forno, coloque dentro os alimentos, dê partida e caia fora. Como já disse algumas vezes neste livro, algumas pessoas são extremamente resistentes a qualquer tipo de agressão, já outras...

Evite móveis metálicos, quando situados em áreas de desequilíbrio podem agir como antenas, aumentando os fenômenos nocivos ambientais.

A barra metálica para aterramento só deve ser introduzida em área neutra da malha geomagnética.

Correções e neutralização

O melhor campo de trabalho está nas residências edificadas com espaço à volta, aí sempre é possível aplicar alguma solução ou conjunto de medidas. Um trabalho de correção ambiental, pela geobiologia, é demorado na análise e demanda também algumas vezes novas intervenções para sanar por completo o problema.

Em apartamentos, as correções, na maioria das vezes, limitam-se a arranjos internos (bom campo para aplicação do Feng Shui), se o distúrbio for de origem telúrica, não há muito o que fazer, não é possível promover alterações estruturais no edifício. Procure se informar sobre a saúde e o emocional dos vizinhos de cima e de baixo no mesmo alinhamento do seu apartamento. No caso de respostas positivas, mude de apartamento! Será a solução menos dolorosa e também a mais barata.

Graças a uma descoberta do engenheiro francês Louis Turenne, publicada em 1959, é possível diminuir ou até eliminar os efeitos nocivos da corrente elétrica, dos motores elétricos e outros dispositivos, com a utilização dos números 545, com o último 5 grafado invertido.

O método todo é semelhante ao de Busby. Num pedaço de papel de 15 x 15 cm, desenhe 3 círculos e em seu interior o número 545, sobre este gráfico assente um pequeno vaso de barro (vazio) de pelo menos 5 cm de diâmetro, emborcado. Valorize o vaso segundo o método Busby.

Coloque o conjunto sobre os dispositivos a neutralizar. Use um sobre o medidor da luz na entrada da residência.

54ꙅ

Computador

Nos últimos anos, a evolução tecnológica influiu positivamente para que os computadores emitissem cada vez menos radiações, podemos dizer que as vibrações eletromagnéticas produzidas pela CPU e a blindagem resultante da caixa metálica são "toleráveis". Já o monitor... Escolha uma *Low Radiation*, trabalhe a 60 cm da tela, por períodos máximos de 4 horas com intervalos de 10 minutos a cada hora.

Dois sistemas de neutralização a experimentar:

- *A esfera com 21 pontas:* sobre uma esfera de qualquer material insira 21 pontas (pregos sem cabeça, palitos, etc.) de maneira aleatória. A quantidade de pontas tem que ser exata. Coloque sobre ou perto do monitor.

- *O pente:* coloque sobre a parte superior do monitor, a uns 10 cm do final do aparelho, um pente de plástico daqueles bem baratinhos, com os dentes virados para cima, é um eficiente dispersor das ondas geradas nesse local, e barato. A dica também vale para aparelhos de TV.

Monte uma lista pessoal de possíveis técnicas para correção ou reequilíbrio, faça-a em ordem decrescente da técnica mais física para a técnica mais sutil (mágica, esotérica). As técnicas físicas são de maior duração, estabilidade, facilidade de controle, contrariamente as "mágicas" dependem fundamentalmente do psiquismo do operador e a ele permanecem conectadas por tempo indefinido.

Não introduza gráficos radiestésicos em sua residência aleatoriamente na espectativa de promover o reequilíbrio sem antes haver sido feita uma análise local. Às vezes o feitiço vira-se contra o feiticeiro. A introdução de um objeto emissor de ondas de forma num ambiente equilibrado pode resultar num desequilíbrio.

O abuso dos meios de proteção

Já em 1961, os irmãos Servranx, em artigo publicado no EXDOCIN de abril, comentavam o fato de terem encontrado ambientes fortemente desequilibrados pela multiplicidade de dispositivos protetores ou reequilibradores. De lá para cá, a coisa só piorou, proporcional ao número de "especialistas" engajados no meio.

A maioria dos instrumentos para reequilíbrio saturam-se, os locais em que deveriam ser colocados nunca são respeitados, quem vai querer um reequilibrador tipo *escargot* colocado no chão da sala, frente à porta? E ser obrigado a se desviar toda a vez que passar, é mais do que óbvio que será trocado por 2 inúteis gráficos autoadesivos, de 6 cm de diâmetro, colados em alguma parede a 3 ou 4 m dali. Tudo isto ministrado por um "especialista" que nunca ouviu falar de formologia, de ponto pontual de intervenção, de derivação, escudo, resistividade, estática, espectro de ondas de forma, ionização, taxa de nocividade requerida, desagregação de partículas de pintura, etc.

O caso curioso do anel Atlante

Este pequeno anel em grés de Assuã foi trazido para a França, por volta de 1860, pelo marquês de Agrain, avô da esposa de André de Bélizal, um dos mais renomados e brilhantes radiestesistas franceses, genial criador de todos os conceitos hoje usados em radiestesia de ondas de forma (Fig. 99).

Durante anos, A. de Bélizal utilizou a então chamada forma Luxor para criar dispositivos de radiestesia de ondas de forma, com a finalidade de reequilibrar ambientes. Para isso, reproduziu o desenho do anel em três dimensões e constatou que, como anel, quer dizer, na forma arredondada, este não se saturava com as vibrações presentes, mas, uma vez aplanado perdia esta propriedade. Só mais tarde em colaboração com P. A. Morel foram adicionadas duas formas externas aos triângulos isósceles que permitiram a estabilização do dispositivo (Fig. 100). Existe na Bélgica e no Brasil, um compensador com a forma Luxor (Atlante) baseado também nos conceitos de Jean de La Foye, contendo furos e ranhuras adicionais com a finalidade de fazer emergir o Shin da forma.

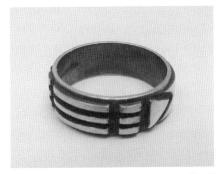

Fig. 99

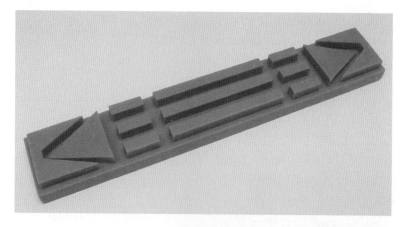
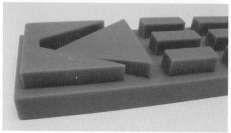

Fig. 100 – Reequilibrador ambiental com a forma Luxor

Alguns dias após o lançamento do livro *Casas que Matam*, no qual faz referência à série de fatalidades que sucederam à violação da tumba de Tutankâmon, Roger de Lafforest recebeu uma carta de A. de Bélizal na qual ele se dizia conhecedor do segredo da imunidade de Howard Carter em relação à chamada "maldição do faraó". Segundo o mesmo, o "milagre" estava num pequeno anel egípcio (Fig. 99). A foto do mesmo passou a fazer parte da segunda edição de *Casas que Matam*. Infelizmente, a edição brasileira foi aliviada da preciosa foto, por total desconhecimento do significado da mesma pelo editor.

Em um trabalho publicado posteriormente, Lafforest lamenta que "mercadores sem escrúpulos" não puderam resistir à tentação de fazer dinheiro fácil e reproduziram o anel apenas a partir da observação da foto publicada ou de uma aparição na TV francesa. Essas falsificações, em sua maioria, não passam de bugigangas esotéricas sem a menor aplicação em reequilíbrio de ondas desarmônicas.

O caso brasileiro é um pouco mais grave. Um padre cometeu o pecado da insensatez e teve a veleidade de criar "o seu anel atlante", pouco conhecedor que é da harmonia das formas e dos conceitos mais técnicos da radiestesia, criou mais um badulaque esotérico, que os "conhecedores" aconselham a usar num determinado dedo e mão conforme o fim em vista. Enfim...

O anel Luxor (Atlante) gera, por meio de sua forma, uma onda capaz de criar um escudo invisível contra certos tipos de "agressão" externa, com maior ou menor sucesso pode interagir positivamente em casos de ambiente vibratório nocivo. Como é óbvio, não se trata de uma panacéia.

O tema geobiologia é por demais extenso para que possamos fazer uma exposição exaustiva sobre o mesmo dentro do espaço deste livro. Gostaríamos, no entanto, de reiterar nossa visão da prática da geobiologia com o uso da radiestesia e a eventual correção das anomalias encontradas quando há levantamento utilizando todos os métodos disponíveis e não apenas os radiestésicos.

Material básico para a prática da geobiologia:
- Biômetro de Bovis
- Pêndulos de polaridade
- Bússola
- Dual-od
- Lobo-antena
- Pêndulo equatorial
- Régua geobiológica
- Conjunto de gráficos para geobiologia
- Plantas de local
- Instrumental para correção

Levantamento energético de um local

Suponhamos que um familiar seu se queixa de certo mal-estar em seu apartamento, associado a pequenas doenças constantes. Bom, isto parece, sem dúvida, uma queixa típica de algum tipo de desequilíbrio energético no local. A ciência que estuda o assunto é a geobiologia, mas a radiestesia se insere muito bem no seio desta disciplina, possibilitando as mensurações necessárias para a devida avaliação do local e detectando também quais técnicas podem ser aplicadas, no caso de se tentar promover uma "cura".

As técnicas de diagnóstico são variadas e de certa forma fogem ao escopo deste livro. Vamos, assim, propor um método básico de trabalho válido para qualquer caso.

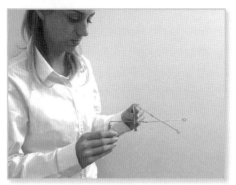

Nossos instrumentos de medida são os clássicos da radiestesia. Comecemos pelo Dual rod. Segundo a convenção universal, o cruzamento das duas varetas indica o SIM, quer dizer, a resposta positiva a sua pergunta.

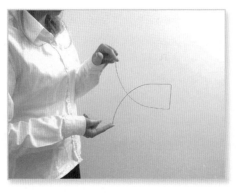

O lobo antena Hartmann, dispositivo especializado, sintonizado com uma harmônica da malha geomagnética descoberta pelo médico alemão Ernst Hartmann, é um instrumento um tanto pesado, portanto de difícil utilização para algumas pessoas, que dão então preferência a um similar francês bem mais leve.

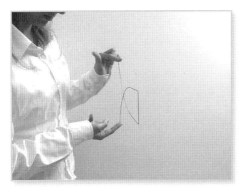

Ao se passar sobre uma das faixas da malha Hartmann, vamos obter uma resposta positiva do instrumento, desviado de sua posição inicial, alinhado para a frente do operador, por um impulso promovido pela "mão da reação". Temos visto radiestesistas hábeis, manipuladores dos mais variados instrumentos, obterem os mesmos resultados operando qualquer outro aparelho radiestésico. É uma questão de experimentar vários instrumentos até chegar à conclusão de qual é mais adequado para si mesmo.

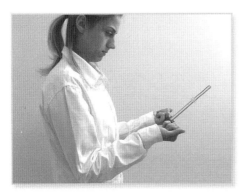

A antena Lecher é o mais sofisticado dispositivo radiestésico de detecção. Sua régua graduada permite afixação precisa do índice pesquisado. Na posição de pesquisa, deve ser mantida na inclinação da foto ao lado.

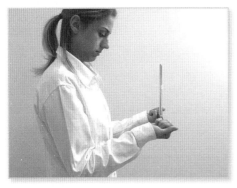

A resposta positiva da antena a projeta na vertical. Este instrumento obriga a um treino intenso, em virtude da dificuldade de manipulação para a maioria dos usuários. Mas, como para todos os instrumentos com escala, o esforço é compensador.

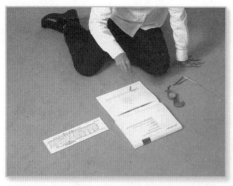

Melhor trabalhar dentro de um espaço desimpedido. A dimensão de 2 x 2,50 metros da malha geomagnética, a ser eventualmente levantada, dificulta sua detecção dentro do espaço restrito de nossos apartamentos, ainda mais quando se encontram repletos de móveis.

Faça a análise preliminar da poluição aérea e telúrica usando para tal o gráfico para geobiologia, presente em nosso livro *Os Novos Gráficos em Radiestesia*. Meça também o índice vibracional com o biômetro de Bovis.

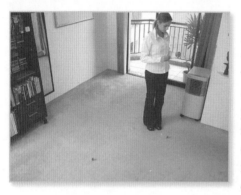

Tendo constatado um elevado índice de poluição telúrica, acima de 40 na régua geobiológica e uma baixa vitalidade na régua biométrica, decidimos levantar a malha Hartmann para uma análise mais detalhada do fenômeno presente. Caminhando na direção norte/sul detectamos todas as faixas presentes a cada dois metros de distância. Os pontos inicialmente detectados foram posteriormente substituídos por fitas presas ao piso com pedaços de fita crepe.

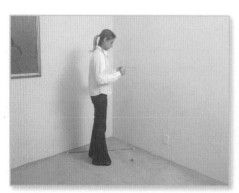

Caminhamos agora na direção oposta à anterior, na leste/oeste, detectando as faixas da malha Global, agora a cada 2,50 metros. Cada ponto encontrado é assinalado com um pequeno vidro vazio.

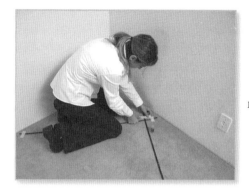

Colando a primeira fita da primeira faixa leste/oeste.

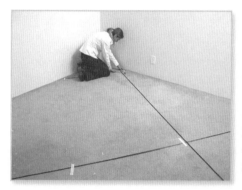

Podemos ver na foto ao lado as duas primeiras faixas norte/sul e o primeiro cruzamento da faixa leste/oeste, sempre colando as fitas com fita crepe, o que permitirá sua remoção posterior sem danificar o piso local. As fitas de tecido podem ser reaproveitadas para uma próxima mensuração.

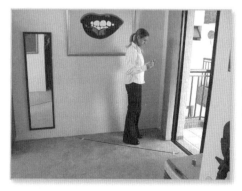

Dado o espaço limitado do apartamento, esta será a última faixa detectada na direção leste/oeste.

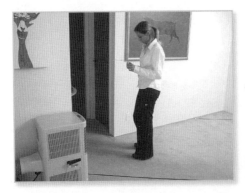

Detectamos agora o lado oposto da última faixa leste/oeste.

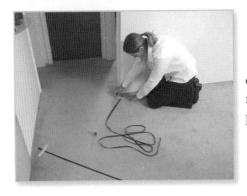

Nesta foto, podemos ver o início da colagem da fita e o último vidrinho ainda em posição, assinalando o ponto encontrado.

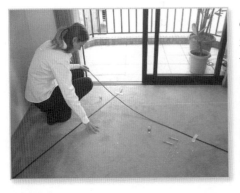

Concluindo a colagem da fita

A máxima "Mais vale prevenir do que remediar" aplica-se plenamente à geobiologia, já que algumas vezes um distúrbio de origem telúrica não responde positivamente a nenhum tipo de correção imposta. Melhor teria sido não construir no local. Ou, após uma análise detalhada preliminar, poderia ter-se optado por outra solução ainda na construção.

António Rodrigues | 295

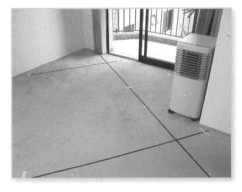

Ângulo da sala no qual vamos começar o trabalho efetivo de mensuração para avaliação das qualidades bióticas locais.

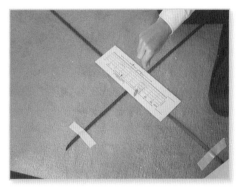

Neste caso específico, nem o uso de testemunho se faz necessário, visto estarmos precisamente sobre o ponto a ser analisado. A pergunta a ser posta será: Qual o índice vibracional deste ponto da malha?

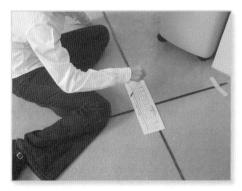

Como foi várias vezes indicado ao longo deste trabalho, em radiestesia tudo se mede. A concepção primária e maniqueísta de positivo e negativo não se aplica a uma radiestesia que deseja se impor como ciência.
Medimos agora o cruzamento oposto da mesma faixa. A constatação de um padrão vibracional extremamente baixo nos conduz a retomar a pesquisa mais detalhada, agora nesta área específica.

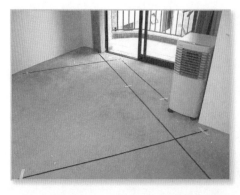

Constatamos a presença de uma faixa adicional a oeste da faixa principal, ao medirmos este ponto com o biômetro. Mais uma vez, a taxa é por demais baixa e indicadora de problemas telúricos.
A detecção com o pêndulo de Cone Virtual apresenta-nos V- no topo do pêndulo, deixando claro a existência abaixo de nós de uma falha geológica.

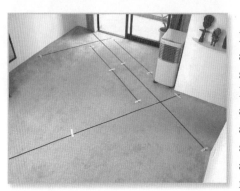

Retomamos mais uma vez o Dual rod com a intenção de afinar a pesquisa. Uma nova faixa se apresenta, agora a leste da principal.
Finalmente, nosso amigo morador do apartamento pode entender porque as plantas decorativas colocadas nesse canto com a finalidade de disfarçar a tubulação do ar condicionado teimavam em definhar, não obstante os cuidados constantes.

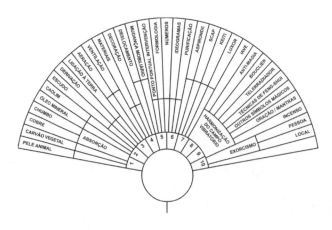

Por se tratar de um apartamento, nossas possibilidades de intervenção são assaz limitadas. Reportamo-nos agora mais uma vez aos gráficos presentes no *Os Novos Gráficos em Radiestesia*. O gráfico Métodos de Harmonização parece nos indicar algo como um gráfico. Não satisfeitos criamos uma lista mais completa com todos os dispositivos de correção típicos das ondas de forma.

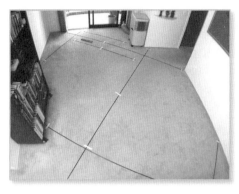

Após uma seleção meticulosa, chegamos finalmente à forma Luxor tridimensional, reprodução de um anel egípcio pertencente à família de André de Bélizal. Esta forma foi aprimorada pelo radiestesista P. A. Morel para este tipo de aplicação.

A foto ao lado, tomada com uma lente grande-angular, apresenta as características deformações dessa lente, mas permite ver a área quase total da sala, já com o reequilibrador posicionado.

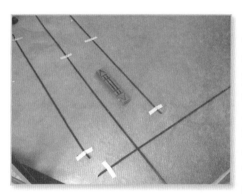

Analisando o local com o biômetro de Bovis, constatamos a elevação da taxa vibracional para um patamar mais elevado, comprovando a eficiência do método aplicado. Agora resta-nos rezar para que esta taxa permaneça estável nos próximos dias. Seremos obrigados a refazer a visita mais umas duas vezes para nos certificarmos de ter atingido uma estabilização do fenômeno.

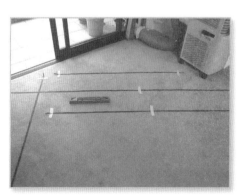

Nosso amigo será obrigado a assinalar o local do dispositivo Luxor para que este possa ser removido, feita a limpeza do local e recolocado de volta. Terá também que se habituar a conviver com o "treco" no chão. Em alguns casos, as correções apresentam-se bem mais difíceis, obrigando a múltiplas intervenções. Infelizmente constatamos que, na maioria das vezes, nossos pequenos gráficos são totalmente inócuos para este tipo de harmonização. Outros métodos se fazem necessários.

Síntese radiestésica

A radiestesia é um conjunto de técnicas de análise que faz uso da faculdade suprassensorial do tato, para acessar padrões vibratórios nas mais variadas frequências e de frágil potencial, ou seja, tão tênues que praticamente indetectáveis.

A faculdade radiestésica é o resultado de uma habilidade natural do ser humano de perceber as energias a sua volta, aliada à técnica de acesso direto ao inconsciente, segundo regras próprias (técnica radiestésica).

A radiestesia de ondas de forma e a radiônica, como métodos de emissão, permitem, apesar de seus princípios de funcionamento diferentes, enviarem a distância, padrões de informação, ou seja, estabelecer influências a distância. Esta definição é exatamente igual à definição clássica de A. Crowley para a magia. Com estas práticas estamos, assim, no limite crítico entre a técnica dogmática e a magia ritual, com todos os perigos implícitos.

A radiestesia cabalística nos projeta num campo totalmente diferente, onde algumas constatações inegáveis se chocam amiúde com nossas convicções mais profundas. É o campo do místico, do mágico, do espiritual.

A história e desenvolvimento da radiestesia divide-se em períodos:

1° Radiestesia empírica (prática rabdomante), até 1900.
2° Radiestesia técnica (surgimento dos abades franceses), de 1900 a 1930.
3° Radiestesia de ondas de forma (Enel, Chaumery/Bélizal), 1930.
4° Radiestesia cabalística (J.G. Bardet e Jean de La Foye), 1970.

A prática radiestésica é dividida em duas técnicas distintas:

- Radiestesia clássica (estado de interrogação, convenção mental, estado passivo de espera).
- Radiestesia cabalística (unicamente estado de interrogação).

Os testemunhos dividem-se em grupos:

- testemunhos biológicos
- testemunhos não biológicos
  - *naturais*
  - *sintéticos*

Os instrumentos radiestésicos são compostos por dois grupos:

- varetas
- pêndulos
  - *pêndulos para uso geral*
  - *pêndulos técnicos*

Os gráficos radiestésicos são divididos em grupos:

- gráficos para análise;
- gráficos para dinamização, valorização ou materialização radiestésica;
- gráficos para reequilíbrio ambiental e compensação de energias deletérias;
- gráficos emissores;
- gráficos com aplicação em magia e proteção.

BIBLIOGRAFIA

Bibliografia relacionada com os capítulos de Radiestesia Hidromineral e Geobiologia

ALMEIDA, F.F.M. de & HASUI, Y. 1984a. *Pré-Cambriano do Brasil*. São Paulo. Edgar Blucher Ltda, 378 p.

ALMEIDA, F.F.M. de 1964b. *Fundamentos Geológicos do Relevo Paulista*. São Paulo, Instituto Geográfico e Geológico, p.169-263. (IGG. Boletim, 41).

ALMEIDA, F.F.M. de et al. 1981. *Mapa Geológico do Estado de São Paulo*; escala 1:500 000. São Paulo, IPT/Pró-Minério, Secretaria de Industria e Comércio, Ciência e Tecnologia do Estado de São Paulo, v.1 (IPT. Monografia, 6. Publicação, 1 184).

BERTONI, J. & LOMBARDI NETO, F. 1990. *Conservação do Solo*. Ed. Ícone.

BISTRICHI, C.A. et al. 1981. *Mapa Geológico do Estado de São Paulo*, escala 1:500 000. São Paulo, IPT/Pró-Minério, Secretaria de Industria e Comércio, Ciência e Tecnologia do Estado de São Paulo, v.2 (IPT. Monografia, 6. Publicação, 1 184).

BUENO, M. 1995. *O Grande Livro da Casa Saudável*. Ed. Roca.

CARACTERIZAÇÃO DA INVALIDEZ SENIL ANTECIPADA PARA ELETRICITÁRIOS. 1998. Instituto de Estudos e Pesquisas dos Trabalhadores no Setor Energético/Sindicato dos Eletricitários de São Paulo/Confederação Geral dos Trabalhadores. Edição IEPE e Departamento de Comunicação do STIEESP.

CHRISTOFOLETTI, A. 1974. *Geomorfologia*. Ed. Edgard Blucher/Univ. São Paulo.

DEER, W. A., HOWIE, R. A. & ZUSSMAN, J. 1981. *Minerais Constituintes das Rochas – Uma Introdução*. Fundação Calouste Gulbenkian.

GERBER, R. 1988. *Medicina Vibracional*. Ed. Cultrix, 463 págs.

HOBBS, B.E.; MEANS, W.D. e WILLIAMS, P.F. 1976. *An Outline of Structural Geology*. J.Wiley: 502 pp.

LEINZ, V. *Geologia Geral*. Ed. Universidade de São Paulo.

MASON, B.H. 1971. *Princípios de Geoquímica*. Ed. Polígono.

PAROLA, A .H.; MARKEL, A . 1994. *Eletric and Magnetic Fields and Carcinogenesis*. In: *"Biologic Effects of Eletric and Magnetic Fields" Vol. II* (D.O . Carpenter and S. Ayrapetyan, eds.) pp. 177-197.

PONÇANO, W.L. et al. 1981. *Mapa Geomorfológico do Estado de São Paulo*; escala 1:1 000 000. São Paulo, IPT. v.1 (IPT. Monografia, 5).

RAMSAY, J.G. 1967. *Folding and Fracturing of Rocks*. McGraw-Hill: 568 pp.

RESID'99. 1999. *Seminários Sobre Resíduos Sólidos*. ABGE – Associação Brasileira de Geologia de Engenharia.

TENFORDE, T.S. 1992. *Biological Interactions and Potential Health Effects of Extremely-Low-Frequency Magnetic Fields from Power Lines and Other Common Sources*. Ann. Ver. Publ. Health, 13:173-196.

TOLEDO, L.A.A. de (1995) A *Geoquímica na Avaliação dos Riscos de Contaminação dos Recursos Hídricos do Município de Bebedouro, SP* (Tese de Doutorado apresentada na UNESP/Campus de Rio Claro, SP, 1995).

TURNER, F.J. & WEISS, L.E. 1963. *Structural Analysis of Metamorphic Tectonites*. McGraw-Hill: 545 pp.

VI CONGRESSO BRASILEIRO DE GEOQUÍMICA. 1997. 1. *Geoquímica Ambiental.*, 2. *Geoquímica Analítica*, 3. *Geoquímica dos Depósitos Minerais*. SBG. Vol. I. Anais... Salvador/Bahia, 19 a 25/10/1997. 446 p.

Bibliografia Geral

BACLER, KÄTHE: *Radiestesia e Saúde*, Cultrix, São Paulo, 1989.

BARDET, JEAN-GASTON: *Mystiques et Magies*, La Pensée Universelle, Paris 1974.

BENNETT, J. G.: *Radiations and Emanations*, Coombe Springs Press, North Yorkshire, 1971.

BERSEZ, JACQUES et A. MASSON: I*nitiations aux Ondes de Forme: la Médecine d'Asklepios*, Éditions Jacques Bersez, Villeneuve-sur-Bellot, 1978.

BIRD, CHRISTOPHER: *La Main Divinatoire*, Robert Laffont, Paris, 1981.

BUENO, MARIANO: *Vivir en Casa Sana*, Martinez Roca, Barcelona 1988.

CHAUMERY, LÉON et BÉLIZAL ANDRÉ DE : *Essai de Radiesthésie Vibratoire*, Desforges, Paris, 1976.

CHAUMERY, LÉON et BÉLIZAL ANDRÉ DE : *Phisique Micro-Vibratoire et Forces Invisibles*, Desforges, Paris, 1976.

COOPER-HUNT, MAJOR C. L.: *Radiesthetic Analysis, The Pendulum*, California, 1969.

DAVIDSON, JOHN: *Energia Sutil*: Pensamento, São Paulo, 1992.
DEGUELDRE, GILBERT: *La Radiesthésie Cet Instinct Original*, Degueldre Editeur, Verviers, 1983.
DOCZI, GYÖRGY: *O Poder dos Limites*, Mercuryo, São Paulo, 1990.
EITEL, J. ERNEST: *Feng-Shui*, Ground Editora, São Paulo, 1985.
ENEL: *Radiations de Forme et Cancer*, Editions Dangles, Paris, 1959.
FOYE, JEAN DE LA: *Ondas de Vida Ondas de Morte*, Edições Siciliano, São Paulo, 1991.
GESTA, DR. ADRIEN: *Radiestesia Medica*, Ediciones Indigo, Barcelona, 1989.
GONÇALVES, NEUCI DA CUNHA: *Radiestesia Hoje*, Editora Francisco Waldomiro Lorens, São Paulo, 1996.
GOULART, VIRGÍLIO: *A Radiestesia em 6 Lições Práticas*, Edição do autor, São Paulo, 1941.
GRAVES, TOM: *Radiestesia Practica*, Martinez Roca, Barcelona, 1976.
HERRINCKX, W. – *Servranx: Initiation à la Radiesthésie Médicale*, Éditions Jacques Bersez, Paris, 1978.
HILL, ANN: *Guia das Medicinas Alternativas*, Hemus, São Paulo, 1990.
JONCKHEERE, PAUL: *La Radiesthésie Psychique*, Éditions H. Hubert, Paris, 1947.
LAFFOREST, ROGER DE: *A Magia das Energias*, Edições Siciliano, São Paulo, 1991.
LAFFOREST, ROGER DE: *Casas que Matam,* Ground, São Paulo, 1986.
LAKHOVSKY, GEORGES: *The Secret of Life,* True Health Publishing Co., Stockwell, 1951.
LAWLOR, ROBERT: *Geometria Sagrada*, Edições Del Prado, Madrid, 1996.
MAYA, JACQUES LA: *Medicina da Habitação,* Roka, São Paulo, 1995.
MERMET, ABBÉ: *Comment J'Opere...,* Maison de La Radiesthésie, Paris, 1935.
MERZ, BLANCHE: *Pirámides, Catedrales y Monasterios,* Martinez Roca, Bracelona, 1987.
MOINE, MICHEL: *La Radiestesia,* Martinez Roca, Barcelona, 1974.
NELSON, DEE JAY E DAVID H. COVILLE: A *Força da Vida nas Grandes Pirâmides*, Record, Rio de Janeiro, 1990.
PAGOT, JEAN: *Radiesthésie et émissions de Forme*, Edição do Autor, Gif-sur-Yvette, 1988.
PALHOTO, PROF. F. M.: *Tratado de Biorradiestesia*, A. W. Porpilio, Osasco, 1967.
PENCRÉACH, ROGER: *Vers Une Radiesthésie du 3eme Millenaire*, Desforges, Paris 1986.
POCHAN, ANDRÉ: *O Enigma da Grande Pirâmide*, Difel, Rio de Janeiro, 1977.

RÉMI, ALEXANDRE: *Votre Lit Est-il à La Bonne Place?*, Editions La Rochelle, Paris, 1985.

REYNER, J. H.: *Psionic Medicine*, Routledge & Kegan Paul, London, 1982.

ROCARD, YVES: *Le Pendyule Explorateur*, Editions ERG, Maurecourt, 1983.

ROSGNILK, VLADIMIR: *L'Emergence de L'Enel ou L'Immergence des Repères*, 3 Volumes, Fondation Ark'all, Orsay, 1988.

SAEVARIUS, DR. E.: *Manual Teórico e Prático de Radiestesia*, Pensamento, São Paulo, 1992.

SERVRANX, F. ET W.: *Matérialisations Radiesthésiques*, Faire Savoire, Viels-Maison, 1987.

TANSLEY, DAVID: *La Radiónica Y la Anatomia Sutil del Hombre*, Editorial Sirio, Málaga, 1987.

TANSLEY, DAVID: *The Raiment of Light*, Arkana, England, 1983.

TRESSEL, PIERRE: *La Pratique de la Radiesthésie*, Éditions Alsatia, Paris, 1965.

TURENNE, LOUIS: *De la Baguette de Coudrier aux Detecteurs du Prospecteur*, Librairie Polytechnique Ch. Béranger, Paris,1934.

WESTLAKE, AUBREY T.: *The Pattern of Health*, Element Books Ltd. Dorset, 1985.

BABONNEAU, BERNARD, BENOIT LAFLÈCHE, ROLAND R. MARTIN: *Traité de Géobiologie*, Éditions de L'Aire, Lauzanne, 1987.

Catálogo – *Maison de La Radiesthésie*, Paris, France.

Catálogo – *Librairie de L'inconnu*, Paris, France.

Toda a obra de Georges W. de la Warr e dos Laboratórios Delawarr, Oxford, England.

Toda a obra de Bruce Copen – Bruce Copen Laboratories, Dane Hill, England.

Toda a obra de David Tansley, Várias Editoras – No Brasil editado pela Pensamento.

Obras de A. K. e Benoytosh Bhattacharyya, Calcutá, Índia.

Reedições da revista *Les Amis de la Radiesthésie,* 42 anos de publicações, Paris, France.

Cópias xerox ou reedições no formato livro da coleção da Revista Exdocin de F. e W. Servranx, Bruxelas, Bélgica.